L'HOMŒOPATHIE
PRATIQUE

VIIe EDITION

Docteur Claude BINET

L'HOMŒOPATHIE PRATIQUE

SEPTIEME EDITION

Editions DANGLES
38, rue de Moscou, PARIS (8e)

ISBN : 2 - 7033 - 0133 - 2

INTRODUCTION

Ce livre n'a aucune prétention, surtout pas celle d'être complet.

C'est avant tout un résumé, fait pour donner rapidement le renseignement recherché sur un médicament déterminé, ou sur ce qu'il faut faire dans tel ou tel cas.

Son but est d'être avant tout *pratique*, et de ne pas égarer le lecteur dans des détails qui risquent de masquer l'essentiel.

C'est pourquoi nous avons volontairement limité le nombre des médicaments étudiés et leurs indications thérapeutiques. Nous espérons ainsi dégager la ou les indications thérapeutiques majeures de chaque remède, choisi parmi les plus usuels, et faciliter ainsi la tâche du Praticien ou du malade, qui désire un *renseignement rapide, clair et précis*.

Cet ouvrage comporte donc deux parties bien distinctes :

— 1) *La Matière Médicale :* qui est l'étude simplifiée des principales propriétés thérapeutiques des médicaments homœopathiques les plus souvent employés.

— 2) *Le Lexique Thérapeutique :* où l'on trouvera les différents médicaments indiqués dans le traitement de chaque affection.

De plus, le lecteur trouvera à la fin de l'ouvrage des conseils judicieux autant que pratiques donnés par des Pharmaciens Homœopathes.

N.B. Il est intéressant de savoir ce qu'écrit dans la préface de l'édition du Codex (*Pharmacopée Française*, 1965), le Professeur G. Valette, Doyen de la Faculté de Pharmacie de Paris, Membre de l'Académie Nationale de Médecine :

« La France officialise l'Homœopathie en l'introduisant dans sa Phar-
« macopée. La faveur persistante en laquelle sont tenues les Doctrines
« d'Hahnemann nécessitait cette inscription. La Commission Permanente
« a d'ailleurs adopté à l'endroit de tels médicaments des règles précises,
« tendant à assurer la constance des Substances utilisées comme ma-
« tières premières ».

Docteur Claude BINET.

PRÉFACE

Renouant avec une tradition déjà ancienne, le présent ouvrage du Docteur Binet répond en même temps aux désirs très actuels et maintes fois exprimés des malades.

La dénomination de leurs remèdes en latin, langue pourtant universelle, leur pose presque toujours un véritable rébus. Tous désirent connaître les indications thérapeutiques des médicaments qui leur sont ordonnés ; et chacun, pour quelle affection il est traité. Quoi de plus naturel...

Mais aussi rien de plus difficile pour le Médecin Homœopathe que de résumer sous un mince format la somme considérable des symptômes ou signes « manifestant l'indication des remèdes », et qui constitue précisément ce que l'on appelle la « Matière Médicale Homœopathique ».

La nomenclature des médicaments utilisés en Homœopathie est riche, longue, et variée. Elle fait appel aussi bien aux règnes animal, végétal, minéral, qu'à des produits très particuliers. On peut même dire qu'elle est infinie, puisque *toute substance, quelle qu'elle soit, peut devenir un médicament homœopathique, si ses indications sont expérimentalement connues et cliniquement respectées.*

Aussi l'auteur de cet ouvrage, comme il le précise lui-même d'ailleurs, s'est-il délibérément limité aux médicaments homœopathiques les plus courants, afin de conserver à cette Matière Médicale Homœopathique Simplifiée le caractère de *Guide Pratique,* ce dont, nous n'en doutons pas, les utilisateurs lui seront infiniment reconnaissants.

Enfin, malgré cet effort de simplification extrême pour le mettre à la portée de tous, le malade se soignant par l'homœopathie pourra, en parcourant ces pages, constater de quelle attention minutieuse il est l'objet de la part de *son Médecin,* qui doit choisir le remède approprié à sa maladie.

Aussi s'étonnera-t-il moins, dorénavant, devant la discrétion et parfois les réticences raisonnées de son pharmacien, qui, lui aussi, connaît la complexité de la Thérapeutique Homœopathique, et doit, sur l'insistance de ce même malade, lire l'ordonnance, la commenter et répondre à mille questions pressantes !

Aucun médicament particulier à tel ou tel organe, indiqué pour telle ou telle affection ne peut être « isolé » de l'ensemble de la prescription médicale homœopathique.

En Homœopathie : malade, maladie, remède, sont un Tout.

L'Homœopathie est la médecine de l'Homme Total, « sur mesure ».

Aucun médicament passe-partout en Homœopathie.

C'est une « Médecine humaine » ; c'est aussi suivant l'heureuse expression du Docteur BORIANNE : « *La Médecine du Bon Sens* ».

J. P. SERGENT, Pharmacien.

L'ORDONNANCE TYPE

Devrait comporter :

1°) *1 Nosode diathésique :* tel que Bacillinum, Medorrhinum, Psorinum, Luesinum...

(Rappelons que le nosode est une dilution infinitésimale de toxine, ce qui fait dire couramment que les Homœopathes soignent le mal par le mal. En réalité, ils appliquent depuis bien longtemps le principe de la vaccination). Synonyme : Biothérapique, Modificateur du Terrain.

2°) *1 remède de Constitution :* tel que Carbonique, Phosphorique, Fluorique...

3°) *1 remède de Tempérament :* tel que Sulfur, Graphites, Sépia...

4°) *1 remède fonctionnel épisodique :* tel que Nux vomica, Ipeca, Drosera...

5°) *1 remède organique de Drainage :* tel que Solidago, Carduus, Ribes...

Mais il faut toujours se souvenir qu'il n'y a pas des maladies, mais des malades. Et que chaque cas est différent d'un autre.

Donc, avant tout, bien étudier le Terrain sur lequel évolue la maladie. Et par des remèdes appropriés :

— renforcer la défense de l'organisme ;

— favoriser l'élimination des toxines ;

— et arriver ainsi peu à peu à la restitution ad integrum lorsque cela est encore possible. Dans les cas plus graves, faire la part du feu, cicatriser et guérir ce qui peut encore être cicatrisé et guéri, en traitant non seulement l'infection elle-même, mais encore et surtout l'étiologie de l'infection, pour en éviter le retour.

Pour le Dr Vannier : 3 grands types de Constitution :

— *Carbonique* = carré, fort, ordre, régularité.

— *Phosphorique* = longiligne, maigre, Hypersensibilité physique et morale.

— *Fluorique* = fluet, asymétrique, brillant, mais incohérent.

L'aggravation médicamenteuse

« Il arrive souvent qu'une aggravation survienne au début d'un traitement homœopathique, ou à l'occasion d'un nouveau traitement. Cette aggravation pourra persister pendant 10 à 15 jours, et même davantage. Dans ce cas, ne pas croire surtout que le traitement a été mal choisi. Loin de là ! C'est au contraire l'indice d'une bonne réaction de l'organisme, qui réagit en éliminant ses toxines parfois violemment. Que l'on se rassure, l'amélioration suivra bientôt, et sera souvent, dans ces cas, beaucoup plus profonde (Notes inédites du Dr Borianne) ».

Donc, ne jamais interrompre un traitement homœopathique sans l'avis du Médecin qui l'a prescrit, même en cas d'aggravation apparente au début du traitement.

UTILISATION DES MÉDICAMENTS HOMŒOPATHIQUES

Il est impossible de fixer les quantités et les dilutions des médicaments homœopathiques à absorber, puisqu'ils varient selon les maladies et aussi selon les terrains sur lesquels elles évoluent.

On doit toujours avoir présent à l'esprit qu'il n'y a pas des maladies, mais des malades, et que chaque cas est toujours différent d'un autre.

Or en Homœopathie les effets thérapeutiques varient souvent avec les dilutions des médicaments (voir page 181), et parfois même avec les heures où ils sont pris (par exemple *Bryone* est un médicament du matin, et *aurum* agit mieux le soir).

Bien plus, tel médicament est souvent profitable pendant un certain temps à un malade ; mais passé ce temps, il peut devenir inutile, pour ne pas dire contre-indiqué.

Il appartient au Médecin Homœopathe qui connaît bien son malade, et au Pharmacien spécialisé qui connaît bien ses médicaments, de conseiller utilement chaque personne, en particulier.

En règle générale, on prescrit les médicaments homœopathiques en doses et en granules. Ce qui n'exclut pas les ampoules et les suppositoires et les formules en gouttes et en poudres.

Les doses se prennent en une seule fois, en entier et loin des repas, et d'une façon assez espacée. Elles sont donc pratiquement réservées aux hautes dilutions.

Les granules s'absorbent par 2 à 5 à la fois : une ou plusieurs fois par jour pour les basses dilutions, jusqu'à la 4° CH ; une fois par jour ou tous les deux jours à partir de la 5° CH ; une fois par semaine à partir de la 7° CH ; et beaucoup plus rarement à mesure que l'on emploie des hautes dilutions.

Approximativement, on peut dire que 5 granules équivalent à une dose.

On prescrit une dose lorsqu'il s'agit d'une absorbtion isolée ou peu fréquente ; on prescrit des granules lorsqu'il s'agit d'utilisations répétées. Les granules sont aussi plus économiques que les doses.

MATIÈRE MÉDICALE

Abies Nigra

Epinette noire ou Pin noir d'Amérique. Abiétacées.

Digestions lourdes, surtout des gens âgés.

Pesanteur gastrique post-prandiale (impression d'une pierre dans l'estomac) avec pouls ralenti, flatulence, oppression.

Particularité : la flatulence peut provoquer des *pseudo-troubles cardiaques,* après les repas, calmés après la digestion ou par l'expulsion de gaz.

Abies pectinata

Les bourgeons de sapin I°X favorisent la *fixation du calcium* sur les os et les dents.

Ils sont indiqués surtout chez les enfants dans les décalcifications osseuses, le rachitisme, les caries dentaires, les hypertrophies ganglionnaires.

Ils donnent aussi des résultats intéressants dans la pyorrhée alvéolo-dentaire et dans le rachitisme sous toutes ses formes.

(Dr. Tétau).

Abrotanum

La Citronelle, Aurone mâle.

Médicament de l'*atrepsie du nourrisson,* de l'amaigrissement (jambes maigres et gros ventre).

Médicament aussi des *Métastases,* et des péritonites (abdomen distendu avec noyaux durs).

Caractéristiques : maigrit tout en mangeant bien (comme iodum).

Alternances morbides : Rhumatismes et diarrhée.

Diarrhée et constipation (constipation avec débâcles).

Acalypha indica

Ortie indienne.

Tuberculose récente, avec aggravations matinales.

Hémoptysies matinales ; diarrhées sanglantes du matin ; Toux sèche et diurne.

Médicament peu connu, mais donnant d'excellents résultats dans le début de la *tuberculose pulmonaire :* petites hémoptysies répétées, éliminées dans des accès de toux sèche et violente, pire la nuit (Dr Vannier).

Employé aussi dans la *diarrhée sanglante*, avec distension abdominale.

Acer Campestris

Bourgeons d'Erable champêtre I°X.

Ils traitent avec succès les *séquelles de poliomyélite et de paralysie.*

De plus ils aident à la guérison rapide du Zona et évitent ses névralgies séquelles (Dr Tétau).

Acetanilidum

Antifébrine ; sédatif ; antidiurétique surtout dans les migraines et les névralgies.

Acetic acid

L'acide acétique.

C'est un *fortifiant énergique* qui

— redonne de l'appétit et des forces,

— calme la soif des malades,

— fait uriner les *œdèmes* blancs et indolores des membres inférieurs,

— supprime les sueurs nocturnes des malades et des affaiblis,

— augmente la lactation des jeunes mamans et rend le lait meilleur,

— supprime les troubles digestifs du nourrisson.

On le recommande dans la *fièvre hectique* (= à grandes oscillations).

Il calme la toux rauque des *Spasmes laryngés*, et la dyspnée vespérale avec inspiration difficile.

Enfin c'est un médicament énergique dans les cas graves.

Acetonum

L'Acétone.

C'est une substance chimique qui se forme dans l'organisme par fermentations des matières organiques (notamment du sucre dans le diabète), et qui se traduit par la présence d'acétone dans le sang (acétonémie), et dans les urines (acétonurie).

On la décèle par l'odeur aromatique de l'haleine et des urines, qui sentent la pomme reinette, le coing ou le chloroforme. (Réaction de Lieben).

Acétonum est le médicament homœopathique par excellence de l'*acétonurie des enfants,* et l'un des médicaments utiles dans l'*acétonurie des diabétiques* (acidose).

On y adjoindra un régime hydrocarboné et des boissons alcalines (Vals, Vichy).

Aconit

L'Aconit, renonculacée.

C'est le grand remède du début de *toutes les congestions* survenant brusquement après un coup de froid, particulièrement chez des sujets jeunes et vigoureux, et débutant par un frisson.

Aconit est aussi le médicament du et des *frissons,* avec *peau sèche,* soif et point de côté.

Aconit calme la fièvre qui grelotte. C'est donc avant tout le remède souverain du début subit de la *grippe* et de toutes les maladies commençant par un frisson (pneumonie, congestion pulmonaire) ou par des frissons (pleurésie, paludisme). Et où il y a toujours sécheresse de la peau. (Rappelons que lorsque le malade se met à transpirer il ne relève plus d'aconit, mais de belladona).

Aconit est le grand médicament du *coup de froid sec* (de la bise).

— d'où ses indications dans l'*enrouement,* la toux sèche et rauque des trachéites et des laryngo-trachéites (spongia, Sambucus, Senega, Kali iod) ;

— l'*oppression,* la bronchite, le début de tuberculose pulmonaire avec *hémoptysies* ;

— les *névralgies faciales* et intercostales « a frigore » ;

— les *otalgies* après courant d'air sec et froid, souvent accompagnées d'hyperacousie douloureuse ;

— la *Photophobie* (des skieurs), les *épistaxis* avec sécheresse du nez ;

— et surtout l'*hypertension artérielle :* « Pour agir vite dans l'hypertension aiguë, rien n'égale Aconit ».

On a appelé Aconit « la lancette homœopathique ».

Aconit est aussi l'un des principaux remèdes du *Rhumatisme aigu* (avec Apis, Bryone, Fer ph, Rhus tox) surtout s'il survient après un coup de froid sec.

Aconit fait merveille dans l'*ictère* (avec Phosphorus, Chelidonium, Nux vomica, Podophyllum).

Ainsi que dans l'*hypertrophie du cœur* (des sportifs par exemple avec Cactus, aurum) et la *céphalée*, avec battement, après coup de froid sec ou insolation (avec Glonoïn, opium).

Aconit est le médicament de fond des *craintifs*, des gens qui ont peur de tout, et particulièrement peur de la mort. C'est le remède des Phobies (Lilium).

Il calme l'*angoisse*, l'*anxiété*, l'agitation, les palpitations, particulièrement chez les sujets sensibles au froid sec (= la bise).

Il est indiqué dans l'*arrêt des règles après froid* (antimon crud, Pulsatilla, conium, dulcamara), ou *après frayeur* (actea, chamomilla, opium, gelsemium).

Dans les cas de fièvre simple avec frissons, on donnera Aconit Napellus.

S'il y a atteinte cardiaque, on préférera Aconit Ferrox (RAA, Aortite, endocardite...).

« Le côté cardiaque d'Aconit se résume en quelques mots : agitation. anxiété, peur de mourir subitement, douleur précordiale avec irradiation et surtout engourdissement et même fourmillement dans le bras gauche ; aggravation vers Minuit. (Dr. Roger Pernot).

Particularités : Eviter de donner Aconit au sujets hypotendus avec pouls lent ; et chez les sujets qui transpirent.

Quand on prescrit Aconit, sans préciser, le pharmacien donne Aconit napellus.

Acorus calamus

Acore vraie ou roseau odorant.

En TM, il stimule la digestion, élimine les ballonnements, excite l'appétit. De plus il a une action hématopoïétique, légèrement diurétique, et il favorise la sécrétion des glandes endocrines. (XX gouttes avant les repas).

On le conseille dans les *mauvaises digestions chroniques*, avec impression de froid dans l'estomac, l'hyperacidité gastrique, l'ulcère d'estomac, les coliques et entérites, la chlorose et les vomissements des enfants.

En usage externe (frictions et bains) nos ancêtres l'employaient contre la scofule et le rachitisme.

Actea racemosa

L'actée en grappe, ou cimicifuga. Renonculacées.

Médicament des *règles douloureuses*, et de tous les troubles, quels qu'ils soient lorsqu'ils sont *aggravés par l'apparition des règles* (les nerveuses utérines du Dr. Borianne).

D'où ses indications dans *toutes les dysménorrhées*, avec leucorrhée abondante et douloureuse ;

et tous troubles aggravés par les règles :

— tant physiques : *Rhumatismes*, goutte, myalgies, spasmes des muscles lisses et striés, céphalées menstruelles ;

— que nerveux : *faiblesse irritable*, incohérence, hallucinations, manie puerpérale, mélancolie menstruelle, insomnie menstruelle, phobies diverses telles que peur de devenir folle...

Particularités : plus les règles sont abondantes, plus les troubles sont intenses (le contraire de Lachesis et de Zincum).

Amélioration en mangeant et au grand air.

Latéralité gauche.

De plus facilite le travail pendant l'accouchement (Dr. Chavanon).

Actinomyces luteus TM :

1 ampoule tous les matins à boire. Renforce résistance à toutes affections.

Adonis vernalis

Renonculacée, l'adonis printanier.

C'est un tonicardiaque hypertenseur diurétique.

Adonis est un *tonicardiaque hypertenseur.*

Renforce et régularise le cœur (Asthme et toutes dyspnées cardiaques, insuffisance cardiaque, dilatation cardiaque, insuffisances valvulaires...).

C'est aussi un *diurétique puissant* (hydropisies, œdèmes cardiorénaux, et toutes oliguries).

« Adonis peut être considéré comme la petite digitale des Homœopathes » (Dr. Borianne).

Adrénalium

L'adrénaline.

Employée à peu près aux mêmes doses en allopathie (quelques gouttes seulement de la dilution au millième) et en Homœopathie.

Médicament de l'*hypotension* (lypothimies, syncopes), de l'artérite oblitérante, des spasmes vasculaires des hypotendus, des athéromes artériels, ramollissement du cerveau, Cyanose des extrémités, asthénie, fatigabilité, frilosité...

Aesculus hippocastanum

Le marron d'Inde.

Vaso-constricteur périphérique à action lente.

C'est le médicament des veines (*Hémorroïdes* et varices). Lourdeur et apathie ; et en particulier de la *stase veineuse* sous toutes ses formes :

— congestion portale, Plétore abdominale, pesanteur anale, jambes lourdes, stase veineuse du fond d'œil...

— troubles chroniques du nez et de la gorge en rapport avec congestion portale et hémorroïdes (alternances).

— lumbago par hémorroïdes, prolapsus rectal, Myélite.

On emploie aussi Aesculus en pommade (prurit anal) et en suppositoires (hémorroïdes).

Particularités :

Les hémorroïdes d'Aesculus saignent peu.

Le Lumbago d'Aesculus est pulsatif.

Aestus PC

Dilution d'algues fraîches préparées par le Dr. Chavanon,

et qui fait merveille dans les adénopathies (jours pairs : 2 gr d'Aestus PC) (jours impairs : 2 gr Calcarea carbonica).

Laryngites, Trachéites, Athrepsie des nourrissons.

Aethiops Mercurialis

Sulfure noir de mercure.

Eczéma psoriasique avec peau épaissie et squameuse (paume des mains, Ichtyose).

Aethusa cynapium

Le faux persil ou petite ciguë. Ombellifères.

Le médicament de l'*intolérance au lait* des poupons et des jeunes enfants avec souvent diarrhée surajoutée.

D'où vomissements infantiles, diarrhée infantile, parfois même *diarrhée verte* des nourrissons, avec amaigrissement, déshydratation, atrepsie, muguet...

On emploie aussi Aethusa cynapium avec succès dans les *diar-*

rhées et convulsions dentaires (avec Chamomilla) ; les aphtes des Bébés, le *Cholera infantile* avec Veratrum Album, China, Argent nitrique, Cuprum Podophyllum et surtout *Rheum I°X :* (6 gouttes 3 à 5 fois par jour, indiqué dans toutes les diarrhées infantiles).

Agaricus muscarius

Le Champignon amanite ou fausse oronge.

C'est le médicament des *mouvements spasmodiques,* saccadés, involontaires, d'où ses indications dans les tics, la Chorée, l'épilepsie, le nystagmus, le tremblement, et tous les mouvements incoordonnés.

On l'emploie aussi dans certaines affections oculaires, outre le nystagmus, la diplopie, l'amblyopie, l'amaurose... et dans *les engelures.*

Particularités :

— Sensation comme si l'on était piqué par des aiguilles de glace.

— Les convulsions et les spasmes cessent pendant le sommeil (Dr. Charette).

Agave Americain

L'Aloès d'Amérique ou Chanvre d'Amérique.

Petit médicament peu connu qui fait merveille dans les *gencives tuméfiées* qui saignent, la pyorrhée et le *scorbut infantile.*

Agnus castus

Le Gattilier ou Poivrier des moines.

Médicament de l'*impuissance* par défaut d'érection (Selenium = éjaculation précoce).

Employé avec succès dans la neurasthénie génitale et la mélancolie sexuelle, la vieillesse prématurée après excès sexuels ou blennorragies répétées, le prostatisme, l'uréthrite chronique, la spermatorrhée...

Agnus castus *favorise la montée de lait* chez les jeunes mamans (Acetic acid, Ricinus, Urtica urens, Sabal ser.).

Agraphis nutans

Scilla nutans (Liliacées). L'Endymion penché.

Médicament de l'obstruction de la Trompe d'Eustache et du *catarrhe tubaire* (surdité après grippe, otites moyennes et internes, végétations adénoïdes...).

Ailanthus glandulosa

Le Vernis du Japon ou Ailanthe glanduleux.

Il traite *les formes malignes des maladies éruptives et contagieuses.* (Diphtérie et scarlatine malignes, avec délire, hallucinations, stupeur et faciès hébété, prostration, état adynamique avec des taches soit livides soit pourpres sur la peau...).

Il est indiqué aussi dans les *adénopathies cervicales et trachéo-bronchiques,* avec toux sèche, rauque, nocturne ; assoupissement diurne et agitation nocturne.

C'est aussi un médicament de l'*arriération mentale* avec Baryta carb, Bufo, aethusa...

« Ailanthus peut être considéré comme un arsenic végétal » (Dr. Borianne).

Ajuga reptans

La bugla rampante ; Labiée de France.

Rhinopharyngites à répétition ; terrain tuberculinique ; pneumopathies aiguës et cliniques ; asthme ; emphysème ; toux rebelles ; dilatation des bronches ; coqueluche.

En T.M. : 50 à 100 gouttes, matin et soir.

Aletris farinosa

La racine aux coliques ou alétris farineux.

Médicament des *règles trop abondantes* et *des pertes blanches.* et de la fatigue qui en découle.

Indiqué aussi dans les déplacements utérins (rétro et antéversion) ; la toux nerveuse calmée par l'apparition des règles (le contraire d'Actea). Et dans toutes les règles en avance, abondantes et douloureuses.

« Aletris farinosa est le China des organes utérins » (Hale).

Particularité : l'absorption de café détermine des nausées (Dr. Vannier).

Alfafa

Luzerne cultivée.

Fortifiant énergique ; il redonne de l'appétit, et tonifie le système nerveux.

Allium cepa

L'Oignon.

Médicament de l'*éternuement et du larmoiement :*

— augmenté le soir dans une chambre chaude,
— calmé en plein air et dans une chambre froide.

Avec :

— rhinorrhée aqueuse irritante,
— larmoiement non irritant
(le contraire d'Euphrasia).

Allium cepa est le médicament par excellence du *rhume des foins,* des rhinites spasmodiques, de la trachéite spasmodique avec enrouement.

Il est de plus *diurétique,* et diminue les œdèmes de rétention chlorurée, et fait résorber les épanchements internes du péritoine, de la Plèvre et du Péricarde.

On l'emploie aussi pour calmer les *douleurs du moignon des amputés.*

Particularités : la céphalée d'Allium cepa cesse pendant les règles. (Le contraire d'actea).

Allium sativum

L'ail. Antiseptique.

Il calme les *troubles digestifs des gros mangeurs,* avec selles post-prandiales, les bronchites chroniques et l'arthrite chronique des plétoriques.

Indiqué aussi dans l'oxyurose infantile.

Alnus glutinosa

Les bourgeons d'aulne I°X. Bétulacées.

Ils agissent sur le cerveau en améliorant la circulation cérébrale et en tonifiant les parois des artères de la sphère encéphalique.

Ils sont indiqués dans

— les *séquelles d'hémorragie cérébrale,*
— le *ramollissement cérébral,*
— la *rhinite chronique* (Dr. Tétau).
— *insuffisance de la sécrétion gastrique,*
— *Herpès, purpura, empoisonnement par le Sumac vénéneux* (Rhus. Tox.).

Aloé

L'aloès. Liliacées.

C'est le médicament de la *pesanteur anale* et des *hémorroïdes* entraînant des faux besoins et du ténesme, avec *selles impérieuses* et parfois *involontaires* à l'occasion d'un gaz, surtout après avoir mangé.

C'est aussi le remède de l'âge mûr et des gros mangeurs avec *congestion portale,* et des personnes lourdes physiquement (sédentaires) et intellectuellement (aversion pour tout travail intellectuel). Lithiase oxalique. Goutte.

Alternances morbides : lumbago, céphalée, hémorroïdes (Vannier).

Particularité : chez les femmes la diarrhée apparaît avec les règles.

Alumina

L'Argile ou oxyde d'aluminium.

Médicament de l'*Atonie* sous toutes ses formes, avec *sécheresse des muqueuses.* C'est un remède de maladies chroniques.

Ses principales indications sont avant tout la *constipation* de l'enfant, du vieillard, et de la femme enceinte par défaut de sécrétion des muqueuses digestives et par atonie intestinale (Chatel Guyon). Atonie œsophagienne.

Alumina est un véritable rééducateur de l'intestin.

Paradoxalement à la sécheresse des muqueuses, c'est le remède de la *leucorrhée* très abondante, acide et profuse, « *coulant jusqu'aux talons* », chez les femmes apathiques, anémiées, déchlorurées, à la peau sèche, à règles pâles et peu abondantes, et constipées. Prostrées après les règles.

On conseille Alumina comme médicament secondaire dans tous les états où le malade réagit mal, est inerte, sans force, sans tonus : *Chlorose. dyspepsie* par hyposécrétion, *Ozène,* rhinite chronique sèche, ataxie locomotrice, tabès, eczéma fissuraire de la paume des mains...

Particularités : *les malades relevant d'Alumina ne transpirent jamais* (Aconit, Bryone) et aiment la chaleur, les choses indigestes ; mais ont du dégoût pour les pommes de terre.

Impression de marcher sur un sol mou.

Ambra grisea

L'ambre gris.

Médicaments des *apathiques,* des gens qui manquent de réaction, que tout fatigue, et qui recherchent la solitude.

C'est le médicament aussi de la *vieillesse prématurée,* avec hypersensibilité nerveuse et de tous les troubles sans lésion : tels les troubles dits nerveux, « sine materia » comme : l'insomnie nerveuse, la toux nerveuse, l'asthme nerveux, la fatigue nerveuse, la sénilité précoce, la timidité... Prurit vulvaire.

« *C'est le médicament des vaincus de la vie* » (Dr. Borianne) et des gens qui perdent connaissance pour un oui ou pour un non.

Ambra grisea l'apathique est le contraire de Moschus l'agité.

Ambrosia

L'Ambroisie.

Médicament du *catarrhe oculo-nasal*

— larmoiement irritant,
— avec éternuements et nez congestionné.

Employé dans la *coqueluche* et l'*asthme* quand l'arbre respiratoire dans toute sa longueur est irrité (trachée et bronches).

Ammonium carbonicum

Le Carbonate d'Ammonium.

Médicament de l'*Urémie,* et en général des personnes grasses et sédentaires qui éliminent mal, et qui sont constamment préoccupées de leur santé.

Ammonium carbonicum fait sortir les éruptions de maladies éruptives qui n'arrivent pas à se préciser (telles que rougeole, scarlatine... et toutes *les éruptions rentrées* et leurs complications (comme Gelsemium). Scorbut.

On donne aussi Ammonium carbonicum dans les *bronchites des vieillards,* si souvent passives avec oppression (avec Causticum) ; et en général pour préciser des *états pathologiques qui traînent :* rhinorrhées chroniques, bronchites chroniques, oppression, emphysème, assoupissement des vieillards. Somnolence.

Les règles d'Ammonium carbonicum sont en avance, abondantes et nocturnes, chez des femmes fortes et apathiques, de sang noir avec caillots. Tendance à se trouver mal.

Particularités : les malades relevant d'Ammonium carbonicum détestent être lavés, car il se produit souvent un épistaxis en se lavant la figure et les mains.

Ammonium muriaticum

Chlorure d'Ammonium.

Très proche du précédent : c'est le médicament des obèses *sans réaction,* avec mauvaises éliminations : urémie, goutte, sciatique des gens assis, laryngite avec toux sèche et enrouement, dysménorrhée, leucorrhée après miction, constipation des sédentaires...

Ces malades se défendent mal et font des crises d'élimination. Ils ont tendance à la tristesse et aux larmes. Ils sont toujours améliorés par des bains chauds : « ce sont les *malades à la baignoire* du Dr. Borianne ». (Le contraire d'Ammonium carbonicum qui déteste être lavé).

Ammonium phosphoricum

Le Phosphate d'Ammonium.

Médicament de l'*arthrite déformante*, et du rhumatisme polyarticulaire chronique évolutif : goutte chronique, dépôts articulaires, lithiase phosphatique. Tophis.

Au moral : antipathie systématique pour certaines personnes (Dr. Borianne).

Ampelopsis weitchii

Les bourgeons de Vigne-Vierge I°X.

On les prescrit dans le *rhumatisme hyperalgique*, très inflammatoire, rapidement évolutif, hautement déformant, ainsi que dans la péri-arthrite chronique évolutive, et dans la périathrite scapulo-humérale, et dans tous les rhumatismes chroniques (Dr. Tétau).

Anacardium

La noix des Marais (Térébentacées). Acajou à pommes.

Médicaments des épuisés et des cafardeux, qui croient améliorer leur état en mangeant constamment : d'où *boulimie,* pléthore avec dépression nerveuse, et tous les troubles digestifs de la suralimentation : telles l'*hypochlorhydrie,* la *dyspepsie* calmée en mangeant, spasmes digestifs, besoin de manger constamment le jour et la nuit, dilatation d'estomac... (Kali carb.).

Anacardium *redonne de la mémoire* et combat l'*épuisement nerveux* de tous les sujets qui sont mieux après les repas. (Hommes d'affaires surmenés, étudiants avec migraine calmée en mangeant, convalescents à l'appétit insatiable...).

Hallucinations, dédoublement de la personnalité. Impulsions contradictoires.

Angélique

Ombellifère.

Atonie digestive, flatulence, Anorexie, Hyperacidité gastrique.

Angustura vera

L'angusture : *Caries osseuses.*

Anthémis

Camomille ; Composées.

Amère, apéritive, aromatique, stimulante, tonique.

Employée dans les gastralgies, les coliques, les digestions difficiles.

Sa tisane décongestionne les yeux.

Anthracinum

C'est un nosode ou biothérapique des *affections purulentes,* avec *douleurs brûlantes,* infiltration et induration.

On l'emploie dans les furoncles et anthrax à répétitions, lymphangites, septicémies, gangrènes, ulcérations à tendances malignes.

Il complète Arsenicum album et pyrogenium, en modifiant le terrain.

Antimonium crudum

Sulfure noir d'antimoine, ou Proto-sulfure d'antimoine.

Deux grandes indications :

— L'*indigestion* et toutes les *intoxications digestives* des gros mangeurs : langue blanche, nausées du réveil, dyspepsie, migraines, hémorroïdes, débâcles intestinales, suintement anal continuel.

(Antimonium crudum est un goinfre irritable).

— *La peau : épaississements cornés :* corps, ongles épais, durs, ongles incarnés, verrues (plantaires) ; *éruptions croûteuses jaune miel* (impétigo) ; les irritations cutanées des personnes vivant dans l'humidité et mettant souvent les mains dans l'eau (laveuses, blanchisseuses, poissonniers, marins-pêcheurs...).

On emploie aussi antimonium crudum dans les complications dues à des bains froids, tels que : névralgies, rhumatismes, migraines, troubles digestifs, aménorrhées et en général dans toutes les éruptions cutanées aggravées par l'eau (l'eczéma n'aime pas l'eau).

— Particularité : euphorie au clair de lune.

Antimonium Sulfur Aureum

Sulfure d'or d'antimoine.

Médicament de la *congestion passive du poumon gauche,* en particulier chez les vieillards et de la bronchite hivernale chronique intéressant surtout la base gauche.

Antimonium tartaricum

Tartre stibié ou émétique.

Médicament des *mucosités des voies respiratoires* (glaires bronchiques pouvant entraîner de l'oppression et même de l'asphyxie) (beaucoup de râles, peu d'expectoration) d'où *toux grasse interminable,* avec *oppression, suffocation, cyanose* (vieillards). Œdème pulmonaire ; cœur pulmonaire. Toux spasmodiques et suffocantes. *Rhino-pharyngite chronique* avec glaires, mucosités, ce qui chez le *nourrisson* provoque des troubles respiratoires (bronchite) et digestifs (nausées, vomissements, diarrhée glaireuse, anorexie). *Catarrhe suffocant* avec asphyxie (carbo végétabilis).

On emploie aussi antimonium tartar dans le choléra, la toxicose des poupons, la variole. Et toutes les congestions pulmonaires avec *sécrétions bronchiques* difficiles à expulser.

C'est un médicament du petit enfant et du vieillard, dont la particularité est la somnolence et la *tendance invincible au sommeil.*

Antipyridium

L'antipyrine.

Employé dans les éruptions interdigitales (gale).

Aphtosinum

Biothérapique modificateur du terrain de la *fièvre aphteuse* (fabrication arrêtée en France).

Apis Mellifica

Abeille.

Toutes *piqûres d'insectes,* en particulier abeilles, guêpes, moustiques... avec douleur, rougeur, chaleur, tumeur. Œdèmes localisés, mais pas de fluctuation, seulement de l'inflammation.

Apis calme les douleurs inflammatoires, résorbe l'*œdème,* et favorise l'élimination par les urines, en *augmentant la diurèse.* (Acetic acid, Cantharis, Allium cepa...).

D'où Apis est recommandé dans *toutes les rétentions d'eau* dans les tissus : œdèmes de toutes natures (en particulier l'*œdème blanc rénal,* l'*œdème de Quincke,* des lèvres, de langue, des paupières, de la glotte, le faux croup, l'œdème du poumon, l'hydropisie, l'hydrocèle...). Douleurs piquantes et brûlantes améliorées par le froid.

On conseille Apis dans les *arthrites* avec gonflement et épanchement (hydarthrose), l'érysipèle, l'urticaire, les angines aiguës œdémateuses, le RAA, les réactions méningées, les cystites, la Kératite, le décollement de la rétine... Douleurs piquantes et brûlantes.

C'est donc un médicament de l'été (insectes) mais il est aggravé par la chaleur, et *apis n'a jamais soif.*

(Pour les urticaires allergiques : voir Astacus).

Apium virus

Le Venin d'abeille.

Traite les affections cutanées avec *œdèmes douloureux* et bouffissures douloureuses et chaudes : yeux, paupières, lèvres, luette...

Apocynum cannabinum

Le Chanvre du Canada.

C'est le médicament qui fait *uriner les cardio-rénaux.* C'est un *diurétique puissant.*

Il est donc indiqué dans les œdèmes, ascites, azotémies, bradicardies, obésités...

Apocynum est à la fois toni-rénal et toni-cardiaque, comme Adonis.

On le conseille dans *les pouls lents permaments* avec malaise général, grande faiblesse et oligurie. Sa dyspnée se traduit par une respiration courte et pénible, avec sensibilité particulière à l'épigastre.

Aralia racemosa

La Salsepareille de Virginie ou Aralia à grappes.

Médicament de l'*asthme nocturne,* avec toux spasmodique nocturne et du *rhume des foins* avec éternuements paroxystiques et rhinorrhée salée.

Les malades relevant de ce médicament présentent une extrême *sensibilité aux courants d'air.*

Aranea diadema

L'araignée à croix papale.

Névralgies du trijumeau et *rhumatismes périodiques* revenant à intervalles réguliers, chez des frileux hydrogénoïdes.

Douleurs térébrantes des talons ; mains enflées au réveil ; séquelles de paludisme...

Particularités : ces malades se croient améliorés en fumant, et leurs symptômes reviennent toujours à la même heure exactement comme Cedron.

Argentum metallicum

L'argent métallique.

C'est le médicament de la *faiblesse mentale et musculaire* et des *cartilages blessés* ou hypertrophiés.

On l'emploie avec succès pour combattre les *sécrétions glaireuses*, visqueuses et grisâtres de la rhino-pharyngite, de la bronchite et de la métrite.

C'est aussi le médicament de l'*enrouement des orateurs* et des chanteurs et le *fortifiant* des gens amaigris et épuisés, des jeunes gens maladifs, avec souvent incontinence d'urine et onanisme.

Argentum metallicum aurait une affinité particulière pour les affections de l'ovaire gauche et du testicule droit.

Argentum nitricum

C'est le nitrate d'argent.

Avant tout, c'est le remède de l'*ulcère de l'estomac* et du bulbe gastro-duodénal.

Il calme aussi les gens nerveux et agités, impulsifs et même déséquilibrés, *les gens pressés* qui voudraient avoir terminé avant d'avoir commencé.

D'où ses indications :

— les *brûlures gastriques* avec *Hyperchlorhydrie*, les *dyspepsies acides ;*
— le bégaiement, les tremblements des gens pressés, les *vertiges*, l'*ataxie locomotrice*, les phobies, l'amaurose hystérique... ;
— les diarrhées émotives, les cystites avec incontinence d'urine après frayeur, *épilepsie après frayeur ou pendant les règles.* Coït douloureux...

Pour Farnigton : Argentum nitricum est le grand remède des *Vertiges.*

Dans le *pseudo-angor* on songera à Argentum nitricum lorsqu'il y a de l'aérophagie avec éructations bruyantes et fréquentes, qui soulagent des douleurs siégeant au niveau ou derrière les fausses côtes gauches, sur un sujet nerveux, précipité et anxieux (Pernot).

Argentum nitricum est encore indiqué dans les *palpitations* augmentées couché sur le côté droit et calmées par le grand air et le vent.

Le Dr. Borianne employait Argentum nitricum avec succès dans l'*enrouement matinal* des chanteurs et des orateurs, et dans toutes les *irritations laryngées* (tuberculose laryngée, polypes, condilômes des cordes vocales). Blépharite avec chute des cils.

Particularités :

— Sensation d'une écharde sous la peau.
— Les notes élevées font tousser.
— Aggravation par la chaleur, pendant les règles, par les sucreries, par le vinaigre et les aliments acides, après une frayeur.
— Amélioration en plein air, par le vent et les bains froids.

Arnica montana

L'arnica ou tabac des Vosges ou plantain des Alpes ou herbe aux pécheurs... Synanthérées.

C'est le médicament des *traumatismes.*

Il calme la douleur, il arrête l'hémorragie, il redonne du tonus.

On le donne *avant et après les opérations* (hémorragies et choc opératoire, incontinences post-opératoires, anti-infectieux).

Dans les *accouchements* il diminue les pertes de sang et les douleurs. Donné tous les jours pendant la grossesse, ferait des bébés aux yeux bleus.

Dans l'*hémophilie,* il rétablit la coagulation normale.

Il calme les douleurs de l'angine de poitrine.

Dans les *avulsions dentaires* il y a intérêt à le donner avec China, en alternant toutes les 1/2 h.

A hautes dilutions il a une action remarquable sur l'*épuisement nerveux,* en particulier celui des intellectuels fatigués, avec insomnie.

On le conseille aussi dans tous les *traumatismes psychiques* (chocs mentaux, chagrins, deuils, déceptions...).

Indiqué aussi dans la *fatigue physique et intellectuelle* (courbature, meurtrissure généralisée, myalgies, *surentraînement des sportifs,* cœur forcé des sportifs, *fatigue vocale* des orateurs et des chanteurs, Agoraphobie. Etats typhiques. Mauvais effets des traumatismes comme fièvre, épilepsie, choc physique et moral des accidentés, vertiges de fatigue et augmentés en marchant...).

En résumé Arnica intéresse toutes les affections dues à des traumatismes, au surmenage et à la fatigue.

— Particularité : peur d'être approché et surtout touché.

Arsenicum album

Anhydride arsénieux ou oxyde blanc d'arsenic (synonymes : acidum album et metallum album).

Fortifiant énergique, particulièrement des convalescents.

Il renforce considérablement la défense de l'organisme contre toutes les maladies physiques et morales.

On le conseille dans toutes les *fatigues physiques et morales,* le découragement, la tendance au suicide avec néanmoins peur de la mort, les *agitations, angoisses,* inquiétudes.

Les douleurs brûlantes et périodiques :

— à maximum nocturne,
— et améliorées par la chaleur.

Les troubles digestifs tels que *gastro-entérites* avec soif extrême, vomissements, diarrhée, le choléra typhique et les dysenteries...

Les *néphrites* et cystites, avec albuminurie, le mal de Bright, les leucorrhées avec sécrétions irritantes et nauséabondes, et règles trop abondantes.

Les troubles pulmonaires avec *oppression nocturne* aggravée en bougeant, pleurésie, pneumonie (Arsenicum et cantharis résolvent un épanchement pleural).

Les éruptions cutanées (*furoncles, anthrax, lymphagite,* ulcères...) avec douleurs brûlantes, aggravées la nuit et calmées par la chaleur.

Les suppurations osseuses (*otites, sinusites*), la gangrène (sénile), le cancer ulcéré, l'aortite, l'atrophie papillaire des fumeurs, les *œdèmes brûlants* calmés par des compresses chaudes.

« Le malade d'arsenicum est un frileux, qui a trop chaud, mais qui a besoin de chaleur et de fenêtre ouverte » (Dr. Borianne).

En résumé le malade relevant d'arsenicum album est souvent un grand malade, avec faiblesse générale, œdèmes, dyspnée, agitation, angoisse... Il est toujours aggravé entre minuit et 2 h. du matin (Pernot).

Particularités :
— angoisse obligeant à se déplacer,
— excitation maniaque. Demande qu'on le tienne.

Arsenicum bromatum

Antipsorique et antispécifique.

Il est employé contre les éruptions spécifiques, diabète, ataxie locomotrice, Herpès, indurations glandulaires.

Arsenicum iodatum

L'iodure d'arsenic

Faiblesse avec amaigrissement ; adénopathie trachéo-bronchique ; Tuberculose.

Il fortifie le cœur fatigué des vieillards, en particulier le cœur droit.

C'est le médicament des *maladies chroniques,* alors qu'arsenicum est plutôt celui des malades aiguës. Mais tous deux renforcent considérablement la résistance de l'organisme à l'infection.

Artemisia absinthium

L'absinthe. Synanthérées.

Troubles nerveux après frayeur ou émotion (épilepsie).

Vermifuge efficace. Stimule l'appétit et favorise la digestion. Combat l'haleine fétide.

Artemisia Vulgaris

Composées.

Emménagogue ; Armoise.

Sa tisane et sa T.M. font venir les règles.

Arum triphyllum

Navet Indien, ou Gouet à trois feuilles. Aracées.

Deux actions :

— Médicament de la *peau*. Il calme le *prurit* et l'envie de se gratter, en particulier au niveau du nez et des lèvres :
  — *lèvres craquelées et pelées*,
  — Coryza excoriant, salivation corrosive.

— Médicament de l'*épithélium de l'arbre respiratoire :*
  — *Aphonie catarrhale*, enrouement des chanteurs aux sons et aux notes aiguës, laryngite grippale, croup non diphtérique.
  — *Toux douloureuse* des affections des bronches et des poumons, tuberculose pulmonaire.

Avant les antibiotiques on employait Arum tr pour traiter la broncho-pneumonie, la pneumonie, la *tuberculose* (avec Rhus tox, crataegus, ars. iod, tuberculinum, Pulsatilla, Sulfur iod...) ; ainsi que la scarlatine, la rougeole, la fièvre typhoïde (taches rosées), le purpura....

Actuellement Arum tr. renforce considérablement l'action des antibiotiques dans ces cas-là, *lorsqu'ils sont nécessaires*, et les remplace souvent avantageusement dans les cas bénins.

De toute façon Arum tr. soulage toujours les malades adynamiques en période aiguë ou *tout est à vif :* nez, *lèvres*, rhino--pharynx, larynx, trachée et bronches...

Asa foetida

L'Ase fétide (gomme résine extraite d'une ombellifère).

Remède des :

— *sécrétions fétides* chez les sujets rouges, congestionnés et nerveux ;
— oppression après les repas (flatulence et ballonnements), soulagée par l'expulsion de gaz (*rots et vents*) ;
— oppression nocturne, soulagée par l'expulsion de gaz abdominaux.

On emploie l'Asa fœtida comme *antispasmodique du tube digestif*, en particulier dans :

— la *boule œsophagienne* (Ignatia) ;
— dans la leucorrhée et comme régulateur des règles des jeunes filles pléthoriques, rouges et congestionnées (Pulsatilla, Fer) ;
— dans les douleurs osseuses nocturnes des terrains spécifiques (tibias) ;
— en lavement comme *vermifuge ;*
— et en suppositoires il calmerait l'incontinence d'urine des enfants porteurs de parasites intestinaux.

Asarum

L'asaret, Aristolochiacée d'Europe.

Atténue le désir des boissons alcoolisées : c'est le médicament des *alcooliques* et des troubles nerveux du délirium tremens (nervosisme, hystérie, exhibitionisme...).

Asclepias tuberosa

L'asclépiade tubéreuse ou herbe à pleurésie.

Pleurésie gauche.

Rhumatismes hivernaux avec diarrhée.

Somnolence.

Astérias rubens

L'étoile de mer.

Médicament du *sein gauche :* Mammite, adénome, sarcome, tumeurs, maladies de Reclus et de Paget...

Indiqué aussi dans l'*apoplexie,* et dans toutes les congestions de la tête, telle l'insolation (Glonoïn) ; et dans la nymphomanie et l'hyperexcitabilité sexuelle de la Ménopause.

Astacus

L'écrevisse.

Calme l'*urticaire* provoqué par les coquillages et les crustacés d'eau douce (Urticaire par coquillages et crustacés d'eau de mer : Homarus).

Urticaire provoqué
par des végétaux : Urtica urens, Cypripedium.
par les fraises : Fragaria.
par les insectes : Apis.
par l'eau : antimonium crudum (laveuses, marins, pêcheurs).

par la farine : Pothos (boulangers).
par le ciment : Petroleum, Rhus tox, Silicea, Calc carb.
par allergie : Ribes nigrum et la cause étiologique.
par les antibiotiques : monilia. .

Urticaire tuberculeux : Arum tr.

Urticaire spécifique : Mezereum.

Aurum metallicum

L'Or métal.

C'est le médicament des *pléthoriques tristes* et de *toutes les congestions, de la tête* en particulier : apoplexie, congestions cérébrales...

Merveilleux médicament des *otites,* Aurum a une affinité particulière pour l'oreille moyenne et interne : il calme les *bourdonnements* d'oreille, les *vertiges auriculaires,* surtout des hypertendus, la surdité, les traumatismes de l'oreille interne...

On emploie aussi aurum avec succès dans les *aortites,* l'*angine de poitrine,* l'hypertension, la myopie, le décollement de la rétine (à titre préventif et curatif), la diplopie, l'hémiopie, l'exophtalmie, l'inégalité pupillaire...

Au point de vue moral, Aurum est un *euphorisant :* d'où son action dans la tristesse, la dépression nerveuse, le pessimisme, la tendance au suicide...

« *Aurum est le médicament des pléthoriques congestifs cafardeux* » (Dr. Borianne).

On recommande aurum pour combattre l'insomnie après un repas trop copieux, les palpitations des pléthoriques, leurs ptoses, leurs prolapsus...

« Aurum est l'antidote du mercure, à cause de la similitude de leurs effets » écrit Charette ; il convient donc :

— aussi bien dans les traitements prolongés des spécifiques,
— que dans les constitutions détériorées par la Spécificité et l'abus de mercure thérapeutique (c'est le scrofulate de vérole de Ricord).

Aurum calme les *douleurs osseuses nocturnes* des hérédo-spécifiques ; et traite toutes les altérations osseuses d'origine spécifique, telles les caries des os du nez et du palais.

Particularités :
— sensibilité à la musique (Tarentula),
— la douleur le rend violent (Chamomilla - Hepar sulfur).

Aurum muriaticum natronatum

Chlorure d'or et de Sodium.

Employé dans les *fibromes* et comme régulateur cardiaque.

Il a aussi une action bénéfique sur les *migraines nerveuses* et les *jaunisses invétérées* avec alternance de selles blanches et noires.

Avena sativa

L'avoine.

C'est un *fortifiant* et un *calmant.*

Il fait grossir les amaigris et dormir les épuisés.

On le conseille chez les enfants pâles, amaigris et agités (avec Alfafa), les nerveux (avec Tilia), les surmenés, les convalescents (avec Ars. iod., Kali ph.), les hypotendus (avec Adonis, Crataegus, Strophantus).

« La faiblesse nerveuse et l'insomnie sont les dominantes caractéristiques d'Avena sativa ; son emploi évite l'usage et l'abus des soporifiques » (Dr. Vannier).

On l'emploie également comme antidote dans le morphinisme et l'alcoolisme.

Aviaire

C'est un nosode ou biothérapique, *modificateur du terrain asthmatique.*

Sa grosse indication est donc l'*asthme,* en particulier l'*asthme des jeunes.*

Il est particulièrement actif sur les terrains tuberculiniques et prétuberculiniques.

Baptisia tinctoria

L'indigo sauvage.

Il traite les *états infectieux graves,* à début subit, à évolution rapide : grippes infectieuses, fièvre typhoïde, fièvre puerpérale, gangrène... Septicémie.

« *Tout est putride dans Baptisia :* haleine, salive, selles, urines, règles, pertes... » (Dr. Vannier).

Détend les *spasmes de l'œsophage* sine materia, ou après une irritation (os, arête, corps étrangers), Phréno-cardio-spasme.

Baryta carbonica

Le Carbonate de Baryum.

C'est le médicament des deux âges extrêmes de la vie :

— *les enfants* scrofuleux, lymphatiques, adénoïdiens (tous les organes lymphoïdes, ganglions, amygdales et végétations infectées, angines et rhinopharyngites à répétitions, adénopathies sous maxillaire et adéno-bronchique, atrepsie, paresse scolaire par lenteur de compréhension et manque de mémoire, manque de vivacité et de réflexes...).

— *les vieillards* artério-scléreux (hypertension, artério-sclérose cérébrale, ramollissement cérébral, tumeurs, lipomes, asthme sénile, toux sèche des vieillards, anévrismes, pneumonie des vieillards, lenteur et apathie physique et intellectuelle).

Baryta carbonica est un excellent médicament des *pertes de mémoire* et de tous les troubles et déficiences intellectuels (*enfants arriérés, vieillards diminués*). Sueurs des pieds.

L'action de Baryta carbonica est lente et efficace. On doit donner ce médicament longtemps. Il convient aux *affections chroniques* et aux *états précancéreux.*

Le malade relevant de Baryta carbonica est un frileux qui a besoin d'air, comme arsenicum.

Baryta muriatica

Chlorure de Baryum.

Bronchites chroniques des vieillards, cœur pulmonaire. Hypertrophie du cœur.

Basilic

Labiée.

Anti-spasmodique ; augmente le flux mensuel ; calmant tonique nerveux ; stomachique.

En frictions : antidote des piqûres d'insectes.

Belladona

La Belladone, ou Atropa belladona ; synonyme Morella furiosa (solanée) et Mandragore. Solanacées.

Médicament des cas aigus, en particulier de la *fièvre qui transpire,* alors que la bouche et les muqueuses restent sèches. D'où toutes les maladies avec fièvre et transpiration : « *c'est le malade à chaleur rayonnante* ».

Dans la grippe et certaines affections pulmonaires il fait suite à aconit (fièvre + frissons) lorsque aconit n'a pas réussi à enrayer l'affection, et lorsque le malade se met à transpirer.

On le donne dans toutes les affections locales, ou en plus de la transpiration, on retrouve les quatre signes : *douleur, rougeur, chaleur, tumeur :* angines rouges, céphalée battante, mydriase, glaucome, rhinopharyngites avec sécheresse du pharynx et du larynx, l'enrouement douloureux, l'insomnie du malade qui transpire et tombe de sommeil, mais ne peut dormir... Tous les abcès et toutes les suppurations aiguës.

Ses trois grands signes sont toujours :
— apparition subite,
— manifestations violentes,
— disparition brusque.

« Belladona 7 CH suivi de Conium 5, de Phytolacca 5 et de Pyrogénium 5, guérit les *abcès du sein* sans antibiotiques » (Dr. Borianne).

Particularités :
— pensées de suicide en se promenant en plein air,
— peur d'animaux imaginaires.

Bellis perennis

C'est la Pâquerette de nos prairies.

Elle soigne les *bosses* et les *bleus*, ou en d'autres termes c'est le remède idéal des traumatismes légers et des ecchymoses superficielles (avec Arnica et Hamamelis).

Naveau l'employait dans les *furoncles*, car elle a une action anti-inflammatoire et bactéricide dans les affections cutanées et les exanthèmes.

En usage externe on l'emploie comme liniment sous le nom d'*huile de pâquerette*.

Benzoïc acid

L'acide benzoïque tiré du Benjoin (résine aromatique du Styrax benjoin, arbre de Siam et de Sumatra).

C'est le médicament de la *rétention uricémique* et de ses diverses complications (goutte et lithiase).

C'est le grand remède des *Tophis* (dépôts d'urates dans les articulations, particulièrement au niveau des doigts). Et plus accessoirement des calculs d'urates.

On l'emploie dans le *rhumatisme déformant*, les craquements articulaires des arthritiques, la *goutte* et les déformations goutteuses, les maladies des terrains arthritiques comme l'asthme et les éruptions allergiques, les palpitations nocturnes des goutteux...

Il agit aussi sur la *lithiase rénale*, en favorisant la diurèse et l'élimination des *urates* (urines fétides à dépôts abondants, diarrhée uricémique).

Il calme la cystite et l'hypertrophie de la prostate, ainsi que le catarrhe vésical d'une gonorrhée mal soignée.

Particularité : alternatives fréquentes sur terrains arthritiques, d'asthme, rhumatismes et troubles urinaires.

Berberis

C'est l'épine vinette.

Ce médicament s'adresse *aux reins, aux voies urinaires,* et à toutes maladies qui découlent d'un mauvais fonctionnement rénal, *hépatique,* avec complications *cutanées* et *articulaires.*

— *Mauvais fonctionnement rénal :*

— *coliques néphrétiques,* surtout gauche (droite = lycopode), avec sable rouge dans les urines adhérent au vase. (Sépia ; non adhérent = lycopode) ;

— *cystite, néphrites,* pyélonéphrites, hydronéphroses, urémie...

— *Mauvais fonctionnement hépatique :* engorgements vésiculaires, *lithiase biliaire,* vésicule exclue.

— *Complications cutanées : éruptions prurigineuses et brûlantes,* calmées par le froid. Fissures et fistules anales, verrues plates...

— *Complications articulaires :* Rhumatismes, goutte, *Lumbago,* à douleurs erratiques et irradiant dans les membres inférieurs.

Berberis est le médicament des sédentaires gros mangeurs : il favorise les éliminations par les reins et par la peau.

Bergamote

Rutacée.

Antiseptique gastro-intestinal ; stimule les fonctions digestives ; anti-infectieux.

En usage externe : protège la peau contre les coups de soleil.

Béryllium : Voir addenda page 179

Betonica

Bétoine ; Labiées.

Cicatrisant.

Betula pubens

C'est le Bouleau que l'on emploie sous forme de Sève de Bouleau, et sous forme d'extraits embryonnaires végétaux (bourgeons, radicelles, écorce interne de racine, chatons). C'est un draineur général.

Il traite les *arthroses* (gonarthrose, coxarthrose, arthrose vertébrale, arthrose des doigts, arthralgies diverses, goutte, tophis...).

Il augmente la *diurèse* et traite l'insuffisance rénale mineure, et en général tous les états de surcharge de l'organisme (urée, cholestérol, sucre...). Diathèse urique ; hydropisis ; albuminurie.

Les semences de *Betula verucosa l°X* sont un tonique nerveux, indiquées dans toutes les asthénies physiques et intellectuelles, les pertes de mémoire, les études difficiles, la préparation aux examens et aux concours... (Dr. Tétau).

Bismuthum

Le Bismuth ou plutôt le sous-nitrate de bismuth.

Remède digestif, particulièrement gastrique et intestinal.

— Il calme les *vomissements et les gastralgies*.
— Diminue la *diarrhée*, particulièrement celle de la toxicose des nourrissons.
— Il aide à refroidir une crise d'appendicite.

Boldoa fragans

Boldus du Chili (Monimiacée). Le Boldo.

Stimule l'état général et la digestion.

Régularise, accroît ou rétablit la sécrétion biliaire.

Borrago

La Bourrache.

Draineur, en particulier de la peau.

Action diurétique, sudorifique et rafraîchissante.

Borax

Borate de Sodium.

Médicament de la *bouche* et des *gencives :* particulièrement des bébés.

— *Aphtes* et *stomatite, muguet,* enrouement, vésicules de la face interne des joues.

Dysphagie, cystite (l'enfant crie avant d'uriner), diarrhée infantile douloureuse.

Dysménorrhée avec règles abondantes et leucorrhée brûlante. Stérilité.

Particularité : crainte de tout mouvement de descente (ascenseur) ou en se penchant en avant (l'enfant crie aussitôt qu'on l'incline pour le coucher. Comme Stannum) — (le contraire : Iris vers. qui est amélioré en se penchant en avant).

Bothrops

Serpent d'Amérique.

Anti-coagulant.

Médicament des *Phlébites*.

Botulinum

Biothérapie modificateur du terrain dans le *botulisme*.

Bovista

La vesse de loup (lycoperdacée).

Médicament de la *maladresse* et de la bouffissure (impression que la tête va éclater), faiblesse musculaire, *bégayement*, prurit du coccyx.

Hémophilie, règles abondantes et nocturnes, et toutes les *hémorragies nocturnes* de l'utérus. Leucorrhée nocturne. Sueurs des aisselles.

Bromum

Le Brome : métalloïde fétide extrait de l'eau de mer.

Médicament des *voies respiratoires supérieures : toux* sèche, spasmodique croupale, avec accès de *suffocation* augmentée dans une chambre chaude, améliorée au grand air et à la mer.

Indiqué dans l'*asthme* et l'oppression qui ont ces symptômes, le *pseudo-croup*, le *pseudo-angor*, avec irradiations douloureuses dans le bras droit (à gauche = cactus) ; migraines, flatulence, insomnie...

Ces malades sont des frileux qui ont besoin d'air et de distractions. Ils ont la hantise de l'*atmosphère confinée* ; sinon apparaissent de multiples troubles « sine materia » (= sans lésion organique)... toujours aggravés dans une pièce fermée, et toujours améliorés en se promenant, au grand air, au bord de la mer, en étant distrait...

Bromum améliore toujours les troubles dits nerveux, sans étiologie organique, qui se rapprochent des divers symptômes que nous venons d'énumérer. Anxiété, peur des revenants.

Bryonia alba

La vigne blanche ou Navet du diable (Cucurbitacée).

En allopathie : sa racine est un purgatif dangereux. Diurétique, expectorante et vermifuge, il ne faut pas l'employer sans avis médical.

En homœopathie, Bryone est le *médicament des Séreuses* et des organes qu'elles enveloppent (en particulier de la plèvre et du poumon), et *des synoviales* (qui sont des séreuses articulaires).

De plus c'est avec aconit et arnica l'un des rares médicaments qui calme l'*inflammation des tissus musculaires*.

D'où ses deux grandes indications :

— *les maladies de la plèvre et du poumon,*

— les *rhumatismes* aussi bien articulaires que musculaires.

Plèvre et poumons (maladies aiguës) :

— Pleurites, *pleurésies* sèches et avec épanchement, pleurodynies, points de côtés (Aconit).
— Pleuro-pneumonies, broncho-pneumonies, *pneumonies*, congestions pulmonaires, asthme...
— sans oublier les rhumes et les grippes à tendance à complications broncho-pulmonaires ou pleurales (Bryone, phosphorus et Gelsemium font avorter les complications pulmonaires de la grippe ; on y ajoutera aconit au début (frissons) et belladone ensuite (sueurs).

Rhumatismes (maladies aiguës et chroniques) :

— *des séreuses articulaires :* les synovites avec épanchement, les *hydarthroses*, et toutes les affections aiguës et chroniques des séreuses articulaires, tant primitives (contusions, froid...) que secondaires (manifestation locale d'un mauvais état général). Arthroses diverses.
— *des muscles :*
  — soit aigus : le *Rhumatisme Articulaire Aigu* (avec aconit) qui englobe muscles et articulations, torticolis, sciatiques, lumbagos, névralgies, névrites,
  — soit chroniques : rhumatismes chroniques avec raideur musculaire, rhumatismes à la fatigue, aux changements de temps...

Les rhumatismes relevant de Bryone sont toujours *raides* et *immobiles.*

La première grande particularité de Bryone : c'est l'*aggravation par le mouvement* (comme Kali carb. le contraire de Rhus tox). Le malade souffre au moindre mouvement, mais est calmé par le repos et la compression de la lésion douloureuse (couché sur le côté douloureux).

Bryone est donc toujours indiqué dans les affections provoquées ou aggravées par le mouvement : vertiges, céphalées, nausées en se levant (Bryone est un médicament du matin) ; la toux provoquée en bougeant ou en entrant dans une chambre chaude, les points de côté en courant...

La deuxième particularité de Bryone est l'épanchement dans les séreuses et la *sécheresse des muqueuses :* lèvres et bouche sèches, entraînant une *soif ardente d'eau froide* et de la dyspepsie.

La troisième particularité de Bryone est que ces malades sont des *rhumatisants qui n'aiment pas la chaleur.* Ils désirent des compresses froides serrées sur leur région douloureuse et une chambre fraîche.

On donne aussi Bryone dans les cas pathologiques qui surviennent après la suppression brusque d'un écoulement ou d'une éruption (mastite des nourrices dont le lait tarit, rougeole et scarlatine rentrées... lymphangites...).

Enfin Bryone aide à clarifier la situation dans les cas qui traînent et qui n'arrivent pas à se préciser (Sulfur, Gelsemium, Ammonium carb.).

Bufo

Le venin de crapaud.

C'est un *tonique du système nerveux.*

Bufo a une action sur la faiblesse mentale et l'arriération mentale (Baryta carb) :

— *enfants arriérés, vieillards diminués.*

Il calme les douleurs de certains *cancers ulcérés* (cancer du sein).

Il aide à traiter certaines *éruptions pustulo-vésiculaires*, sécrétant un *liquide fétide*, sphacèle, gangrène...

Il calme certaines crises d'*épilepsie nocturne*, surtout après coït, masturbation, règles...

Buxus sempervirens

Les Bourgeons de buis l°X traitent les états dyscrasiques avec altérations sanguines.

Cactus grandiflorus

Le Cactus à grandes fleurs.

Action tonicardiaque et sédative-antispasmodique.

Médicament spécifique du *cœur serré* comme dans un étau, avec *irradiations douloureuses* dans le bras gauche, qui peut être engourdi et œdématié. D'où ses indications :

L'*angine de poitrine* vraie ou fausse, avec suffocations, palpitations, cœur serré et douloureux, en particulier après abus de tabac.

L'*hypertrophie du cœur*, en particulier des sportifs surentraînés, des hypertendus, des myocardites et des endocardites.

Les *complications pulmonaires des affections cardiaques :* aggravées en position couchée, et toujours accompagnées de sueurs froides et de poitrine serrée comme dans un étau : bronchites cardiaques, pleuro-pneumopathies d'origine cardiaque...

Les *Hémorragies de sang noir*, se coagulant facilement, et qui semblent en rapport avec une affection cardiaque : épistaxis, hémoptysies, hématémèses...

Les *Rhumatismes des membres supérieurs*, ou commençant par les membres supérieurs (comme Kalmia, alors que Ledum s'adresse plutôt aux rhumatismes débutant par les membres inférieurs, comme Conium). *Complications cardiaques du RAA* (Kalmia, spigelia).

Il faut alors toujours se souvenir de cette loi clinique : « Dans les rhumatismes aigus des membres supérieurs, la complication cardiaque est de règle ; alors que dans ceux des membres inférieurs elle est exceptionnelle ».

Cactus a une action bénéfique sur certaines *affections périodiques,* comme Cédron : telle la *fièvre intermittente* de 11 h. du matin.

En résumé Cactus a toujours une action sédative dans les affections s'accompagnant d'impression d'organe serré comme dans un étau (outre le cœur et la poitrine, la tête, l'œsophage, la gorge, l'estomac, la vessie, l'utérus...). Et dans la *dyspnée d'effort.*

Charette résume Cactus par la triade :

— Constriction
— Hémorragies
— Périodicité.

Il y a toujours aggravation en se couchant sur le côté gauche.

Cadmium

Métal.

Selon Vannier, Cadmium est le médicament des troubles graves et profonds s'accompagnant d'une grande dépression.

Les Anglo-Saxons l'emploient dans la *leucémie* et dans les cancers, particulièrement dans le *Cancer d'estomac,* où il calme les nausées et les vomissements.

Cadmium est réputé pour avoir une action dans la *paralysie faciale gauche* a frigore, dans les gonflements articulaires, l'érythème noueux, les engelures, l'Ozène, les polypes du nez...

Cajuputum

Essence de Cajeput, arbre de la Nouvelle Calédonie, de la famille des Myrtacées.

Spasmes de l'œsophage (Cicuta virosa, Baptisia, veratrum viride).

X gouttes de Cajuputum TM dans une infusion ont une action stimulante et calmante à la fois.

Le Baume de Cajuputum est analgésique et antiseptique, comme Calendula.

Caladium

Caladium seguinum ou Arum des Antilles (Aroïdée).

Deux indications :

— L'*Impuissance,* en particulier après des *excès sexuels.* La neurasthénie sexuelle des impuissants (Selenium).

— L'*antidote du tabac :* caladium passe l'envie de fumer et traite les abus du tabac, en particulier : l'impuissance des fumeurs, leur toux et leur oppression, leur perte de mémoire, leurs troubles digestifs tels que dyspepsie, nausées et vomissements, leurs vertiges, leurs troubles oculaires, migraines.

On donne encore caladium pour

— les *pertes de mémoire,* avec paresse intellectuelle ;
— l'étourderie, les oublis répétés... ;
— la paresse physique (aversion pour tout mouvement) ;
— *les prurits,* en particulier les prurits génitaux des enfants et des femmes enceintes ;
— *les piqûres d'insectes,* et les sensations d'insectes se promenant sur la peau (puces, moustiques) ;
— les crampes nocturnes des pieds (cuprum) ;
— la soif avec aversion pour les boissons froides ;
— le vertige augmenté en fermant les yeux ;
— l'hypersensibilité aux bruits (Théridion).
— le besoin d'air (aversion pour l'atmosphère confinée, mal du métro).

Alternance morbide : asthme et éruption.

Calcarea acetica

L'acétate de calcium.

Petit médicament qui fait merveille dans les *diarrhées dentaires du nourrisson,* seul ou avec chamomilla 4 CH et Rhéum I°X.

Calcarea carbonica

Le Carbonate de calcium tiré des coquilles d'huîtres.

Médicament de la *mauvaise assimilation calcaire,* en particulier celle des tuberculeux.

S'adresse surtout aux *apathiques* et aux *lymphatiques* ; enfants lents, mous, parfois rachitiques avec adénopathies (hilaires). Anémie graisseuse.

Hypertrophie des Amygdales et des Végétations adénoïdes, bronchites chroniques, bronchites capillaires, bronchites des tuberculeux, entérite chronique des enfants.

Charrette et Jousset recommandent calcarea carbonica dans l'atrepsie, le rachitisme, la scrofule des bébés, les ulcères de la cornée (avec Ipeca), et leurs *taies cicatricielles.* La Cataracte. La mydriase...

C'est aussi le médicament des règles en avance, longues et abondantes, chez des femmes pseudo-pléthoriques ; de la céphalée matinale avec sensation de froid glacial dans la tête ; du vertige ;

de l'épilepsie nocturne de la pleine lune ; de l'agoraphobie ; du goitre...

En modifiant le terrain et en équilibrant l'assimilation calcaire, Calcarea carbonica est un bon remède adjoint des lithiases biliaires et rénales (en hautes dilutions). Mieux si constipé (le contraire de Podophyllum).

Calcarea fluorica

Le Fluorure de calcium.

Médicament de la nutrition de l'os, donc du *périoste,* dont le rôle est de fabriquer l'os, et d'en réparer les lésions (*fractures*).

Particulièrement actif sur les terrains spécifiques héréditaires.

Il traite toutes les *déformations osseuses :* Exostoses, cals anormaux, nodosités, tophus, déformations rachitiques, consolidations vicieuses, caries osseuses et dentaires... (Hekla lava + Abies pect).

Par son fluor, calcarea fluor agit aussi sur l'*élasticité des tissus mous :*

— soit des fibres musculaires : *atonie* ;
— soit des fibres vasculaires : varices, hémorroïdes ;
— soit des fibres ligamentaires : *entorses,* luxations ;
— et en général sur toutes les fibres élastiques des tissus conjonctifs et musculaires : *fibromes,* myomes, adénomes, *hydarthroses chroniques,* hydrocèles, cicatrices inesthétiques, ganglions hypertrophiés et durs... sans oublier la surdité par trouble de la motilité des osselets, dépôts calcaires, sclérose, oto-spongiose...

Calcarea fluor est un des meilleurs remèdes préventifs de la cataracte.

Calcarea hypophosphorica

Hypophosphate de calcium.

Terrains tuberculiniques et prétuberculiniques.

Suppurations prolongées des abcès osseux.

Calcarea iodata

Iodure de calcium.

Amaigrissement, états tuberculiniques avec ganglions et complications ganglionnaires, *abcès froids.*

Affections du corps thyroïde (Basedow).

Calcarea phosphorica

Le Phosphate de calcium ou mieux phosphate tricalcique.

C'est le médicament des enfants qui grandissent trop vite sans s'étoffer ; et qui sont hypersensibles au froid humide ; et qui semblent prédisposés aux *fractures.*

Indiqué dans : rachitisme, scrofule, atrepsie, toxicose, hydrocéphalée, fractures lentes à se consolider, dentitions tardives, fontanelles lentes à se fermer...

Migraines des écoliers (Dr. Borianne).

Rhumatismes du froid humide (fonte des neiges).

Tuberculose : en particulier

— le début de la tuberculose des phosphoriques et des anémiés,
— la tuberculose accompagnée de *fistule anale.*

Calcarea sulfurata

Le Sulfure de calcium.

Ce médicament s'adresse aux suppurations profuses et aux abcès multiples et répétés.

Calendula

Le souci des jardins.

C'est un médicament *antiseptique, cicatrisant* et *calmant.*

Il agit par voie externe et interne :

par voie externe :

— *Gargarismes :* XX gouttes de Calendula Phytolacca ââ TM dans un verre d'eau chaude bouillie.
— *Injections vaginales :* 1 cuillerée à soupe de la même formule par litre d'eau chaude bouillie.
— Calendula I°X remplace le Dakin pour la *désinfection des plaies,* les piqûres d'insectes... ou en plus il calme la douleur.
— Calendula TM : 6 gouttes matin et soir dans l'oreille cicatrisent les *otites* et calment l'*otalgie.*
— *En Pansements humides et chauds* il fait *mûrir les abcès* et *calme les douleurs d'entorses,* de foulures...
— Associé avec Clématis vitalba TM ââ, il sert à laver les *ulcères variqueux* et toutes plaies atones.
— *La Crème au calendula* est une pommade antiseptique et cicatrisante.

par voie interne :

— Calendula guérit l'épuisement nerveux et le choc consécutif à une blessure comme arnica.

— Il contribue à calmer la douleur.
— Il empêche la suppuration.
— Et il accélère le processus de cicatrisation.

Camphora

Le Camphre du Japon.

Médicament du *collapsus*, et des *malades refroidis*, qui cependant présentent une nette aversion pour la chaleur, et qui néanmoins sont hypersensibles aux coups de froids.

On prescrit Camphora dans les coryzas et les grippes lorsqu'on a l'impression de respirer de l'air glacé ; dans les diarrhées et dysuries après coup de froid ; dans le coryza du vieillard frileux ; la rétention d'urine ; la bronchite capillaire...

C'est un excellent remède du *Choléra* (avec veratrum album et cuprum).

De plus il calme l'irritabilité nerveuse (Coffea, Ignatia, Hyoscyamus).

Cannabis indica

Le chanvre indien d'où l'on tire le haschich.

On l'emploie pour le delirium tremens et tous états d'incohérence avec exaltation et loquacité (Dr. Vannier). Croit les objets trop grands. Anxiété améliorée en plein air.

Cannabis sativa

Le Chanvre cultivé en Europe.

C'est le médicament de la *cystite masculine : blennorragie aiguë* et chronique, toutes cystites aiguës et chroniques, Urétrites, prostatites, épididymites, orchites, avec hyperesthésie douloureuse (doit marcher les jambes écartées pour éviter la moindre compression de l'urètre)

Agit aussi sur la cystite féminine, la constipation opiniâtre avec rétention d'urine, les kystes de l'ovaire, les névralgies utérines...

Cannabis sativa est indiqué aussi :

— dans les crises de *gastralgies*, avec pâleur, améliorées en mangeant (comme anacardium) ;
— dans l'*asthme* amélioré en se tenant debout ;
— dans les opacités de la cornée : *taies*, leucômes.
— Psychisme : entend des voix étranges.

Cannelle

La Cannelle (lauracée).

En basses dilutions, traite la *pyorrhée* alvéolo-dentaire, et toutes les affections de la peau.

En TM : combat l'*impuissance* masculine et la frigidité féminine.

C'est un tonique, excitant, antihémorragique, antispasmodique, digestif, stimulant pulmo-cardio-vasculaire et anti-infectieux, antiputride.

Cantharis

La Cantharide ou Méloë, ou mouche espagnole (coléoptère hétéromère trachélide).

C'est le médicament de *toutes les cystites* (avec Mercure Corrosif et Cannabis sat.).

— toutes les *dysuries*, en particulier *blennorragiques* et *colibacilluriques*, tant aiguës que chroniques (intolérable besoin d'uriner quelques gouttes, la douleur continue après la miction) ;
— toutes les *néphrites*, oligurie, azotémie, albuminurie... avec douleur brûlante en urinant.

Son *action diurétique* fait indiquer cantharis dans les *pleurésies* (avec Bryone, Arsenic, aconit) ; l'*hydropsie*, les symptômes cérébraux de l'*urémie*...

On emploie aussi avec succès Cantharis dans les *éruptions* à type *vésiculeux et érysipélateux*, l'eczéma des mains (gale des épiciers, des maçons...). les coups de soleil, et en général dans toutes les éruptions à douleurs brûlantes, les aphtes, les angines blanches, la dysenterie, l'hydrophobie de ceux qui avalent mieux les aliments solides que les liquides...

Cantharis calme aussi le priapisme et la nymphomanie (Dr. Borianne).

Capsella bursa pastoris

Bourse à Pasteur ; Crucifères.

Hémostatique puissant en tisane, en T.M. et en dilution.

Capsicum Annuum

Le poivre des Jardins ou corail des jardins.

Médicament de toutes les *brûlures du tube digestif*, avec impression de *constriction*.

Il calme

les impressions de brûlures de la bouche, de la gorge et de l'œsophage,
les diarrhées brûlantes avec hémorroïdes, ténesme et brûlures anales ;

les cystites brûlantes ;
les irritations oculaires avec picotements, larmoiement, rougeurs et photophobie,
les rhinites spasmodiques avec rhinorrhée brûlante,
l'asthme catarrhal, les trachéites avec brûlures laryngo-trachéales,
les fièvres intermittentes...

De plus Capsicum est un excellent médicament des *otites moyennes*, et de ses complications mastoïdiennes (Dr. Chavanon).

Enfin, Capsicum a une action surprenante, mais réelle : *3 gouttes de Capsicum TM dans chaque litre de vin dégoûtent les alcooliques du vin* peu à peu.

Carbo animalis

Le Charbon animal.

C'est le remède des *ulcères torpides*, tels les vieux ulcères variqueux (Fluoric acid) et des tumeurs qui s'ulcèrent, tel le cancer du sein (Argent, arsenic).

Il est souvent complété utilement par Nitri acid, dont il est très proche.

Carbo végétabilis

Le charbon végétal.

Médicament de l'*asphyxie* et de la *cyanose* (aortite, pneumonie...) et des états désespérés : 1 dose de Carbo végétabilis 9 CH agit dans les *collapsus*. Adoucit l'*agonie* (Charette).

On emploie aussi Carbo végétabilis dans la flatulence, l'oppression, la défaillance cardiaque avec cyanose, les pneumonies asphyxiques, l'œdème aigu du poumon, et toutes congestions veineuses aiguës et chroniques : les insuffisances cardio-rénales...

Chez le vieillard agit sur la débilité sénile, l'asthme des vieillards, la gangrène sénile, et tous les états asphyxiques en général. (Tête chaude, corps froid).

Agit dans l'enrouement pire le soir (Causticum = pire le matin) ; les mouches volantes ; le vertigo a stomacho loeso.

« Carbo végétabilis est le médicament de l'éventez-moi » (Dr. Borianne).

C'est l'opposé de Nux vomica sur le système nerveux, et d'aconit sur le système sanguin (Dr. Charette).

Carbolic acid

L'acide phénique ou Phénol.

C'est le médicament du *malade qui sent mauvais,* comme Baptisia : haleine empestée.

— sécrétions putrides, *urines noires* et fétides ;
— vieux fumeurs alcooliques ;
— *vieux ulcères* fétides et brûlants.

Carboneum oxygenisatum : Zona ophtalmique.

Carboneum sulfuratum

Le sulfure de carbone.

Agit dans :

l'*incohérence mentale,* avec Manies, délire, confusion mentale, hallucinations...,

l'*alcoolisme invétéré* et toutes intoxications avec troubles mentaux, ématiation, diarrhée, secousses musculaires et tremblements, irritabilité des maniaques, l'emphysème des fumeurs, et toutes oppressions calmées par le grand air (*malade à la fenêtre ouverte* comme Bromum), vertiges (de Meinière), engelures, crevasses, gerçures.

Carsinosin

Nosade en provenance d'un carcinoine.

Agit dans *tous les cancers.*

Carduus Marianus

Le Chardon Marie.

Le *médicament des bilieux* au propre et au figuré, car carduus est un excellent draineur du foie, en particulier du *lobe droit du foie* ; est un excellent régulateur des troubles circulatoires d'origine hépatique : avant tout de la *congestion portale,* et de toutes les congestions chroniques du foie (Pléthore abdominale avec dégoûts et nausées).

Carduus est indiqué dans les foies sensibles et douloureux, les *jaunisses,* les *cirrhoses,* les *migraines bilieuses,* les *cholécystites,* la lithiase biliaire.

Les *varices abdominales,* et toutes congestions veineuses d'origine hépatique ; les tendances aux hémorragies veineuses. Les ulcères variqueux.

Carduus complète chelidonium qui a des douleurs en bretelles avec irradiations à l'omoplate droite et à l'épaule droite, tandis que carduus présente des douleurs hépatiques à irradiations horizontales, en ceinture (Dr. Vannier).

Le malade de Carduus redoute la pression sur la région hépatique (nausées à la palpation du foie) ; et présente souvent des taches jaunes sur la face antérieure du sternum.

Carpinus betulus

Les bourgeons de charme.

Ils agissent au niveau du *rhino-pharynx* et de *la trachée*, levant les spasmes et assurant la cicatrisation des muqueuses lésées.

Ils sont indiqués dans :

— les rhino-pharyngites spasmodiques et chroniques ;

— les trachéites et *trachéo-bronchites*.

Enfin ils sont *anti-tussifs* et *anti-quinteux* (Dr. Tétau).

Cascarilla :

Prédisposition à vomir. Constipation. Faim après les repas. Lourdeurs gastriques et coliques calmées par boissons chaudes. Aversion pour l'odeur du tabac.

Castanea vesca

Les bourgeons de châtaignier. Fagacées.

Ils exercent leur action sur la *circulation veineuse* et surtout sur la *circulation lymphatique*.

Ils représentent essentiellement un draineur du système lymphatique, principalement au niveau des membres inférieurs.

On a intérêt à les associer avec les bourgeons de Sorbus domestica dans le traitement des troubles circulatoires des jambes : sorbus agit sur les veines, castanea sur les lymphatiques.

Cette association donne de bons résultats dans le traitement des *varices*, des *ulcères variqueux*, et en général dans celui des œdèmes avec congestions veineuse et lymphatique (Dr. Tétau).

Castor equi

La châtaigne du cheval.

Petit médicament peu connu qui guérit *les fissures, ulcérations et verrues des seins et les crevasses du bout des doigts*, employé « loco dolenti », selon la formule du Dr. Borianne :

— Cactor equi l°X
— Lanoline 5 g
— Vaseline 25 g

qui guérissait ainsi les irritations des doigts des harpistes, violonistes, pianistes, guitaristes... (on peut ajouter à cette formule 5 g de Glycérine).

Cataria nepcta

Herbe aux chats.

Coliques des enfants.

Caulophyllum

Cohosh bleu, plante exotique.

Médicament essentiellement féminin qui combat la *dysménorrhée douloureuse et qui fait accoucher facilement.*

Il évite :

— l'atonie utérine, comme secale ;
— le spasme ou tétanisation du col, comme cuprum ;
l'hémorragie après accouchement, comme china et arnica (Bearing down).

On l'emploie aussi pour les rhumatismes ambulatoires des petites articulations ; et pour les troubles nerveux de la puberté (chorée et épilepsie).

Causticum

Kali hydroxydum.

Médicament caustique alcalin préparé par Hahnemann à partir de chaux brûlée.

C'est le remède des *tissus relâchés* et de la *faiblesse paralytique*, avec sensation de *plaie brûlée par de la chaux vive* et de la *sclérose.*

Ce médicament ne s'adresse qu'aux *cas chroniques* et agit surtout bien sur les terrains sycotiques et psoriques.

D'où ses deux indications :

— *la peau :* herpès, éruptions rentrées, et toutes irritations par des caustiques. Brûlures.
— *les muscles : parésies* et *paralysies localisées* et progressives :
  — *paralysies après diphtérie (strabisme)* ou typhoïde ;
  — paralysie faciale après froid sec (aconit), ptosis ;
  raideur douloureuse du dos et des lombes en se levant d'une chaise ;
  — *rhumatismes chroniques* (rhus tox, sulfur) ;
  — raccourcissement des tendons, crampes.

Constipation et incontinence par atonie, hémorroïdes augmentées en marchant.

Incontinence d'urine au moindre effort ou au contraire rétention d'urine par prostatisme.

Bronchite chronique des vieillards ; enrouement matinal calmé en buvant de l'eau froide.

Le malade de Causticum est un pessimiste qui aime les temps humides, qui a peur de l'obscurité, et qui a des sensations de plaie à vif, mais sans lésions anatomiques.

C'est un médicament de l'âge mûr et des vieillards à tissus relâchés.

Ceanothus

Le Thé de Jersey.

C'est le médicament de la *rate : Splénomégalie* des diverses maladies, troubles de l'équilibre leucocytaire du sang, dont le plus connu est la terrible *leucémie ; Paludisme.*

Cedron

Simaba cedron d'Amérique.

Convient aux états pathologiques qui semblent *réglés au chronomètre* dans leurs manifestations, on ne peut plus régulières comme Aranea.

Telles les *migraines périodiques* de 10 h du matin, ou les *migraines dominicales,* ou les névralgies sus-orbitaires gauches revenant tous les 2 jours à heure fixe.

Cedron supprime les bourdonnements d'oreilles produits par la quinine (Dr. Vannier).

Cedrus Libani

Les Bourgeons de Cèdre du Liban sont un médicament cutané : ils traitent *les eczémas secs,* les divers prurits de la peau sans suintement, l'*Ichtyose.*

Petite centaurée

Gentianées.

Aussi fébrifuge que le quinquina. Tonique. Fait digérer. Calme les gastralgies.

Cercis siliquestrum

Les Bourgeons d'Arbre de Judée.

Ils agissent bien chez le sujet jeune dont la circulation artérielle est perturbée.

Ils possèdent une indication précise : la maladie de Buerger ou *Artérite juvénile* (Dr. Tétau).

Cerium Oxalicum

Oxalate de cerium.

Agit sur les *vomissements de la grossesse et de la coqueluche*. Dysménorrhée des femmes fortes, calmée par les règles.

Chamomilla Vulgaris

La camomille de nos jardins, ou camomille Roumaine. (Voir Arthémis ou Camomille noble et matricaria, ou Camomille Allemande).

C'est le médicament de l'*intolérance à la douleur*, particulièrement chez les jeunes enfants :

— Il calme la douleur et l'agitation des *poussées dentaires* (convulsions dentaires), et des *otites* des bébés et des enfants. Diarrhée dentaire.
— Il *fait dormir* les bébés et les enfants en général ; pour les adultes c'est un *hypnotique léger*, en particulier chez les femmes hypernerveuses et instables ; à lypothymies faciles.
— C'est un excellent médicament de la colère et des gens irrascibles (automobilistes impatients et nerveux).
— Il soulage les *douleurs utérines* des métrorragies abondantes de sang noir avec gros caillots (faux travail), et les *gastralgies* et crampes d'estomac, les coliques flatulentes, l'*odontalgie* pire par les boissons chaudes (Coffea).

Chamomilla est la *panacée des hypersensibles irritables*.

« Chamomilla est aussi appelée :
— *Matricaria* à cause de son action sédative et calmante dans l'accouchement ;
— et *Parthenium* parce qu'elle combat la dysménorrhée des vierges ». (Dr. Charette) ;
— une infusion de camomille 1/2 h avant les repas est une boisson apéritive.

La tisane de camomille traite la *conjonctivite*, la *furonculose*, les *eczémas*, l'*urtiquaire*, le *prurit vulvaire*, par la bouche et localement.

— Psychisme :
    — l'enfant ne reste tranquille que s'il est promené,
    — l'enfant ayant tendance à frapper (China).

Chelidonium

C'est la grande Chélidoine, ou Eclaire.

L'un de nos meilleurs *médicaments du foie* (lobe droit).

Indiqué dans les foies sensibles et douloureux, avec irradiations ascendantes et point sous l'omoplate droite ; selles décolorées ou jaune d'or ; urines foncées bière brune ; subictère des conjonctives, *ictère*, *hépatites infectieuses*, migraines bilieuses, vertiges hépatiques... *Lithiase biliaire*, *cholécystite*, angiocholite, Cyrrhose, Névralgies sus orbitaires droites, leucômes, spasmes des paupières...

Certains l'emploient dans la pneumonie de la base droite ; et la coqueluche.

Chelidonium et carduus se complètent, mais diffèrent :
— Chelidonium est mieux par la pression, donc couché sur le côté droit douloureux, et il est amélioré par l'absorption de lait bouillant.
— Carduus redoute la moindre compression (nausées à la palpation du foie), il est donc mieux couché sur le côté gauche non malade.

Les irradiations de Chelidonium sont ascendantes vers l'épaule droite, celles de Carduus sont horizontales en ceinture.

Chelone glabra

Scrofulariacée : La Chelone glabre.

Tonique du foie, qui accélère la digestion, en décongestionnant le lobe gauche du foie et qui remonte l'état général.

Indiqué surtout dans les convalescences de maladies qui ont touché le foie et dans toutes fatigues, débilités et dépressions d'origine hépatique.

Chenopodium anthelminticum

Chenopodiacée, l'anserine vermifuge.

Vertiges auriculaires, avec *surdité pour la voie humaine*, par contre entend le moindre bruit.

Jaunisse avec douleurs dans la gouttière scapulo-vertébrale droite.

Hémiplégie droite, aphasie progressive, *suites d'apoplexie*...

Chenopodii glauci aphis

Puceron du chenopodium.

Douleur sous l'omoplate gauche. Vermifuge.

Névralgie orbitaire droite.

Chiendent

Graminées.

Diurétique et rafraîchissant.

Chimaphila

Herbe à pisser, Pyrolle en ombrelle.

Diurétique agissant à la fois :
— sur les reins : Pyélonéphrite, lithiase, hydronéphrose...

— sur les voies urinaires : cystite...
— et sur la prostate : dysurie...

On l'emploie aussi pour *faire grossir les seins*, et diminuer, l'induration douloureuse des seins avant les règles.

China

C'est le quinquina.

China arrête toutes les déperditions de liquides de l'organisme ; et en répare les conséquences : faiblesse, débilité...

C'est donc avant tout le médicament des *Hémorragies*, de toutes les hémorragies quelles qu'elles soient (accouchements, opérations chirurgicales...).

Et aussi des *diarrhées* et de leur déshydratation (Toxicose).

Des vomissements (des bébés surtout).

Des pertes blanches, des pertes séminales, des sueurs nocturnes (Phosph. acid).

Bref, China est indiqué dans l'hyperlactation, l'hypersalivation, l'hypersuppuration, l'hypermenstruation, l'hypersudation...

De plus China calme les accès de fièvre intermittents, Paludisme, les troubles oculaires après hémorragies...

C'est aussi un médicament *tonique*, qui décongestionne le foie (Hépatites chroniques, ictères, cyrrhoses, lithiases biliaires...).

Il décongestionne aussi les articulations engorgées (goutte) ; et tonifie le système nerveux (hyperesthésie cutanée, faiblesse des jambes...).

Employé aussi pour guérir certains eczémas aigus de la face. (Jousset).

Chininum arsenicosum

Combinaison de China et d'arsenic : l'arséniate de quinine.

C'est un *reconstituant*, indiqué après une maladie débilitante (paludisme, anémie pernicieuse, tuberculose, accouchement avec perte de sang importante...

Il a aussi une action sur l'*oreille*, et est indiqué dans les hyperacousies douloureuses (avec Théridion), les bourdonnements et sifflements d'oreille (avec cupressus).

De plus c'est un excellent remède de la *diarrhée* simple (avec Rheum I°X).

Chininum sulfuricum

Le sulfate de quinine.

Médicament des *fièvres intermittentes* (Paludisme), et des *fièvres rémittentes* (grippes), avec *sueurs abondantes* et épuisantes.

Il n'a aucune action sur les fièvres continues, comme la pneumonie.

Indiqué aussi dans les *bourdonnements d'oreilles.*

Chionanthus virginica

Barbe de vieillards, arbre de neige.

Ictère des enfants, Cholécystite catarrhale, hypertrophie du foie avec ictère.

Migraines bilieuses et périodiques, avec assoupissements et indifférence.

Chloral

Concentré que l'on obtient en faisant passer un courant de chlore sec dans l'alcool concentré et refroidi à 0°.

Action élective sur la peau : énanthème et exanthème polymorphes (cou), avec fièvre élevée et conjonctivite.

Chloroforme

Mélange d'alcool, de chlorure de chaux et de chaux éteinte.

Il a une action prédominante sur les voies respiratoires et le foie (nez bouché, coryza aqueux, toux sèche, dyspepsie et flatulence ; foie congestionné...).

Cholestérinum

Bile solidifiée ou cholestérol.

Traite tous les troubles dus à un excès *de Cholestérol :* avant tout la *lithiase biliaire* et les coliques hépatiques, la cholécystite, les dépôts de cholestérol dans les vaisseaux (Artériosclérose) et dans les articulations (tophis) et dans les yeux (cercle irien, cataracte), les taches brunes des vieillards sur la peau, les engorgements du foie avec migraines...

Chrysis

Hydrastis composé.

C'est un draineur du foie, des poumons et de la peau.

Cicuta virosa

Ciguë vireuse ou persil des fous (à ne pas confondre avec la grande ciguë = conium ; et la petite ciguë = aethusa cynapium). Ombellifères.

Médicament des *convulsions* et de l'*épilepsie*, et en général de toutes les contractions spasmodiques (convulsions dentaires, trismus, tétanos, chorée, hoquet, opistotonos, somnanbulisme, catalepsie, hystérie, troubles nerveux des vers...).

On emploie aussi Cicuta virosa dans les *traumatismes de la tête*, du cerveau et de la moelle épinière, quand il y a des *contractions spasmodiques*, tels les compressions par enfoncement de la boîte crânienne, les déplacements vertébraux..., entraînant aussi du strabisme, des vertiges, des convulsions ou de l'épilepsie.

Cicuta virosa est encore indiqué dans les *spasmes* du Pharyngolarynx et de l'*œsophage* provoqués par un corps étranger, par exemple par une arête de poisson.

Et dans tous les troubles digestifs avec spasmes chez les nerveux, après choc ou frayeur (vomissements ou *diarrhée émotive*).

Enfin cicuta virosa serait actif dans certaines éruptions érysipélateuses croûteuses.

Cimex lectularius

La punaise des lits.

Employé comme médicament dans le raccourcissement des tendons et les hypercontractions musculaires (causticum, cuprum).

Cina

Le sémen contra.

C'est le *vermifuge homœopathique* : oxyures, ascaris...

Indiqué dans toutes les maladies provoquées par des vers et parasites intestinaux, en songeant que *les vers peuvent simuler toutes les maladies*. Mais alors les poussées correspondent au cycle lunaire.

Incontinence d'urine, accès de fièvre, toux quinteuses, épilepsie, prurit anal, vaginal et nasal, tics des paupières...

Cineraria maritima

Jacobée maritime.

Médicament des yeux, employé per os ou en collyre, dans les ophtalmies en général (conjonctivites, blépharites, catarracte...).

Cinnabaris

Cinnabre ou sulfure rouge naturel de mercure.

Médicament des *Verrues* et des *corps aux pieds* (antimon crudum), et de tous les troubles cutanés et osseux évoluant sur les terrains sycotiques et spécifiques. En particulier les déformations du nez et des organes génitaux.

Pour Charrette serait efficace dans certaines névralgies ciliaires, dans les cancroïdes de la face, particulièrement ceux de l'angle interne de l'œil (à alterner avec Thuya).

Cinnamomum

Cinamone, lauracée aromatique ou Cannelle de Ceylan.

Hallucinations et hémophylie (épistaxis, hémoptysies, suintements sanguins, pertes de sang gravidiques...).

Cistus canadensis

Herbe d'or du Canada.

Adénopathies et *végétations adénoïdes.*

C'est le médicament des *enfants* frileux et *lymphatiques* (adénopathies trachéo-bronchiques).

Et des *adultes frileux,* que le froid empêche de dormir.

On l'emploie aussi dans les mammites et des éruptions prurigineuses.

Citrus limonum

L'écorce interne de tige de citronnier I°X. Aurantiacées.

Elle est indiquée quand il y a *augmentation du taux du fibrinogène sanguin* (Hyperfibrinémies, thromboses diverses, Phlébites...).

C'est donc un *anticoagulant,* de plus antiseptique, bactériostatique, astringent et antiscorbutique.

Clematis erecta

Flamme de Jupiter. Clématite dressée (Renonculacée).

Médicament de l'*urètre* et de la peau.

Sa grande indication est la *complication récente de la blennorragie :* rétrécissement de l'urètre, dysurie, cystite, prostatisme, orchite (droite)...

On l'emploie aussi dans l'*eczéma vésiculaire* de la face et du cuir chevelu, l'herpès, les conjonctivites phlycténulaires, blépharites avec photophobie.

Il favorise la cicatrisation de l'*ulcère variqueux.*

Il atténue les névralgies dentaires calmées par l'eau froide (Coffea, pulsatilla, Chamomilla...).

Enfin il a une action apaisante dans l'induration et l'infiltration des seins, particulièrement dans le *Squirrhe atrophique* du sein gauche.

Clematis vitalba

L'herbe aux gueux. La clématite des haies. Renonculacées.

C'est le médicament de l'*ulcère variqueux.*

On l'emploie :

— en usage interne : clematis vitalba 4 CH : 2 g 4 fois par jour ;
— en usage externe : 25 gouttes de TM dans un verre d'eau bouillie pour laver les plaies variqueuses avec ou sans Calendula (ââ).

Cobalt

Le métal Cobalt.

Employé dans l'*onanisme* et ses complications :

— lumbago, impuissance,
— rêves lascifs avec *pertes séminales,*
— genoux faibles avec tremblement des membres inférieurs.

A conseiller pour éviter les effets secondaires de la cobaltothérapie.

Cocculus

La Coque du Levant.

Tonique des muscles, de la mémoire et de l'intelligence, indiqué dans le surmenage et dans l'insomnie.

Vertige du réveil avec nausées, comme Bryone (sans nausées = abrotanum).

Mal de mer, mal de voitures, mal de l'air, comme Tabaccum. Mais au contraire de tabaccum, cocculus est augmenté au grand air et en bougeant ; et calmé dans une pièce close, couché, au repos et au calme comme Petroleum.

On emploie aussi Cocculus dans les engourdissements, les tremblements, les parésies, les paraplégies, les hémiplégies... et aussi dans les *séquelles d'ictus* ; dans les *flatulences* avec constipation par atonie intestinale ; et dans les règles trop abondantes et trop rapprochées par relâchement des tissus.

Coccus cacti

La Cochenille ou Coccinelle du Cactus.

Médicament des *spasmes des voies respiratoires et urinaires.*

Quintes de toux ; Coqueluche dont les quintes sont augmentées par la chaleur et par l'effort, à maximum vers 23 h, dans une chambre chaude et fermée. Calmées au contraire par le grand air et par le repos, en buvant (comme cuprum), et par le rejet de mucosités abondantes (Drosera présente des quintes sans mucosités).

Spasmes des voies urinaires, en particulier *lithiase rénale* gauche avec hématurie, dysurie, néphrite.

Règles abondantes et douloureuses, avec caillots noirâtres ; dysménorrhée, vaginisme.

Nausées en se lavant les dents, comme sépia.

Anévrismes et Aortites (Dr. Vannier).

Coffea

Le Café.

Insomnie et hypersensibilité nerveuse (Cypripedium) ; hyperesthésie cutanée (Chamomilla) ; Hyperexcitation intellectuelle et physique (Moschus, le contraire d'ambra grisea).

Migraines, lumbagos, flatulence (avale de l'air en mangeant trop rapidement).

Odontalgie calmée par l'eau froide (Chamomilla).

Colchicum

La Colchique d'automne ou Safran des prés ou Narcisse automnale. Liliacées.

C'est le médicament de la *goutte* et de toutes les *complications goutteuses.*

Le *Rhumatisme goutteux* qui évolue par poussées sur un terrain de *diathèse urique ;* et qui est caractérisé non seulement par des *troubles articulaires* (gros orteil), mais aussi *viscéraux,* tels que *diarrhée,* nausées, oligurie, palpitations (le malade sent son cœur).

« Le malade de Colchicum est un épuisé, un fatigué, un refroidi, qui souffre de ses articulations, et qui présente des troubles gastro-intestinaux et des angoisses précordiales » (Dr. Borianne).

Ce malade est aussi incommodé par les odeurs de cuisine, et redoute le plus léger contact sur ses parties malades, et le moindre mouvement lorsqu'il est en crise.

On peut résumer le malade de colchicum ainsi : « poussées rhumatismales et diarrhée traînante ».

Colibacillinum

C'est un nosode, ou biothérapique, indiqué comme modificateur du terrain dans la *colibacillose*, et contre tous les troubles qui en découlent : *cystite*, constipation avec débacles, *entérites* de l'adulte, *gastro-entérite* des enfants, *syndrome entéro-rénal*, appendicite péritonite ; *vaginite, métrite, salpingite* (interminables), et toutes complications au niveau des reins (pyélonéphrites), du foie, des poumons, du cœur, des méninges, etc...

Il ne faut pas oublier non plus l'*asthénie du colibacille*, et les *dépressions nerveuses* qu'elle entraîne : « la tristesse sans motif est le signe moral du colibacille chez les jeunes femmes ».

On emploie aussi Colibacillinum avec succès contre les pertes de mémoire et les angoisses injustifiées des jeunes mamans.

Collinsonia

C'est une labiée du Canada.

Médicament des *hémorroïdes* douloureuses et saignantes avec constipation chronique et invétérée.

Améliore toutes les congestions pelviennes, et particulièrement les hémorroïdes de la grossesse, en favorisant leur résorption après l'accouchement.

Colocynthis

La Coloquinte.

C'est le médicament de la *colique*, et de tous les *spasmes viscéraux* améliorés par la pression et en se courbant en deux : (Mg ph) coliques diverses, dysménorrhée des vierges, et toutes règles douloureuses en général (faux travail).

Lithiases biliaires et rénales ; Cholécystites, angiocholites...

Agit aussi dans les *rhumatismes* en levant les crampes douloureuses (sciatiques gauches surtout) et dans les névralgies sus-orbitaires gauches.

Colocynthis calme les *tranchées douloureuses des accouchées*, les coléreux, les frileux...

Colostrum

Diarrhée des enfants, odeurs sûres.

Condurango

Ecorce de la tige du Gonolobus condurango.

Ce médicament contribuerait à retarder l'évolution des cancers du tube digestif, primitifs et secondaires (bouche, œsophage, estomac, foie, intestin...), Ulcères digestifs.

Le Dr. Borianne conseillait de le donner chaque mois à la 7e CH, le lendemain à la 4e CH et le surlendemain Psorinum 7e CH ; et cela tous les mois indéfiniment, quel que soit le traitement par ailleurs.

Condurango cicatrise les crevasses et fissures du coin des lèvres chez l'adulte qui souffre de l'estomac (Dr. Chavanon).

Conium maculatum

La grande Ciguë, ombellifères. Diurétique.

— *En allopathie :* poison à fortes doses ; diurétique à doses faibles.

C'est le médicament des *troubles du système cérébro-spinal* et des *tumeurs indurées.*

Conium est un *tonique physique et moral,* indiqué dans la *faiblesse physique et mentale* des sujets faibles indécis hésitants et changeants, incapables de soutenir un effort mental. (LHF).

C'est le médicament par excellence de la *faiblesse musculaire des membres inférieurs ;* parésie, troubles moteurs, engourdissement, secousses musculaires, *tremblements des jambes,* pouvant même aller jusqu'à la *paralysie ascendante* progressive, débutant toujours par les membres inférieurs (comme Ledunm qui va de bas en haut, mais le contraire de Kalmia qui descend du centre à la périphérie). Poliomyélite, tabès, sclérose en plaque, paraplégies...

Le type de l'empoisonnement par la Ciguë a été parfaitement décrit par Platon dans son récit de la mort de Socrate : début par simple refroidissement et maladresse des membres inférieurs, puis paralysie ascendante progressive, ultra-rapide dans ce cas, pour se terminer par la mort par paralysie des muscles respiratoires.

Conium est le médicament de l'*équilibre* (perturbation de la motilité des membres inférieurs) et du *vertige* augmenté couché et en bougeant (vertiges après traumatismes), vertiges toxiques (tabac) souvent accompagnés de *tremblement.*

On donne Conium dans la *mélancolie sexuelle* des insatisfaits des deux sexes :

— l'*impuissance masculine* avec désirs conservés mais érections incomplètes ou éjaculations précoces ;
— la *frigidité féminine,* particulièrement de la ménopause et de la préménopause. (Conium, dit Charette, est le Baume de La Mecque des vieilles filles).

Conium est indiqué dans beaucoup de *parésies localisées* accompagnées de diminution fonctionnelle des organes :

— *Parésies oculaires :* avec faiblesse de l'accommodation (myopies, presbytie), réflexes pupillaires exagérés et hyperesthésie oculaire entraînant du *larmoiement* et de la *photophobie* exagérés par rapport aux lésions observées qui sont minimes ; paralysies des muscles oculaires entraînant du *strabisme* (après diphtérie par exemple), du Ptosis, de la mydriase. Névrites optiques.

— *Parésies gastriques* et *intestinales :* Hyperchlorhydrie tardive et nerveuse. Cancer d'estomac. Constipation un jour sur deux, ballonnement dur de l'abdomen entraînant l'expulsion de gaz froids et de selles froides (LHF).
— *Parésie vésicale* avec rétention ou au contraire incontinence d'urine.
— *Parésie bronchique* avec toux sèche, brève, continuelle et nocturne (des vieillards et des tuberculeux).
— *Parésie génitale* telle que impuissance après excès sexuels...
— *Aménorrhée* après avoir trempé les mains dans l'eau froide.

Conium est encore indiqué dans les *indurations ganglionnaires musculaires et glandulaires :*

— *Ganglions lymphatiques :*
soit primitifs : *induration dure et ligneuse, adéno-sarcomes ;*
soit secondaires à une affection (cancer).
— *Prostate :* toutes les affections de la prostate (hypertrophie, adénome...).
— *Testicules :* hypertrophiés, suites d'orchites...
— *Utérus :* toutes les hypertrophies utérines (fibromes), et ses tumeurs.
— *Ovaires :* kystes et malformations.
— *Seins :* toutes les affections du sein : seins mous avec noyaux indurés, seins hypertrophiés (*conium est le médicament des gros seins* avec Thyroïde. Par contre Chimaphila et iodum sont les médicaments des seins atrophiés). Seins pesants et lourds. *Seins douloureux à chaque période menstruelle,* avec hypersensibilité au moindre attouchement.

Dans les abcès du sein le Dr. Borianne obtenait des résultats spectaculaires avec 1 dose de Belladona 7 CH, suivie de 2 granules toutes les 1/2 h en alternant les 3 tubes : Conium 4, Phytolacca 4, Belladona 4, et Pyrogénium 4.

Convallaria

Le Muguet. Liliacées.

Tonicardiaque : en TM il diminue la *tachycardie* et les *palpitations.*

Diurétique : il fait uriner les *œdèmes* et les hydropisies d'origine cardiaque en basses dilutions.

Copaiva

Baume de Copahu.

Alternances de bronchite et de cystite.

Coraillium rubrum

Le Corail rouge.

Recalcifiant fidèle.

Il calme aussi les douleurs des *sinusites* et favorise leur cicatrisation en diminuant leurs sécrétions.

Coriara myrtifolia

Le Redoul.

Il traite les tics, l'épilepsie et toutes les secousses spasmodiques.

Cornus sanguinea

Le Cornouiller. Cornacées.

Ses bourgeons à la I°X sont *anticoagulants.*
Ils normalisent le taux de la *résistance à l'héparine.*
Indiqués dans les phlébites, les embolies, les infarctus...
(Dr. Tétau).

Corylus avellana

Le Noisetier. Cupulifères. Astringent.

Ses bourgeons à la I°X sont *anti-scléreux.*

Ils restaurent l'élasticité des tissus pulmonaires, en tonifiant les parenchymes pulmonaire et bronchique.

Indiqués dans *l'emphysème* et *la sclérose pulmonaire,* et toutes les affections respiratoires chroniques (*bronchites chroniques*).
(Dr. Tétau).

Crataegus oxyacantha

L'aubépine. Rosacées.

C'est un *tonique du cœur.*

Il soutient le cœur faible et irrégulier, avec hypotension, palpitations et oppression au moindre effort.

Il fait uriner les *œdèmes des jambes* des cardiaques et des gens fatigués. Œdèmes estivaux.

Il fait dormir l'insomnie cardiaque.

Les *bourgeons de Cratægus l°X* régularisent les mouvements cardiaques en les *ralentissant.*

Ils *tonifient le myocarde,* plus particulièrement au niveau du cœur gauche.

Ils exercent une action résolutive sur les *algies précordiales.*

Indiqués dans les *insuffisances cardiaques* et symptômes associés : spasmes cardiaques, *tachycardies et arythmies,* points au cœur, névralgies précordiales, *séquelles d'infarctus* (alnus, cornus, syringa, radicelles de Zea maïs). (Dr. Tétau).

Crésol

Phénol extrait du goudron de houille.

Indiqué dans la sénescence précoce, l'artério-sclérose, et les états pré-cancéreux.

C'est le grand remède de la *sclérose nerveuse,* artérielle et mésenchymateuse (Julian).

Hépatomégalie douloureuse, oligurie, angoisses de la ménopause.

Crocus sativus

Le Safran.

Il calme les *spasmes de l'utérus,* avec pertes de sang noir, épais, filant, qui se coagule (incoagulable = crotalus).

Ce médicament est donc susceptible de contribuer à enrayer un début d'*avortement,* joint à colocynthis et à un repos absolu au lit.

Particularité : les malades relevant de crocus sativus ont l'impression d'avoir quelque chose de vivant dans le ventre (Grossesse nerveuse, comme Thuya).

Crotalus horridus

Le venin du serpent à sonnettes.

C'est un *coagulant énergique et fidèle,* à employer dans toutes les hémorragies.

Il diminue les règles trop abondantes de sang noir, incoagulable (coagulable = crocus).

Il traite l'*hémophylie,* le purpura hémorragique, les hémorragies de la ménopause.

Il calme la diarrhée sanglante des typhiques.

Il diminue les réactions post-vaccinales du vaccin anti-variolique (avec arum et thuya).

C'est aussi le médicament de l'ictère grave et des états cancéreux avancés et de l'alcoolisme chronique et invétéré (Dr. Borianne).

Croton tiglium

Graines des Mollusques.

Indiqué dans les *diarrhées* post-prandiales, les entérites, le choléra infantile, la toxicose des bébés.

On le conseille aussi dans les *éruptions vésiculeuses de paupières* avec Kérato-conjonctivite ; l'*eczéma prurigineux* de la face et du corps en général (scrotum) ; le Zona ; l'herpès zoster...

Il calme aussi la toux augmentée tête basse.

Cupressus

Le Cyprès.

Il *assouplit les veines* et en général tous les tissus et organes vasculaires.

C'est un *anti-sclérosant* et un hypotenseur doux, indiqué dans les artérites, les vaisseaux friables (capillaires), l'artério-sclérose, *les spasmes vasculaires...*

Pour le Dr. Chavanon « cupressus agit sur l'ensemble de la circulation de l'oreille interne, par le fait améliore la surdité et les *bourdonnements d'oreilles* ».

Pour LHM (Dr. Chiron) Cupressus serait très près de Thuya, et agirait sur le rhumatisme, la gonorrhée et certaines gastralgies.

Cuprum

Le Cuivre.

C'est le médicament des *crampes* et de toutes les contractions musculaires indépendantes de la volonté. Spasmes.

Cuprum agit aussi sur les crampes gastriques améliorées en buvant de l'eau froide ; les nausées ; les coliques intermittentes calmées par une selle ; le choléra ; *le trismus ; la toux sèche et spasmodique* avec suffocation et cyanose, calmée en buvant de l'eau froide, coqueluche, spasmes du larynx, toux dentaire, asthme calmé en buvant de l'eau froide ou en vomissant.

On emploie encore cuprum dans le Tétanos, l'épilepsie, l'éclampsie, la tétanisation du col gênant un accouchement, et en général dans toutes les convulsions musculaires toniques. Charette le conseille dans la dyspnée et l'insomnie de l'aortite chronique.

Les douleurs angineuses violentes et crampoïdes siégeant à la partie supérieure de l'épigastre, derrière l'appendice xyphoïde, et transfixiantes vers le dos (Pernot).

Cuprum arsenicosum

L'arsénite de cuivre.

C'est le médicament de la *diarrhée verte des enfants* et *des bébés* (Rheum I°X), et des entéro-colites des adultes avec :
— douleurs violentes,
— selles liquides foncées,
— peau moite et froide,
crampes du mollet en marchant.

Il agit aussi dans l'*acétonémie* et l'*acétonurie*.

Curare

Sorte de résine de la famille des strychnées.

Pour le Dr. Vannier, curare est le *contraire de Nux vomica*.

Médicament de l'*hypotonie musculaire* et des paralysies flasques (des vieillards surtout), des réflexes diminués ou abolis, des tremblements des membres faibles ; de la respiration ralentie par paralysie ou *catalepsie* (Cheyne-stokes).

Paralysie motrice avec glycosurie.

Curcuma

Le Safran des Indes (Amomées).

C'est un draineur hépatique ; il contribue à éliminer les excès de cholestérol et à traiter les *cholécystites*.

Cyclamen

Le Pain du Pourceau.

C'est le complément de Pulsatilla : le médicament de la *stase veineuse*.

Indiqué chez les jeunes filles pseudo-pléthoriques à peau rouge, avec *dysménorrhée* et règles irrégulières, *leucorrhée membraneuse*.

Stase veineuse rétinienne avec diplopie, étincelles, mouches volantes pendant les règles.

Migraines et vertiges augmentés au grand air, le matin, au moment des règles.

Engourdissements douloureux des membres.

Rhinite spasmodique augmentée au grand air.

C'est aussi le médicament de la scrupulosité exagérée (Charette).

Cynara

L'artichaut.

Draineur hépatique, engorgements vésiculaires. (L'artichaut est le ramoneur de la vésicule).

Cypripedium

Sabot de Vénus (Orchidacées).

Le médicament qui *fait dormir* et qui calme les nerveux (insomnie des enfants).

Il antidote tous les excitants : thé, café...

Calme les prurits provoqués par certains végétaux, comme le fait urtica urens.

Cyrtopodium

Orchidée

Employé en *pommade* pour tirer le pus des plaies, et faire mûrir les abcès rapidement (furoncles, anthrax, tournioles). Il élimine les bourbillons et vide le pus en un temps record (onguent KLC).

Il complète Myristica sebifera, le bistouri des homœopathes.

Damiana

Plante exotique, la turnera aphrodisiaca. C'est un *puissant aphrodisiaque.*

Impuissance des neurasthéniques. Damiana + Ginseng ââ TM : XX gouttes matin et soir. Impuissance des hommes ; frigidité des femmes.

Daboia

Venin de la vipère Daboïa.

Coagulant énergique, anti-hémorragique indiqué dans toutes les hémorragie, hémophylies.

Certains le conseillent avant toute opération chirurgicale.

Denys

Le Bouillon filtré de Denys (fabrication arrêtée en France).

Médicament des *tuberculoses florides,* à ne pas employer sans avis médical.

Défaillances subites survenant sur des sujets tuberculiniques ou prétuberculiniques avec troubles digestifs (diarrhées épuisantes), anorexie, faiblesse, hypotension.

C'est le médicament des rhumes répétés et des grippes qui traînent, et qui. par le fait, finissent par attirer l'attention.

Digitalis

Gant de Notre Dame ou digitale pourpre ou gantelée. Scrofulariacées.

Médicament des *cœurs faibles, à poul lent et irrégulier,* pouls bigéminé (Bradycardie avec arythmie), *asystolie,* toux cardiaque de minuit. Poumons cardiaques.

Oligurie avec œdème, et parfois même ictère. Hypertrophie de la prostate. Gros foie.

Digitalis est un tonique cardio-hépato-rénal (Hydropsie). Vertiges avec pouls lent.

Pour le Dr. Vannier : « China antidote l'action de digitalis et augmente l'anxiété des cardiaques que Digitalis tend à calmer ».

Le Cœur de digitalis est gros, douloureux, souvent lent, parfois même avec épanchement, oligurie et albuminurie. Il y a toujours aggravation couché à gauche.

Dioscorea villosa

Dioscorée chevelue d'Amérique du Nord. Igname sauvage.

Le médicament souverain des *coliques améliorées en se tenant droit,* et en se penchant en arrière, et en marchant au grand air (le contraire de colocynthis qui est soulagé en se courbant en deux, et par la pression).

Bon remède des coliques néphrétiques (appelées aussi coliques frénétiques par opposition aux coliques hépatiques qui imposent l'immobilité absolue).

Dioscorea calme de nombreuses névralgies matinales améliorées en marchant au grand air.

Dipsacus sylvestris

Cardère sauvage.

Draineur cutané. Cicatrise les éruptions.

Dolichos pruriens

Légumineuse mucuna pruriens. Pois à gratter.

Médicament des *prurits « sine materia »,* c'est-à-dire sans lésion cutanée, prurits séniles, prurit de l'urémie, prurit de l'hépatique avec taux élevé du cholestérol sanguin.

Calme les poussées dentaires des enfants.

Drosera

Roselle ou oreille du diable. Droseracées.

Médicament de l'*arbre respiratoire.*

— *Toux spasmodique* nocturne avec chatouillement laryngé, avec vomissements.
— Toux laryngée (en parlant et en riant).
— *Toux quinteuse, sèche,* profonde, avec cyanose et suffocation (début de phtysie).

Toutes les toux augmentées par la chaleur, tête basse, le lit, et calmées en se comprimant le thorax avec les mains, en ouvrant la fenêtre, en vomissant.

Coqueluche sans expectoration (le contraire Coccus cacti).

Toux de l'*adénopathie trachéo-bronchique,* et de la tuberculose pulmonaire sèche.

Le Dr. Tyler de Londres recommande Drosera dans les adénites tuberculeuses et les tuberculoses osseuses.

Drymis

Drymis Winteri ou Ecorce de Winter.

Ce médicament *arrête les hémorragies de l'utérus.*

C'est un médicament d'urgence des *ménorragies* et des *métrorragies,* car il agit très rapidement : XX gouttes de *Drymis TM* dans un verre d'eau, 1 cuillerée à café tous les 1/4 d'h.

Employé dans les hémorragies du fibrôme, les *hémorragies de la ménopause,* les métrites hémorragiques, etc...

Drymis 4 CH diminue les règles trop abondantes et trop rapprochées (Fraxinus).

Duboisia

Solanée.

Médicament oculaire : conjonctivites aiguës, larmoiement... Névralgies oculaires, glaucomes, mydriase, Photophobie.

Duboisia est un Myotique, c'est-à-dire qu'il diminue l'ouverture du diaphragme irien.

Dulcamara

La Vigne de Judée ou Douce-Amère (Solanée).

C'est le médicament des maladies causées par l'*humidité* (en particulier celles de l'*automne*) comme aconit est le médicament du froid sec.

D'où : *asthme, rhumatismes et éruptions* consécutifs au froid humide (souvent il y a alternance des trois choses), sans oublier les affections grippales de l'automne telles que *bronchites automnales*, diarrhées automnales (en particulier des bébés et des vieillards).

Dulcamara est aussi indiqué dans les *mauvais effets de la suppression d'une éruption :* asthme, diarrhée, névralgie, rhumatisme, poussées ganglionnaires...

On le donne dans le *ptosis*, la cystite, l'impétigo, le lumbago, le rhumatisme...

Il complète Natrum sulfuricum dans toutes les affections dues au froid humide.

Adénopathies, Verrues, *Etat hydrogénoïde*.

Ecchinacea

C'est une échinacée d'Amérique du Nord.

Médicament des *suppurations* et de la *lymphangite :* furoncles, anthrax, abcès divers, *septicémie*, leucémie, *gangrène...*

Piqûres infectées, *blessures infectées*, abcès fétides, infections puerpérales...

Angines ulcéreuses graves, appendicite-péritonite, morsures infectées.

Il complète toujours efficacement un traitement par antibiotique, soit per os, soit en gargarismes (25 gouttes d'ecchinacea TM, associé ou non avec Phytolacca TM ââ, dans un verre d'eau bouillie tiède, en gargarismes ou en lavages, ou avaler 1 cuill. à café toutes les 1/2 h).

Dans les otites, associé ou non avec Calendula TM ââ : 6 gouttes dans l'oreille 2 à 3 fois par jour, après avoir enlevé le pus, s'il y en a, avec une Poire Pinelli et de l'eau bouillie tiède.

On associe souvent Ecchinaccea avec Calendula et Phytolacca en TM ou dilués comme antiseptiques locaux ou per os.

Elaps coralinus

Le serpent corail.

Médicament très proche de Crotalus ; indiqué dans toutes les *hémorragies de sang noir*, avec refroidissement général de l'organisme : épistaxis, hémoptysies de sang noir (sommet droit), ménorragies, métrorragies interminables de sang noir, typhoïde avec moelena, diarrhée noirâtre...

De plus Elaps coralinus est indiqué dans les éruptions survenant après un choc moral, tel *le psoriasis après deuil*, accident, émotion violente, frayeur...

Et dans les *affections valvulaires* avec *asystolie* et anasarque.

Les otites chroniques (droites) ; l'ozène, les bourdonnements d'oreille, l'illusion auditive.

Le vertige avec tendance à tomber en avant ; les sensations de froid localisées à une partie du corps.

Equisetum

La Prèle d'hiver.

Médicament des :

— *Incontinences d'urines*, diurnes et nocturnes, des enfants et des adultes, avec *mictions fréquentes et abondantes* (Cantharis = peu abondantes) et parfois même douloureuses (Cystites).
— *Envies impérieuses d'uriner* des vieillards et des prostatiques, des paralysés, des vieilles femmes...

Equisetum a une affinité particulière pour le rein droit.

Il contribue à calmer les maux de tête des épuisés physiques et intellectuels.

Equisetum TM est diurétique, hémostatique et reminéralisante (Jacq). 50 gouttes d'Equisetum TM chaque jour permettent d'obtenir une croissance heureuse et harmonieuse, car c'est un recalcifiant énergique.

Erigeron

La Vergerette du Canada.

Médicament utérin : *règles très abondantes de sang rouge ;* Lochies sanglantes. Parfois un épistaxis remplace les règles (comme senecio).

Erysimum

L'herbe aux Chantres.

Médicament de l'*enrouement* et de la trachéite (XX gouttes de TM dans un verre d'eau, 1 cuill. à café toutes les 1/2 h.).

Indiqué aux chanteurs, prédicateurs, acteurs, orateurs, professeurs...

Escholtzia California T.M.

50 gouttes au coucher contre insomnie, dans tisane sédative. (On peut l'associer avec Tillia T.M.).

Ethylicum

Alcool éthylique.

Médicament des *alcooliques :*

— agitation, logorrhée, incohérence ;
— pituites matinales, cyrrhose, ictère des éthyliques ;
— névrites, artério-sclérose, tremblements (des mains surtout) ;
— ulcères d'estomac des vieux ivrognes ;
— cachexie des alcooliques.

Eucalyptus

Myrtacée d'Australie, acclimatée en Europe.

Balsamique ; Hypoglycémiant.

Pyélonéphrites du colibacille.

Hématuries du colibacille.

Eucalyptus TM est un *hémostatique local* (recommandé dans les épistaxis de Kisselbrecht, en applications locales). Piqûres de moustiques.

Les basses dilutions ont une action anticatarrhale, stimulante, fébrifuge et décongestionnante.

Eupatorium perfoliatum

L'eupatoire ou herbe à la fièvre.

C'est le médicament de la *grippe* (avec aconit tout au début, puis belladone, Bryone, Causticum, sulfur, Gelsemium, Fer ph... selon les cas).

Particulièrement efficace dans les courbatures et les migraines grippales, le *coryza,* le larmoiement, la toux sèche et douloureuse...

C'est en outre un excellent *draineur des sinus* (sinusites aiguës et chroniques et des otites).

Eupatorium purpureum

L'herbe à la gravelle.

Proche d'equisetum : catarrhe vésical, avec incontinence d'urine.

Euphorbia

L'euphorbe à latex blanc.

Employé dans les *angines rouges* et les *amygdales hypertrophiées* et la rhinite spasmodique.

Calme les éruptions prurigineuses des *joues rouges,* avec parfois de petites vésicules.

En usage externe, Euphorbia TM appliqué sur les *verrues* contribue à les détruire.

Euphrasia officinalis

L'euphraise (scrofularinée) ou casse-lunettes : action élective sur l'œil.

C'est le remède du *rhume des foins* (avec allium cepa). Mais au contraire de ce dernier le larmoiement est irritant, et la rhinorrhée douce.

Efficace dans le *coryza spasmodique* et ses complications oculaires : conjonctivites, blépharites, photophobie, kératite, iritis...

Fait merveille dans la *congestion oculaire de la rougeole* (regard pleurard brouillard et sa photophobie).

Euphrasia est le médicament du *clignotement oculaire* et de tous les éternuements avec larmoiement.

Fagopyrum

Le Blé noir ou Sarrazin.

Indiqué dans l'*acné furonculiforme,* et dans toutes les irritations cutanées semblables à des *piqûres de puces.*

On le donne encore dans l'angine scarlatiniforme, la leucorrhée, le vaginisme (tous deux augmentés au repos) ; la raideur musculaire et les névralgies (cou et membres engourdis).

Fagus sylvatica, Fagacées

Les bourgeons de hêtre stimulent le fonctionnement du rein et *provoquent la diurèse.*

Ils sont indiqués dans l'insuffisance rénale, l'*oligurie* (obésité par rétention d'eau), la lithiase rénale... (Dr. Tétau).

Fel Tauri

Bile ou Fiel.

Le médicament du foie, indiqué dans toutes les déficiences hépatiques, l'ictère catarrhal, les *engorgements vésiculaires* (boue et calculs biliaires), la cirrhose du foie, les cholécystites...

Fenouil

Ombellifère.

Diurétique, stomachique, carminatif.

Relève le tonus gastro-intestinal. Emménagogue. Laxatif. Localement ; *engorgement des seins ; ecchymoses ; soins des gencives.*

Ferrum metallicum

Le Fer.

C'est le *régénérateur des globules rouges du sang.* Il n'agit qu'à doses homœopathiques données pendant longtemps (Tamaris).

Anémie et *chlorose des jeunes filles.* Aménorrhée, oligorrhée, leucorrhée.

Règles pâles et souvent supprimées, pouvant ou non s'accompagner d'épistaxis ou d'hémoptysies (« Les *hémorragies* semblent être un effet primitif de Ferrum ; elles cèdent aux petites doses répétées » écrit Charette).

Hypersensibilité nerveuse, frilosité, *début de phtysie avec hémoptysies* peu abondantes mais répétées. Hyperacousie douloureuse (sursauts au moindre bruit). Céphalée congestive avec battements et coups de marteau dans la tête. Rougeurs du visage et bouffées de chaleur (de la ménopause)...

Asthme calmé en marchant lentement dans la chambre.

Maux de dents soulagés par l'eau froide (chamomilla, Coffea).

Alternance de faim canine et d'anorexie.

Vertiges en bougeant (Bryone), en changeant de position ; vertige de la montagne.

Toux calmée en mangeant (en buvant = cuprum).

Ferrum phosphoricum

Le phosphate de fer.

Médicament du *début des états inflammatoires et congestifs,* quels qu'ils soient, surtout chez les enfants : grippes, angines, otites, bronchites, congestions pulmonaires, maladies infectieuses..., et *toutes poussées subites de température,* particulièrement chez les enfants.

Diarrhée infantile (toxicose), *anémie infantile,* Adénopathies infantiles (hile).

« Ferrum phosphoricum est l'aconit des enfants », dit le Dr. Borianne. C'est en outre un médicament très sûr, sur lequel on peut compter.

Pour le Dr. Chavanon, Ferrum phosphoricum est le médicament spécifique du blocage de la trompe d'Eustache (Catarrhe tubaire).

Ficus carica

Le figuier.

Ses bourgeons à la I°X *normalisent la sécrétion du suc gastrique* et exercent une *action cicatrisante sur la muqueuse gastrique* (ulcères gastriques et duodénaux).

Ils agissent aussi sur les dystonies neuro-végétatives (névroses obsessionnelles et angoisses).

Ils sont actifs aussi dans l'hyperglycémie (Dr. Tétau).

Fluoric acid

Acide Fluorhydrique.

Médicament essentiellement du *terrain spécifique* et des *ulcères variqueux torpides* (vieux ulcères indolents qui traînent, aux rebords rouges et indurés) (dans Nitri acid les ulcères sont douloureux).

Actif aussi dans les *fistules* tant des tissus mous que des os longs :

— fistules anales, dentaires, lacrymales...
— suppuration, *nécroses,* esquilles, otites chroniques.

Combat la transpiration excessive et malodorante (sueurs des pieds : excoriantes).

Aide à guérir les ongles irréguliers et cassants. Combat l'alopécie précoce.

Fluoric acid aime le froid et déteste la chaleur. Et « convient aux malades qui ont longtemps absorbés Silicea sans succès et aux spécifiques qui ont abusé du Mercure » (Vannier).

Folliculine

Principe actif du Follicule de Graaf de l'ovaire, appartenant au groupe du Cholestérol.

Aux hautes dilutions : arrête les *hémorragies utérines* (fibromes, ménorragies et métrorragies diverses).

Aux moyennes dilutions régularise le flux menstruel abondant.

La folliculine est l'antagoniste de la Lutéine.

Formic acid

Acide formique (venin de certaines fourmis).

Employé dans la *diathèse urique :* calme les rhumatismes exacerbés par les temps neigeux et les gouttes atypiques avec douleurs musculaires et tendineuses.

Formica rufa

La Fourmi.

Médicament *urinaire*, employé pour combattre les colibacilles, cystites, hydronéphroses, pyuries.

Employé aussi dans la goutte et les *rhumatismes ambulatoires.*

Fougère mâle

Polysticum filix uras.

Employée en extrait éthéré, contre le taenia et la douve du foie des moutons (transmissible à l'homme).

Fragaria

La Fraise.

Médicament de l'*urticaire* provoqué par les fraises et en général de tout urticaire d'origine végétale, comme urtica urens.

Le Dr. Borianne le conseille dans les mauvais effets d'une frayeur.

Fraxinus

Le Frène. Oléacées. Sudorifique, diurétique, laxatif.

Médicament utérin, qui combat efficacement le *fibrome* et la descente de l'utérus.

Diminue l'hyperménorrhée (= les règles trop abondantes).

Les bourgeons de Fraxinus excelsior l°X régularisent l'uricémie, et ont, par le fait, une action sur la goutte aiguë et chronique, les rhumatismes et l'arthritisme en général (Dr. Tétau).

L'écorce de Frène est un fébrifuge remarquable, appelée la quinine d'Europe.

Fucus vésiculosus

Algue marine appelée encore le chêne marin et varech vésiculeux.

Employé en TM pour combattre l'*obésité,* la constipation, le goitre et la boulimie.

Fumaria

Le fumeterre. Fumariacées.

Tonique et dépuratif, employé dans l'artério-sclérose et les affections herpétiques

Galium

Caille lait. Rubiacées.

Astringent et vulnéraire.

Gambogia

La gomme gutte.

Calme les éternuements provoqués par des odeurs fortes (Coiffeurs) ; et la diarrhée chronique des vieillards.

Gelsemium

Le jasmin sauvage de Virginie ou sempervirens.

C'est le médicament qui donne de l'assurance, c'est le *remède du trac* et de l'émotivité.

Il *combat la timidité* (examens, orateurs, acteurs...) et l'*excitation nerveuse* (aphonie émotive, diarrhée émotive, aphonie menstruelle, incoordination des mouvements, tremblements, vertiges, sueurs émotives, céphalées...).

Il *atténue les chocs moraux,* tels que deuils et chagrins, et tous les états dépressifs.

Il fait dormir les intellectuels fatigués, les hommes d'affaires surmenés, tels les étudiants la veille des examens.

De plus, *Gelsemium fait sortir les éruptions des maladies contagieuses* (telle la rougeole), et précise ainsi un tableau clinique indéterminé (comme ammon carb, sulfur et Bryone).

Enfin Gelsemium exerce une action bienfaisante sur *certaines paralysies* (paralysie agitante de Parkinson, paralysies diphtériques...), en aidant à coordonner les mouvements volontaires, et en atténuant les mouvements involontaires.

C'est aussi un *calmant du cœur :* palpitations, extrasystoles, éréthisme cardiaque...

On emploie aussi Gelsemium dans le traitement des *affections oculaires relatives à l'accommodation* à la distance et à la lumière (*myopie,* amaurose, diplopie, *strabisme,* ptosis, troubles oculaires de la grossesse, rétinites (albuminuriques), les choroïdites, le début du décollement de la rétine...).

Gelsemium est aussi l'un des 3 médicaments du *début de la grippe,* avec Bryone et phosphorus : pris en une seule fois à 1/2 h d'intervalle les uns des autres, ces 3 remèdes font souvent avorter une infection grippale. Et à la période de maturité, ils localisent l'infection, et évitent ainsi sa propagation (grippe avec réactions méningées).

Gelsemium est aussi le remède du *vertige en descendant* (ascenseurs, comme borax), et de toutes les infections des voies respiratoires supérieures (influenza) avec prostration.

Genièvre

Cupressinée.

Ami du rein. Elimine l'acide urique et les toxines. Prophylaxie des maladies contagieuses. Antiseptique pulmonaire et urinaire. Artério-sclérose.

Genêt

Légumineuses.

Tonicardiaque et diurétique.

Gentiana

La gentiane. Gentianacées.

En TM, 1/2 h avant les repas, *provoque et stimule l'appétit.* Très utile dans l'anorexie sine materia. (Gentiana + Avena sativa + Menyanthes ââ TM : XV gouttes 1/2 h avant les repas. Pommier).

Proche d'artémisia absinthium.

Geranium

L'herbe à Robert. Géraniacées.

Le géranium est utile dans la constipation des enfants, et les angines (gargarismes).

Il est de plus tonique, antihémorragique, diurétique, antidiabétique et astringent.

Il éloigne les moustiques (comme la girofle).

Ginseng

Racine d'une plante chinoise du genre panax, qui lève les raideurs articulaires, les contractures, les lourdeurs musculaires, le hoquet.

C'est un tonique du système nerveux, qui combat l'*impuissance* (Damiana).

Glonoïn

La trinitrine ou nitro-glycérine.

Médicament de l'*hypertension*, et de toutes les complications pathologiques qui en découlent, en particulier au niveau de la tête :

artério-sclérose, apoplexie, congestion cérébrale, angor des hypertendus..., insolations.

On donne aussi glonoïn pour les bouffées de chaleur qui accompagnent l'hypertension de la ménopause, et ses palpitations.

« La congestion de la tête est tellement marquée, qu'elle donne l'impression qu'elle va éclater » (Dr. Borianne).

Glycerine

Antidiabétique : Glycérine 7 : 5 granules tous les dimanches.

Glycyrrhiza glabra

Le réglisse.

Sa racine est rafraîchissante, édulcorante, adoucissante diurétique et modératrice du péristaltisme intestinal. Elle fournit une *boisson rafraîchissante* contre les fièvres, les maladies inflammatoires, surtout des voies respiratoires et urinaires.

On emploie sa TM et ses basses dilutions contre les maladies inflammatoires des voies respiratoires (toux, catarrhe, enrouement) et urinaires (cystite, néphrite) ; les ulcères d'estomac, les spasmes de l'intestin et la dysenterie à type de *coliques*.

Gnaphalium

La commune immortelle, ou pied de chat.

Médicament des *engourdissements*, particulièrement de l'engourdissement douloureux de certains *rhumatismes calmés en s'asseyant* (sciatique droite surtout).

Les douleurs alternent avec l'engourdissement et la diarrhée (goutte).

Gnaphalium agit dans certaines diarrhées infantiles, Cholécystite, cholélithiase, Catarrhe vésical, Arthrite, Hydropisie, toux catarrhale.

Gossypium

Le cotonnier.

Il traite l'aménorrhée et l'*oligorrhée douloureuses*.

« La malade a l'impression que ses règles vont venir incessament, et cependant elles ne viennent pas » (Dr. Borianne).

Graphites

La mine de plomb.

C'est le *médicament qui fait maigrir* (toutes les obésités) avec Nux vomica.

Mais c'est aussi le médicament des *éruptions suintantes*, soit localisées, soit généralisées : oreilles, paupières, herpès, dartres, impétigo... (Rhus tox).

On l'emploie aussi pour les *crevasses*, la frigidité, les règles courtes ou en retard, peu abondantes, avec leucorrhée ; les stases et embarras du système porte, l'hydrocèle...

Graphites est le médicament de fond des sujets gras, apathiques, frileux et constipés (mucorrhée), et celui du gonflement des ganglions lymphatiques.

C'est aussi le remède de la *surdité améliorée par un véhicule* (le roulement provoque la mobilisation des osselets). On l'emploie encore dans la blépharite scrofuleuse et la chute des cils.

Gratiola

L'herbe au pauvre homme. Gratiole.

Elle aide les *digestions lourdes*, combat la constipation des goutteux et des arthritiques, la nymphomanie et le prurit des vierges.

Grindelia

La grindelia est une plante de la famille des composées.

C'est le médicament de la *toux grasse*, avec expectoration et oppression, en particulier c'est le remède des gens qui suffoquent en s'endormant. (Antimonium tartar).

Ses principales indications sont l'*asthme humide*, la dilatation des bronches, la bronchite chronique, sans oublier les *bronchites glaireuses des enfants* et la coqueluche. (Coccus cacti).

Guaïacum

La résine des Indes, Gayac.

Médicament :

— du *rhumatisme déformant*, de la goutte, et de tout rhumatisme musculaire ou articulaire à *douleurs brûlantes* ;
— des *raccourcissements des tendons* et des *rétractions aponévrotiques*.

On emploie encore guaïacum dans les amygdalites aiguës, la toux grasse des bronchiteux chroniques et des tuberculeux chroniques, les douleurs pleurales et costales.

Guaïacum a une affinité spéciale pour le sommet gauche des poumons.

Haematoxylon

Bois de Campèche.

Constriction cardiaque et angor.

Hamamelis

Aune mouchetée ou Noisetier des Sorcières. Hamamelidées.

Il traite toutes *les congestions veineuses* et toutes les stases veineuses.

C'est d'abord le médicament des bleus et des bosses, comme Bellis perennis.

Puis celui des *Varices* et des varicosités ; *hémorroïdes* procidentes et douloureuses ; varicocèle, ecchymoses... Varices laryngées et œsophagiennes.

Toutes les *hémorragies de sang noir,* qui se coagule mal, relèvent d'hamamelis et de crotalus : épistavis, ulcères variqueux, hémorroïdes saignantes..., les pertes de sang noir après un choc ou une blessure, *les hémorragies veineuses...* Purpura hémorragique, Métrorragies, ménopause.

Après tous traumatismes, hamamelis arrête l'hémorragie et calme la douleur, et aussi favorise la résorption du caillot (*Phlébites*).

Indiqué encore dans l'orchite avec névralgie testiculaire ; la névralgie ovarienne ; la dysménorrhée des règles trop abondantes et noires...

L'eau distillée d'hamamelis s'emploie en compresses : 1 cuill. à soupe dans 1/4 de litre d'eau.

Hédéra hélix

Le lierre grimpant. Araliacées.

C'est un *anti-tussif :* X gouttes de TM dans 1 verre d'eau, 1 cuillerée à café toutes les 1/2 h. De plus action sédative, dépurative et résolutive sur les catarrhes (poumons, foie, rate, ovaires).

Hecla lava

Lave du Mont Hécla.

C'est le médicament des *malformations osseuses :* ostéites, périostites, ostéosarcomes, Exostoses... *Abcès dentaires avec ostéite.*

Helianthus

Le grand soleil.

Médicament des *vieux paludéens à grosse rate,* avec accès fébriles intermittents.

Helleborus

Rose de Noël ou hellébore noire. Renonculacées.

Médicament de l'*apathie*, de la prostration, de la stupeur et des *mouvements automatiques* tels : les enfants qui s'endorment en roulant leur tête sur l'oreiller (Zinc, podophylum).

Helleborus calme les troubles nerveux de la dentition et de la grossesse.

Il fait uriner les œdèmes et l'hydropisie.

Il est indiqué dans tous les *états d'aliénation mentale* avec mélancolie et indifférence. Hydrocéphalie, chorée, éclampsie, convulsions...

Heloderma

Venin de Lézard.

Vertiges avec tendance à tomber en arrière, et refroidissement généralisé.

Ataxie locomotrice. Parkinson.

Helonias

Plante licorne des Etats-Unis ou veratrum luteum de Linné.

Médicament de l'*atonie utérine* des femmes anémiées et déprimées, et par conséquent de leurs règles trop fréquentes et trop abondantes.

Neurasthénie génitale, par exemple après des grossesses répétées à de courts intervalles.

Hélonias diminue la *leucorrhée* (métrites), et la *pesanteur utérine* (fibromes et prolapsus) ; et améliore l'*albuminurie* (de la grossesse en particulier) et le *lumbago* qui suit une fausse couche (Kali carbonicum).

Helonias est un *tonique utérin* par excellence. Il est indiqué dans toutes les asthénies et anémies d'origine utérine.

Hépar sulfur

Foie de soufre calcaire de Hahnemann ; synonyme Calcii polysulfur.

C'est le *ramoneur du corps humain encrassé ;* il aide à éliminer toutes les anomalies et productions pathologiques de l'organisme (la plus petite plaie suppure, et le pus a une odeur de vieux fromage).

Il élimine le pus, où qu'il soit, et tend à l'amener à la peau : abcès superficiels, et profonds, abcès des tissus mous et osseux, sinusites, sécrétions bronchiques, esquilles osseuses et séquestres, corps étrangers, engorgements ganglionnaires, oligurie, oligorrhées, *suppurations chroniques* (fistules osseuses et des tissus mous)...

Hépar sulfur calme l'*enrouement* et la *toux rauque suffocante quinteuse,* combat l'oligurie et la constipation par *atonie vésicale et intestinale, l'asthme* survenant après la *suppression d'une éruption...*

Il relève de la diathèse herpétique et psorique.

Il est indiqué dans les *affections scrofuleuses* avec tendance à la suppuration et au lymphatisme.

N.B. Ne jamais employer Hépar sulfur dans les otites aiguës, de peur de complications mastoïdiennes (Dr. Chavanon). Ainsi que Lycopode (idem. dans les affections abdominales).

Herba santa

L'herbe sainte, ou eryodictyon Californien. Ou Yerba santa.

Anti-asthmatique puissant : il calme tous les spasmes de l'organisme, en particulier les spasmes laryngo-bronchiques. Il calme les angoisses de l'asthmatique et de l'emphycémateux.

De plus il est légèrement coagulant.

Heroïnum

Le chlorhydrate d'héroïne calme les *dermatoses prurigineuses* et *débouche le nez* obturé.

Histaminum

L'histamine est le médicament de l'*allergie* en général.

Elle traite *tous les états anaphylactiques :* urticaire, asthme, rhume des foins, arthritisme en général, rhumatismes allergiques, œdème de Quincke... Rhinites spasmodiques...

C'est un *désensibilisant,* à employer en hautes dilutions de préférence.

Hura Bresiliensis

L'Assacou traite les *constrictions anales* avec brûlures, et parfois cystite, les éruptions vésiculeuses de la région malaire. Employé dans la lèpre.

Hydrangea

Plante exotique à type hortensia, indiquée dans la *gravelle* et toutes ses manifestations lorsqu'elles affectent surtout *le col de la vessie.*

Hydrastis

Le Sceau d'or du Canada.

Médicament des catarrhes avec *écoulements jaunes, épais, visqueux.*

Hydratis draine les muqueuses malades et les engorgements ganglionnaires : rhinorrhée, otorrhée, leucorrhée, bronchorrhée, eczéma suintant, Herpès, flatulence avec diarrhée.

Indiqué dans les végétations adénoïdes avec mucosités rhinopharyngées, les métrites avec pertes jaunes, les bronchites des vieillards qui expectorent difficilement...

De plus Hydrastis est un excellent médicament des *états précancéreux* et des *vieilles blennorragies* avec écoulement chronique intarissable.

Constipation après abus de laxatifs. Catarrhes gastriques et intestinaux, congestion et colique hépatiques. Cancers glandulaires (Sein)

Hydrocotyle

Genre d'ombellifère asiatique.

Médicament du col de la vessie et du col de l'utérus (prurit et chaleur).

Hydrocyanique acid

Acide prussique.

Spasmes de l'œsophage, et tous les spasmes organiques en général, convulsions tétaniformes, *Spasmes laryngés* avec suffocation, asthme grave, œdème aigu du poumon avec cyanose des extrémités et menace de collapsus (carbo végétabilis).

Hydrophobinum

Moelle de chien enragé. Nosode ou biothérapique dont la fabrication est arrêtée en France.

Médicament de l'*hydrophobie,* excellent adjuvant du traitement classique de la rage et des symptômes qui s'en rapprochent : salivation intense avec spasme de l'œsophage, besoin d'uriner en voyant l'eau couler, Photophobie, Convulsions provoquées en voyant ou en entendant l'eau couler.

Hyosciamus

Mort aux poules, herbe aux teignes, *jusquiame noire...*

Médicament des agités, des querelleurs, des spasmodiques à faible constitution. (Sursauts en dormant, Strabisme et mydriase, hoquet, crampes, delirium tremens, épilepsie, chorée, convulsions, hallucinations, paralysie agitante).

Calme la toux augmentée en position couchée et diminuée en position assise (conium) et l'aphonie causée par la peur (Gelsemium).

C'est aussi le remède de l'*excitation sexuelle* (avec manies érotiques et *exhibitionisme*) et de la nymphomanie. Discours incohérents.

Hypericum

Millepertuis, herbe de Saint Jean, l'herbe aux mille vertus. Hypericinées.

Remède des nerfs lésés (doigts écrasés). Action anti-inflammatoire, analgésique et sédative.

Tous les traumatismes des nerfs, du cerveau, de la moelle épinière et leur compression.

Hypericum atténue les spasmes et tremblements après les chocs, calme les convulsions traumatiques, et empêche le développement des paralysies. Fourmillements des extrémités.

Antidiarrhéïque ; astringent ; excitant ; cicatrisant.

Employé dans le tétanos, comme adjuvant thérapeutique, et dans l'artérite oblitérante.

« Hypericum est aux nerfs ce que Arnica est aux muscles » (Dr. Borianne).

Hypothalamus : Freinateur de l'appétit (3 suppositoires par semaine d'Hypothalamus 9).

Hyssopus

L'Hysope, l'herbe sacrée des Hébreux, Labiée.

En basses dilutions (I°X à 3°X) : *Bronchites chroniques.* Asthme, grippe.

En hautes dilutions (5 CH à 9 CH) : Convulsions, *épilepsie.*

En usage externe : l'essence d'hysope est cicatrisante.

Iberis amara

L'Iberis, crucifère.

Tachycardie essentielle paroxystique (en TM).

Ignatia

La Fève de St Ignare ou Iamara.

C'est un *calmant des nerfs,* en particulier chez les gens nerveux, inconstants et contradictoires.

« Tout est paradoxal dans Ignatia ».

Mais c'est surtout un médicament féminin, indiqué dans les *troubles nerveux de la ménopause :* humeur changeante, mélancolie, neurasthénie, émotivité exagérée, alternances inconsidérées de rire et de larmes.

Le plus souvent, il s'agit de femmes blondes, grasses, apathiques, mélancoliques...

« Le soupir d'Ignatia, le clou d'Ignatia, la boule œsophagienne d'Ignatia, les palpitations d'Ignatia, les migraines menstruelles d'Ignatia, les douleurs ambulatoires d'Ignatia, les digestions paradoxales d'Ignatia (un repas de régime serait soit disant mal toléré, et un repas pantagruelique passe tout seul), l'hystérie d'Ignatia...

On donne aussi Ignatia dans des cas vagues et sans lésions étiologiques, et quand il y a inaction des autres remèdes (Bromum).

Incontinence d'urine nocturne des jeunes filles aux règles fortes et abondantes.

« Ignatia est le remède des émotions perturbatrices des femmes, comme Gelsemium est celui des hommes. » (Dr. Borianne).

La distraction améliore toujours les troubles d'Ignatia (Helonias).

Illicium

L'anis étoilé ou Badiane (Magnolacée).

Il traite les *névralgies intercostales,* en particulier la douleur dans la région de la 3e côte droite, à 1 ou 2 pouces du sternum.

Indigo

Genre de légumineuse papillonacée dont on extrait une matière colorante bleue : l'Indigo des Indes.

Indigo traite la dysménorrhée, et les brûlures des seins pendant les règles.

Influenzinum

Nosode *biothérapique de la grippe.*

C'est le remède des épidémies de grippe.

Chiron et Charette l'emploient à hautes dilutions pour faire apparaître les quintes de la coqueluche, quand la toux la fait suspecter.

Insulinum

L'Insuline.

Le médicament de l'*Hypoglycémie.*

On l'emploie à la 5e CH : 2 g tous les jours, et au moment des accidents dus à une baisse notable du taux du sucre sanguin : malaises vagues, vertiges, sueurs, vision floue pouvant même aller jusqu'à l'amaurose transitoire, crampes digestives avec sensation de faim, spasmes musculaires, pouvant même, si on ne réalimente pas rapidement le malade, aboutir à une sorte de coma hypoglycémique, plus ou moins complet, avec réflexes vifs.

Tous ces symptômes disparaissent avec Insulinium et l'absorption de sucre per os ou sous forme de sérum intra-veineux glucosé hypertonique.

On reconnaît ces malades au fait qu'ils ont toujours du sucre dans leurs poches, afin d'en absorber au moindre malaise, qu'ils connaissent bien.

Inula helenium

La grande aunée.

Elle stimule les sécrétions pulmonaires, gastriques et intestinales.

On l'emploie comme stimulant de l'appétit et de la digestion ; dans les bronchites catarrhales ; dans les dysménorrhées et l'aménorrhée, le prolapsus de l'utérus ; dans les ictères, congestion portale, hémorroïdes, hypertension ; contre les oxyures et les ascaris.

En usage externe contre le prurit, la gale, les eczémas secs qui traînent.

Iodum

L'iode, métalloïde.

C'est le remède par excellence de la glande *thyroïde* et de la *maigreur des gens qui dévorent sans grossir.* (Natrum muriaticum).

Mais tous les *engorgements ganglionnaires et glandulaires* sont améliorés par iodum, surtout s'il s'agit de sujets maigres, inquiets, toujours agités et préoccupés, et qui ont toujours faim et toujours trop chaud.

Iodum traite aussi l'amaigrissement des tuberculeux, l'artériosclérose, l'asthme précédé d'un coryza spasmodique, l'enrouement avec toux rauque ou *pseudo-croup,* les enfants maigres avec adénopathie trachéo-bronchique.

Mais l'indication majeure de Iodum c'est la *maladie de Basedow,* avec sa cachexie, son tremblement, son exophtalmie et sa tachycardie.

Iodum est indiqué aussi dans les leucorrhées irritantes, les diarrhées matinales et post-prandiales des gros mangeurs maigres, l'hypertrophie du cœur, l'albuminurie, la surdité catarrhale chronique avec Kali mur (alors que la surdité catarrhale récente relève de Pulsatilla).

Enfin *Iodum fait grossir les seins* et les testicules, alors que Thyroïdea les fait maigrir.

Les nausées et les vomissements post-chloroformiques sont améliorés par iodum (2 g d'iodum 4 : 10' avant l'anesthésie).

Ipeca

Racine vomitive du Radix Brésiliensis, d'où l'on extrait l'émétine.

C'est le médicament par excellence des *nausées* et des *vomissements*, à langue propre, quelle qu'en soit l'origine (polygonatum).

C'est aussi un remède des *hémorragies* et de la *toux sèche spasmodique* avec nausées, vomissements et oppression (Ipeca fluidifie les sécrétions bronchiques et aide à leur expectoration).

D'où ses indications : asthme sec, coqueluche, broncho-pneumonie, etc.

Dans la *crise d'asthme :* Ipeca, Sambucus et Moschus à la 4e CH : 2 g toutes les 10', donnent d'excellents résultats et suffisent souvent à juguler la crise.

On conseille aussi Ipeca dans l'*aphonie* après refroidissement, les *hémoptysies* de sang rouge avec état nauséeux, les *hémathémèses*, les règles trop abondantes, les diarrhées automnales et printanières (diarrhée des fruits verts), les diarrhées avec sang dans les selles (arsenic).

De plus Ipeca calme les nausées et les *vomissements de la grossesse*, les conjonctivites et les kératites avec photophobie (Apis).

Iris Minor

L'iris d'Amérique.

C'est le médicament qui favorise les cicatrisations normales et qui évite les *adhérences post-opératoires.*

Iris Versicolor

Le Glaïeul bleu.

Il s'adresse aux *dyspepsies acides* et aux *brûlures digestives :* « tous les aliments paraissent se transformer en vinaigre » (Robinia, Muriatic acid, Mg. carb.). Vomissements et diarrhées acides.

Les Médecins Américains l'utilisent comme émétique, purgatif et cholagogue ; dans les angiospasmes hémicrâniens et les affections du pancréas (céphalées et migraines périodiques d'origine digestive avec vomissements de bile ; névralgies d'origine hépatique ; insuffisance pancréatique ; diabète).

Iris Versicolor traite avec succès certains *rhumatismes* avec *douleurs piquantes périodiques,* la névralgie sus-orbitaire droite de

10 h du matin, la *migraine ophtalmique,* et certaines douleurs croisées (épaule droite et hanche gauche). Certaines éruptions irritantes (pustules, vésicules).

C'est aussi un tonique de l'œil, en particulier de l'accommodation à la distance (myopie).

Particularités : Les malades relevant d'iris versicolor présentent une périodicité nette, et *sont aggravés par le mouvement,* le grand air, les repas ; et calmés par le repos, le calme, le sommeil dans une chambre chaude (comme cocculus) (au contraire : Magnesia mur. et Rhus tox sont améliorés par le mouvement). Quant à Bryone, il est agravé par le mouvement et par la chaleur.

Jaborandi

Le Pilocarpus jaborandi du Brésil, d'où l'on extrait la pilocarpine (remède local du glaucome).

Le Jaborandi est indiqué comme antisudoral et antianaphylactique ainsi que dans l'hypersalivation.

Le collyre à la pilocarpine est myotique et hypotenseur de l'œil. La dilution varie de 1 % à 5 %, véritables dosages homœopathiques (comme l'adrénaline 1/1 000°).

Jalap tubéreux

Jalapa.

Coliques et diarrhées, en particulier la nuit et chez les enfants. (Colocynthis, Rhéum).

Juglans cinerea

Le Noyer d'Amérique.

Troubles hépatiques et jaunisse, souvent associés avec des *migraines occipitales* et du prurit du cuir chevelu.

« Un des meilleurs remèdes de la migraine occipitale » (Dr. Borianne).

Juglans regia

Le noyer d'Europe est astringent, dépuratif, tonique, stimulant, antiglycémique et antituberculeux.

Les bourgeons de Juglans regia I°X sont *anti-infectieux :* ils augmentent le taux des anticorps microbiens et des antitoxines, et sont particulièrement efficaces à l'égard des staphylocoques et des streptocoques (Adénopathies, lymphatisme).

Ils favorisent la cicatrisation des *ulcères variqueux,* associés avec Sorbus et Castanea en bourgeons à la I°X ; et des suppurations diverses (acné, gourme, comédons...).

On les conseille :

dans tous les états infectieux cutanés : eczémas infectés, impétigo ; (Dr. Tétau).

dans les bronchites chroniques avec poussées thermiques,

dans la tuberculose pulmonaire, où il favorise la restauration des tissus ;

dans la chlorose et la scrofulose, cataractes séniles.

Juniperus communis

Le genevrier. Cupressacées.

Les bourgeons de Juniperus I°X sont indiqués dans la grande *insuffisance hépatique* et les syndromes cirrhotiques. Ils sont de plus *diurétiques* comme Fagus sylv I°X.

Inflammations hépatiques et rénales, cholécystites, pyélonéphrites chroniques, oligurie, œdèmes, ascites...

La TM de baies de Juniperus a une action diurétique, antiseptique, tonique, stomachique, sudorifique, dépurative et anti-rhumatismale. De plus elle stimule les fonctions excrétoires de tout l'organisme. On la conseille dans l'hydropisie, surtout celle des artérioscléreux, l'anurie, l'albuminurie, la lithiase rénale, la goutte, les eczémas suintants, le pyrosis.

Kali arsenicum

Arséniate de Potassium ou liqueur de Fowler.

Médicament des *tumeurs ulcérées* (seins) et des *éruptions sèches* ou *fissurées* des mains, coudes, genoux...

Kali bichromicum

Bichromate de potassium.

Médicament de *toutes les infections respiratoires supérieures subaiguës et des ulcérations des muqueuses avec hyperproduction de mucus.* C'est l'ancien remède de la *diphtérie,* avant la découverte du vaccin et du sérum. Il est encore conseillé de l'employer comme adjuvant de ces traitements, dont il renforce l'action (avec mercurius cyanatus).

Il est indiqué dans toutes les ulcérations des muqueuses avec production de *fausses-membranes :*

— *Angines diphtériques* et *pseudo-diphtériques,* angines ulcéreuses avec exsudats pseudo-membraneux.
— *Diphtérie nasale* et *rhino-pharyngites* avec obstruction nasale par mucosités épaisses. Coryza chronique.

— *Trachéites avec glaires filants,* collants, difficiles à expectorer.
— *Bronchites glaireuses,* bronchites capillaires, asthme, œdème de la luette.
— *Sinusites et otites* avec écoulements *visqueux.*
— *Métrites avec leucorrhée filante* et irritante (Kréosote).
— Dyspepsie (des buveurs de bière), *ulcères d'estomac.*
— Rhumatismes périostés. *Rhumatismes ambulatoires.*

Kali bich est indiqué aussi dans les éruptions cutanées avec *ulcérations croûteuses* améliorées par le froid, contrairement aux autres symptômes de kali bich qui sont tous améliorés par la chaleur.

« Kali bich agit surtout bien dans les états psoriques et fluoriques, intriqués de spécificité » (Dr. Borianne).

Kali bromatum

Le Bromure de Potassium.

C'est un *anti-spasmodique périphérique,* et un tonique du système nerveux.

Il fait dormir les nerveux en calmant les impatiences musculaires et la dépression nerveuse.

Il favorise le travail intellectuel en coordonnant les idées et les mouvements, et en redonnant de la mémoire.

Il corrige le *bégaiement,* les états spasmodiques, les convulsions épileptiformes bénines.

Il cicatrise et efface l'*acné* des gens gras.

Kali carbonicum

Le carbonate de potassium ou sel de tartre.

Médicament de la *faiblesse avec tendance hydropique et douleurs piquantes,* avec aggravation vers 3 h du matin. Anémie, frilosité, convalescence.

Kali carbonicum *régularise les éliminations :* d'où ses multiples indications :

Flatulence, fermentation, ballonnement, *constipation.* Hémorroïdes avec douleurs piquantes.

Troubles urinaires des vieillards qui urinent par regorgement et font des œdèmes des jambes. *Asthme et diarrhée nocturnes.*

Toux sèche violente et suffocante, à expectoration difficile, et douleurs piquantes de la base droite surtout. Myocardite.

Règles trop abondantes des grosses dames approchant de la ménopause. Fausse pléthore.

Aménorrhée et règles insuffisantes des jeunes filles. (Natr. mur.). Baisse de la vue + Lumbago après rapports sexuels.

Asthénie, dépression. Douleurs du dos calmées en mangeant.

Kali chloratum

Chlorate de potassium.

Indiqué dans les palpitations avec anxiété et sensation de *froid dans la région précordiale.*

Kali iodatum

L'iodure de potassium. Synonyme de Kali Hydriodicum.

Médicament anti-spécifique, anti-psorique, anti-spasmodique, anti-scléreux, et anti-allergique.

Il rénove et assouplit les tissus et les vaisseaux.

Son action s'exerce aussi bien sur les tissus osseux (os et périoste), que sur les tissus mous (muqueuses et glandes).

Asthme laryngé, œdème de la glotte, *œdème de Quinke,* Coryza avec *rhinorrhée abondante et brûlante,* mais non irritante (irritante = arsenicum), avec nez rouge et éternuements répétés (*rhinite spasmodique,* rhume des foins). *Perte de l'odorat.* Ozène. Sinusite.

Tout est aggravé par temps humide et froid, en particulier l'*asthme, l'emphysème, les rhumatismes* (surtout les rhumatismes évoluant sur terrain gonococcique).

On emploie aussi Kali iod :

— dans l'*hydarthrose chronique* et dans *l'érythème noueux ;*
— dans les *douleurs osseuses* avec ou sans *périostite,* en particulier au niveau des tibias ;
— dans les *rhumatismes chroniques,* les rhumatismes périostiques, améliorés en marchant.

Kali iod. renforce toujours la résistance des *sujets fluoriques et spécifiques ;* il est similaire à mercure dans son action, mais il en est l'antidote : il convient donc aux malades qui ressentent les contrecoups d'un traitement trop prolongé par le mercure (Lathoud).

« La tendance de Kali iod est de provoquer l'infiltration, en sorte que partout où il est indiqué on trouvera l'*œdème* et l'*infiltration* des régions affectées » (Farrington).

C'est ce qui explique son action *anti-scléreuse,* et qui le fait prescrire dans l'artério-sclérose, les bourdonnements d'oreilles, les artérites, etc. (avec cupressus), l'adénopathie ganglionnaire.

Au moral : anxiété, appréhension, tristesse.

Kali muriaticum

Chlorure de Potassium.

Ce sel dissout les sécrétions blanches et grisâtres des muqueuses ainsi que les exsudats plastiques. Il répond ainsi aux *inflammations fibrineuses des Séreuses.*

Il est donc indiqué dans toutes les inflammations subaiguës avec production d'exsudats fibrineux, en particulier en O.R.L. : angines, rhinopharyngites grippales (Iodum, Pulsatilla).

Sa grande indication est le *catarrhe tubaire* ou obturation de la trompe d'Eustache par des sécrétions glaireuses, ce qui entraîne de la *surdité post-grippale.*

Il est indiqué aussi dans tous les *coryzas* aigus et chroniques à *rhinorrhée épaisse.*

On l'emploie encore pour amortir les *suites pathologiques de vaccinations* intempestives, et dans la *cystite chronique avec orchite.*

Il calmerait la boulimie.

A la 3°X, il serait pour Schussler, un excellent médicament de la *présénescence* avec hypochondrie, et incapacité d'un travail suivi ; et de la constipation des vieillards.

Kali phosphoricum

Phosphate de Potassium.

C'est un *fortifiant du système nerveux* (neurasthénie, psychasthénie, anémie cérébrale, impuissance et insomnie des intellectuels...).

C'est le médicament des *convalescents* et des déprimés à qui il rend confiance en eux.

Il calme les *terreurs nocturnes des enfants* fatigués, et il apaise tous ceux qui sursautent au moindre bruit.

Indiqué dans l'incontinence d'urine due à une fatigue excessive et dans l'*épuisement intellectuel :* il redonne de la mémoire, et il atténue la fatigue oculaire des gens qui lisent beaucoup.

En 3°X on le conseille dans la présénescence, avec abaissement du tonus cortico-viscéral, anxiété, dépression, incontinence d'urine, insomnie dans la 2e partie de la nuit (Schussler).

Kali sulfuricum

Sulfate de potassium.

Médicament des *états torpides* et des *affections chroniques* des psoriques et des tuberculiniques :

— *otites chroniques,* coryzas chroniques, bronchites chroniques...
— *tuberculose qui traîne* (Kali sulf complète ici pulsatilla, sulfur iod, crataegus et rhus tox).

Psoriasis et ichtyose, cystite chronique, névralgies faciales calmées au grand air.

N.B. Les Kali (sels de potassium) :
— aggravation dans la matinée des symptômes thoraciques,
— aggravation dans l'après-midi des symptômes intestinaux.

Kalmia latifolia

Laurier des montagnes.

Médicament des *rhumatismes ambulatoires*, progressant de haut en bas (le contraire de conium et de Ledum), et du centre à la périphérie. Douleurs fulgurantes centrifuges.

Névralgies fulgurantes, diurnes et centrales, douleurs en éclair (*névralgies faciales droites*, tabès, secousses musculaires, certaines sciatiques et scapulalgies...).

Les névralgies de Kalmia sont toujours aggravées par le mouvement.

Kalmia a aussi une action sur le cœur, « c'est le médicament du *pouls lent permanent* » et des bradycardies avec douleurs cardiaques lancinantes et irradiations au bras gauche.

C'est un remède des *complications cardiaques des rhumatismes :* (cactus), tels le RAA, la goutte avec bradycardie et arythmie...

Agit aussi dans le diabète, l'iritis spécifique de l'œil droit, l'ataxie locomotrice, et dans tous les états spécifiques avec rhumatismes et bradycardie.

Kréosotum

La créosote (produit de distillation du goudron de hêtre).

C'est le remède des *écoulements irritants*, brûlants, sanguinolents et fétides (cancers ulcérés).

La leucorrhée et *les métrites* avec pertes abondantes, irritantes et fétides (sang après rapports).

Règles abondantes, irritantes et fétides.

Cystite avec besoins soudains et impérieux d'uriner ; Enurésie du 1er sommeil.

Vomissements et *diarrhées irritants et fétides ;* alcoolisme ; choléra infantile de la dentition.

Pyorrhée alvéolo-dentaire putride, *caries dentaires*.

Larmoiement corrosif.

Phtisie et gangrène pulmonaire, hémoptysies ; hémophylie.

« Dans Kréosote tout brûle et tout sent mauvais ». (Dr. Borianne).
— Psychisme : agitation, sans aucun repos de 6 h à 18 h.

Lac caninum

Lait de chiennc.

Médicament des *affections qui alternent :* tantôt à droite, tantôt à gauche.

Céphalées, névralgies, rhumatismes, sciatiques, rhinite à clapet...

Angine pendant les règles, tantôt à droite, tantôt à gauche.

De plus on employe Lac Caninum pour *tarir la sécrétion lactée* des nourrices au moment du sevrage, et dans les hallucinations (serpents).

Lac defloratum :

Migraines bilieuses, mal des voitures.

Lachesis

Ou Mutus : le venin du trigonocéphale.

C'est le médicament de la *ménopause* (suées et bouffées de chaleurs, afflux de sang à la tête, mouches volantes, bourdonnements d'oreilles, palpitations, hypertension de la ménopause, troubles psychiques de la ménopause, hémorragies de la ménopause, varicosités et ecchymoses spontanées par friabilité vasculaire et de tous les états d'*excitation psychomatrice* avec logorrhée, anxiété, hyperesthésie, jalousie morbide.

Lachesis traite aussi les mêmes choses à tout âge, ainsi que les toux nerveuses, les angines nerveuses, le pseudo-croup nerveux, l'épilepsie menstruelle des règles insuffisantes, et en général toutes les conséquences pathologiques de la suppression d'un écoulement normal (ménopause).

Lachesis atténue l'*hémophylie* et la tendance aux hémorragies, particulièrement dans les formes hémorragiques des maladies infectieuses (scariatine maligne, rougeole maligne, typhoïde, variole, purpura, fièvre jaune...).

Certains l'emploient même au début de toutes maladies infectieuses, car *il facilite la sortie des éruptions* de ces affections, comme Gelsemium et ammonium carbonicum.

Lachesis, en outre :

— atténue la malignité des diverses formes de grippes, et évite leurs complications ;
— aurait une affinité pour l'amygdale gauche (Dr. Chavanon) ;
— est toujours aggravé pendant le sommeil (cauchemars, hallucinations, spasmes de la glotte sine materia) ;
— et ne peut supporter d'être serré. Mais est *toujours mieux pendant les règles* au grand air, en bougeant.

Lachnantes

Racine rouge.

La Narcisse, racine rouge ou Narcisse d'Amérique du nord : c'est le médicament du *torticolis* (sanguinaria). Tuberculose, logorrhée.

Lactic acidum

L'acide lactique est le médicament des *rhumatismes des diabétiques*. Vomissements matinaux, laryngite tuberculeuse, seins douloureux, nausées améliorées en mangeant. Fatigue du matin. Asthénie. Amaigrissement. Horreur de l'effort physique. Dépression.

Lamium album

L'ortie blanche améliore la *congestion utérine* surtout pendant les règles (métrorragies et leucorrhées. Dysménorrhée des clorotiques, menstruations précoces).

Tonique et astringente en tisane.

Lapis albus

Fluosilicate de Calcium ou gneiss.

Le Gneiss traite *toutes les tumeurs :* adénomes, carcinomes, fibromes, lipomes, sarcomes... avec douleurs brûlantes et gonflement (goitre) ou hémorragies de sang noir (utérus), et adénopathies ganglionnaires indurées et élastiques (sein).

Lappa major

Composées. La Bardane.

Dépuratif ; diurétique ; sudorifique.

La grande bardane traite les éruptions, eczémas, croûtes de lait et furoncles.

On emploie surtout ses racines.

Lathyrus

Le pois chiche est le médicament de la *motilité des membres inférieurs,* comme Conium et Ledum, mais ici tout commence par de la parésie, puis anesthésie et paralysie, et finalement *raideur spasmodique* et réflexes *exagérés.* Crampes par le froid.

Lathyrus est donc indiqué dans tous les spasmes et dans toutes les *raideurs spasmodiques* des membres inférieurs, lumbagos avec raideur, paralysie infantile et paraplégie avec raideur et exagération des réflexes, ataxie locomotrice...

Les jambes deviennent lourdes si on les laisse pendre.

Latrodectus mactans

Le venin d'araignée est un médicament des *douleurs précordiales* avec anxiété et irradiations douloureuses dans le bras gauche (cactus). Sensation de mourir ; téguments glacés.

Laurocerasus

Le Laurier cerise.

C'est un *tonicardiaque eupnéique*, particulièrement indiqué dans les cas de *défaillance cardiaque*, s'accompagnant de *Bradycardie* (cœur lent) et de *cyanose* du visage et des extrémités :

— *asthme cardiaque ;*
— et toutes dyspnées d'origine cardiaque ;
— avec *pouls lent et irrégulier ;*
— toux spasmodique avec oppression ; coqueluche ;
— *insuffisance mitrale.*

Toux, oppression et vertiges sont calmés par la position couchée.

Lauroacerasus est encore indiqué dans le trismus, les spasmes de l'œsophage, le hoquet, l'apoplexie, la toxicose des bébés.

Le Dr. Vannier le conseille dans les cures de digitale prolongées et après abus de ce médicament.

Lavande

Labiées.

Cholagogue, tonicardiaque et sédatif. Antispasmodique et antiseptique. Bactéricide. Diurétique. Antivenimeux.

Ledum palustre

Le Romarin sauvage ou Ledon des marais agit sur le réseau capillaire sanguin.

Médicament des *rhumatismes* et des *traumatismes* des parties molles (surtout les yeux). Il est très proche d'Arnica.

Les Rhumatismes débutent par le bas, comme conium (le contraire de kalmia). Ils intéressent surtout les petites articulations (tophis et goutte), les douleurs sont piquantes et ambulatoires, calmées par le froid, et augmentées par la chaleur du lit (secale).

Les traumatismes sont ceux des parties molles, particulièrement des yeux, ecchymoses des paupières, hémorragies sous-conjonctivales, hémorragies de la chambre antérieure après un choc (boxeurs) ou après une opération comme l'iridectomie et la catarracte. Ledum est spécifique de l'œil au beurre noir.

Les hémorragies peuvent alterner avec des crises de rhumatismes (hémoptysies).

Enfin Ledum antidote les mauvais effets de l'alcool, et les piqûres d'insectes si elles sont froides au toucher (le contraire d'apis).

Lemna

La lentille d'eau est un *médicament du nez.*

Nez toujours bouché avec rhinorrhée fétide et *perte de l'odorat.*

Coryza chronique, polypes du nez, ozène...

Leonorus cardiaca

Agripaume cardiaque ou La queue de lion (labiée).

Indiquée en TM dans l'*emphysème des vieillards* avec météorisme, les ballonnements, les fermentations, l'oligorrhée, l'oligurie.

Leptandra

Véronique de Virginie.

C'est un médicament de la *vésicule* lorsqu'il y a des douleurs dans l'hypocondre droit avec irradiations à l'épaule gauche (omoplate gauche).

Ictère pleïo-chromique, jaunisse, coliques hépatiques, dysenterie avec diarrhée noirâtre et ténesme, urines foncées, langue striée...

Lespédeza

Légumineuse.

Urémie.

Lillium tigrinum

Le lis tigré ou lis de Chine.

C'est un médicament *utéro-cardiaque* avec deux grandes indications :

Il *tonifie les organes génitaux de la femme :* d'où son emploi dans les tissus relâchés, les organes descendus (maternités répétées avec levers trop précoces), pesanteur dans le bas ventre, avec parfois prolapsus utérin ou rectal, hémorroïdes procidentes, leucorrhée abondante, fluide et brûlante ; règles augmentées en marchant (dans magnesia carbonica les règles cessent en marchant). Fibrome...

Tout cela survenant chez des femmes agitées, fuyant la solitude, ayant peur de devenir folles ou d'avoir une maladie incurable, avec des angoisses irraisonnées, ou de la mélancolie mystique, ou des excitations sexuelles anormales, de la nymphomanie, ou de l'aménorrhée avec vertiges...

Lillium tigrinum tonifie les cavités droites du cœur, avec impression de cœur serré et engourdissement dans le bras droit (Cactus = bras g.).

Lillium tigrinum est aussi un *tonique oculaire* comme conium, indiqué dans l'amblyopie, l'asthénopie, l'astigmatisme, la fatigue oculaire causée par la lecture, la couture d'ouvrages fins, les troubles oculaires des horlogers qui travaillent à la loupe, et ceux des gens qui travaillent au microscope...

Linaria

La linaire. Le lin sauvage.

Incontinence d'urine. Action sur le pneumogastrique.

Eructations, nausées, jaunisse, gros foie, grosse rate, somnolence après les repas, syncopes cardiaques calmées par la marche au grand air.

Lithium carbonicum

Carbonate de Lithium.

Médicament du *rhumatisme chronique* (goutte, diathèse urique, tophis, gravelle) surtout *des petites articulations,* avec parfois *douleurs précordiales* augmentées la nuit, et calmées en bougeant (Magn carb), en mangeant, en urinant.

Lithium est encore employé dans la photophobie, l'hémiopie (voit mieux la moitié gauche des objets, comme lycopode).

Particularité : « Lithium carbonicum n'agit que si le malade s'abstient d'alcool » (Dr. Borianne).

Lobelia inflata

La Lobélie ou Tabac Indien.

Médicament des *spasmes respiratoires* (larynx et bronches), un peu analogue à tabaccum, car il agit sur le pneumogastrique.

C'est le *remède des nausées,* en particulier les nausées du réveil, avec salivation, éructations, vertiges et sueurs froides ; *nausées gravidiques.*

Les nausées de Lobelia sont augmentées en bougeant, par l'odeur du tabac et par les boissons alcooliques, le matin, et calmées en buvant de l'eau, en se couchant au chaud, le soir.

Lobelia est aussi le remède de *l'oppression,* avec impression de spasme et de constriction du larynx et du thorax (asthme suffocant, emphysème).

Lobelia est surtout actif sur les sujets vagotoniques.

Lophophytum leandri

ou Flor de Piedra des Incas, Champignon de l'Amérique du Sud et de Madagascar, de la famille des Balanophoracées.

Indiqué dans les *goitres* avec palpitations, angoisses, exophtalmie, tension nerveuse.

Les troubles hépatiques avec dysphalgie.

Tous les *prurits.*

L'hypoménorrhée et l'aménorrhée.

C'est de plus un *anticoagulant* indiqué dans l'*artériosclérose*, l'artérite, la coronarite, la phlébite, la gangrène.

Lophophytum Léandri 6°X : 10 gouttes 1/2 h avant les repas.

Luesinum

Nosode biothérapeutique modificateur des terrains et états spécifiques, héréditaires ou acquis.

Il traite et contribue à traiter toutes les maladies et leurs complications évoluant sur des *terrains spécifiques* (troubles cutanés et nerveux).

Leur principale caractéristique (en dehors des examens de laboratoire), est l'*aggravation nocturne* (comme Magnésia carbonica) : douleurs nocturnes, osseuses et nerveuses, persistantes et profondes : Tabès, ozène, otites chroniques, surdités, troubles oculaires multiples...

Les *déformations osseuses* (nez spécifique), ostéïtes, caries dentaires précoces... (Fluoric acid, Mézéreum...).

Paralysie générale, sénescence précoce (Dr. Julian), Hérédo-spécificité...

Les malades relevant de Luesinum sont souvent mieux à la Montagne, et aggravés à la mer.

Luesinum peut être prescrit simultanément avec un traitement de fond allopathique, qu'il complète et renforce.

Luthéïnum

La Luthéïne est une hormone du corps jaune de l'utérus.

Aux hautes dilutions : oligorrhée, aménorrhée.

Aux basses dilutions « la luthéïne favorise la nidation de l'œuf », et peut ainsi contribuer à combattre la stérilité féminine.

Lycopode

Le pied de loup, ou souffre végétal, ou mousse terrestre, synonyme Clavatum.

Lycopode forme avec Sulfur et Calcarea le trio des *antipsoriques* (Charette).

C'est le médicament des *engorgements abdominaux :* les malades à gros ventre, souvent des intellectuels sédentaires, gros mangeurs, qui éliminent mal parce qu'ils ne bougent pas assez :

— tous les *engorgements hépatiques et rénaux* (urates) : lithiases, urémie, flatulence, fermentations intestinales, constipation, dyspepsie...
— Chez les enfants : anorexie, acétone (enfants à gros ventre et sans appétit), amygdalite, grippe persistante (nez et bronches).
— En général toutes les *stases digestives, respiratoires* et *circulatoires :*
  — diathèse épithéliale et uricémique ;
  — Lycopode est le *régulateur de la digestion* aussi bien chez les obèses et chez les maigres ;
  — il augmente l'*élimination de l'urée ;*
  — combat l'*impuissance,* et redonne confiance en soi.

C'est un *dépuratif énergique,* à employer prudemment, car — par exemple, s'il draine les sinusites, il doit être évité dans les otites aiguës, à cause de la libération brutale des toxines de l'organisme qu'il provoque, et des risques de propagation mastoïdienne (Dr. Chavanon). (Comme Hépar sulfur).

Dans les cas d'aggravation subite par lycopode, au début d'un traitement chez des malades dont les fonctions hépatiques et rénales n'ont pas été au préalable convenablement stimulées, China est en général le remède indiqué (Dr. Vannier).

Dans les abcès : il en active la maturité et *favorise l'élimination du pus* et des parties mortifiées, tant dans les tissus mous, que dans les tissus osseux (fistules chroniques, séquestres osseux...). *Il ramène les corps étrangers à la peau,* par exemple chez les blessés par plombs de chasse. Si suppuration ajouter Hépar sulfur.

Il traite les tics et tous les spasmes musculaires involontaires, l'aphasie, les vertiges du réveil, les toux spasmodiques des sédentaires sujets à des variations brusques de température, les naevis, l'héméralopie, l'hemianopsie verticale...

Les malades relevant de lycopode recherchent le mouvement et le grand air.

Les petits foies dépendent plutôt de lycopode ; les grois foies de Nux vomica.

— Psychisme : larmes faciles (quand on le remercie). Tristesse de 16 h à 20 h.

Lycopus virginicus

Labiée d'Amérique. Marrube de Virginie.

C'est le remède des *palpitations cardiaques* avec tachycardie et parfois même arythmie : Maladie de Bassedow, Hypertrophie du cœur, *cœur forcé des sportifs.* Eréthisme cardiaque.

Magnesia borocitrica

Borocitrate de Magnesium.

Lithiase rénale : urates, et *diathèse acide* (odeur sûre de tout le corps).

Magnesia carbonica

Le carbonate de Magnésie.

Médicament de la *diathèse acide :* odeur sûre de toutes les sécrétions : sueurs acides, urines et selles acides, salive acide.

Tout le *tube digestif est irrité :*

— depuis la bouche (*aphtes* irrités par la salive acide) ;
— l'œsophage irrité par des *régurgitations acides* qui agacent les dents ;
— l'estomac : dyspepsie acide, vomissements acides ;
— et surtout l'intestin : gargouillement, borborygmes et coliques amenant l'expulsion de *selles diarrhéïques acides, épuisantes et nocturnes.*

C'est aussi le médicament de l'*épuisement nerveux* avec hypersensibilité nerveuse et déminéralisation par acidité, « nerfs surmenés des gens épuisés ». Insomnie nerveuse.

Magnesia carbonica combat les *névralgies nocturnes en éclair* « douleurs fulgurantes nocturnes », calmées en se levant et en marchant dans la chambre, en se mettant à la fenêtre.

Névralgies faciales gauches (Zygoma).

Névralgies dentaires nocturnes calmées par une boisson froide (coffea chamomilla).

Magnesia carbonica est le médicament des *aggravations nocturnes* (Luesinum, Lachesis), par exemple :

— les *rhumatismes nocturnes* avec douleurs subites obligeant le malade à se lever et à marcher ;
— les *règles nocturnes* en retard, courtes, peu abondantes, noires et épaisses ;
— les *troubles digestifs nocturnes* par dyspepsie acide et hyperchlorhydrie ;
— les troubles digestifs de la grossesse, y compris les névralgies de la grossesse, à maximum nocturne, et calmés par une boisson froide et par le mouvement ;
— et surtout les *diarrhées nocturnes ;* les gastro-entérites nocturnes des bébés, augmentées par le lait.

Particularités : Magnesia carbonica est aggravé par le repos, par les règles, et la nuit.

Par contre il est calmé par le mouvement, en se promenant, et par une boisson froide (Vichy).

« Les règles des femmes relevant de Magnesia carbonica cessent dès qu'elles se mettent à marcher ».

Le contraire : Lillium tigrinum.

Magnesia formica

Formiate de Magnésium.

Colibacillose, diathèse urique.

Magnesia muriatica

Chlorhydrate de magnésie.

« Identique à Magnesia carbonica, mais l'action sur le système nerveux est plus prononcée » (Dr. Borianne).

Les troubles digestifs : gros foie induré, constipation de selles claires, jaunisse, migraines périodiques nocturnes, vertiges au lit, dysurie (ces malades ne peuvent pas uriner couchés).

Les règles sont noires, abondantes, *nocturnes,* avec douleurs crampoïdes, leucorrhée après la selle.

Les douleurs nerveuses, nocturnes, crampoïdes avec *secousses électriques.*

Bref Magnesia muriatisca est le médicament des gens dont tous les symptômes sont :

— *aggravés au lit*, en particulier couché sur le côté droit,
— calmés en bougeant,
tels les gens engourdis et *rouillés au réveil,* et mieux dès qu'ils bougent (rhus tox).

Migraines, palpitations, crampes, névralgies, lumbagos, dysménorrhées, métrorragies = tout cela à maximum nocturne. Aggravation toutes les six semaines.

Magnesia phosphorica

Phosphate de magnésie.

Calmant et tonique nerveux.

Très bon médicament des *douleurs fulgurantes,* en éclair, des névralgies violentes et fugaces, des troubles spasmodiques tels que crampes et convulsions violentes mais brèves, et survenant surtout après avoir pris froid.

Les douleurs et névralgies intéressent surtout la moitié droite du corps, et sont à type de spasmes et de crampes musculaires en éclair, donc intermittentes.

Névralgies faciales droites, sciatiques droites, névralgies intercostales droites, crampes des écrivains, tics de la face, nystagmus, névralgies du trijumeau droit.

On emploie aussi Magnesia phosphorica comme *antispasmodique abdominal :* coliques, règles douloureuses, et dans l'incontinence d'urine.

« Magnesia phosphorica est alors très proche de colocynthis, mais colocynthis affecte plutôt la moitié gauche du corps, et Magnesia phosphorica la moitié droite ».

C'est surtout le médicament des rhumatisants frileux, à latéralité droite.

En 3°X, selon Schussler, il traite les états de présénescence, le prurit sénile, l'eczéma sénile, les rhumatismes et névralgies séniles...

Malva

Mauve sylvestre. Malvacées.

Adoucissante, émoliente, pectorale.

Malandrinum

Malandre du cheval, nosode ne se fabriquant plus.

Ichtyose ou peau écailleuse.

Manganum

Le Manganèse, métal.

C'est le médicament des *gens frileux et déprimés, qui aiment obstinément leur lit.*

C'est le remède de la *faiblesse* (comme Ferrum) et des malades sans réaction. « Le moindre rhume leur tombe sur la poitrine » (Dr. Borianne).

Ce médicament s'adresse avant tout aux *états tuberculiniques* par atonie (en particulier l'atonie musculaire des membres inférieurs) ; et aux *rhumatismes articulaires avec enflures et taches rouges* saillantes et douloureuses, tel *l'érythème noueux.* Asthme et éruptions (alternances morbides).

Manganum est aussi indiqué
dans les *otalgies brusques* des temps humides et froids ;
dans la *surdité catarrhale* des temps humides et froids ;
dans l'*enrouement matinal amélioré en fumant.*

Dans tous ces cas le malade reste couché, immobile, au chaud et sans parler (Cocculus).

On donne encore Manganum dans la *faiblesse des membres in-*

férieurs et la paraplégie par paralysie progressive des nerfs moteurs (conium).

Manganum traite l'*eczéma sec* et le *psoriasis* des plis de flexion (genoux, coudes), l'eczéma fissuré.

Il fait merveille dans la chlorose des vieilles filles sèches et anémiées, dont les règles sont aqueuses et brèves.

Manganum acétic

L'acétate de Manganèse.

C'est un remède de la *paralysie agitante* (maladie de Parkinson) et de l'*eczéma fissuré* des plis de flexion, des articulations et des mains.

Crevasses et engelures des anémiés.

Marmorek

Nosode tuberculinique ou Biothérapique modificateur du terrain tuberculinique ou *pré-tuberculinique* préparé en partant du sérum Marmorek, encore appelé Xylin.

Il est indiqué dans les états prétuberculiniques des jeunes, et le début de la tuberculose des jeunes : amaigrissement, anorexie, adénopathie, virages de cutis, constipation des tuberculeux sans aucun besoin, sommets voilés...

« Ne jamais donner Marmorek à un organisme non drainé » (Dr. Vannier).

Actuellement Marmorek ne se fabrique plus en France. On le remplace provisoirement par tuberculinum.

Marrubium vulgare

Le Marrube blanc fluidifie les sécrétions et favorise leur expulsion.

On l'emploie dans toutes les congestions où il peut avoir une action fondante sur les muqueuses : bronchite chronique des asthmatiques, congestion gastrique et hépato-biliaire, ictères, insuffisance hépatique, oligoménorrhée des anémiques, paludisme, fièvre typhoïde.

De plus la TM de Marrubium a une action tonique et apéritive.

Matricaria

Matricaire ou camomille Allemande (Voir Chamomilla).

Sa tisane : tonifie et embellit les cheveux ; décongestionne les yeux fatigués.

Medorrhinum

Nosode modificateur du terrain préparé avec du pus gonococcique. Synonyme : Biothérapie médorrhinum.

C'est le médicament des *états sycotiques* aigus et chroniques (*blennorragie*).

Actuellement, devant les résultats spectaculaires obtenus en soignant la blennorragie aiguë par les antibiotiques, il semble préférable de réserver medorrhinum pour parachever la guérison, car seul ce nosode peut à la longue achever de débarrasser l'organisme des toxines gonococciques résiduelles, et éviter ainsi des complications à retardement.

En effet après un traitement par les antibiotiques les malades sont le plus souvent « blanchis, mais non guéris », et ils peuvent faire des rechutes tardives plus ou moins éloignées, sans nouvelles contaminations extérieures.

De plus, pour certains auteurs, la blennorragie prédisposerait au cancer (ce n'est pas prouvé).

Il existe trois sortes de blennorragies :

— récente : cystite, orchite, Métrite, salpingite...
— ancienne : prostatite, impuissance, stérilité, rhumatismes et asthme d'origine gonococcique...
— héréditaire : terrains sycotiques, arriération mentale et physique...

Toutes les trois relèvent de Médorrhinum.

Elles ont cette particularité qu'elles font partie des maladies aggravées au bord de la mer. Autre aggravation = « diurne ». (aggravation nocturne = Luesinum).

Le Dr. Julian emploie Médorrhinum encore pour la présénescence, les pertes de mémoire, les raideurs articulaires, la frilosité...

Le Dr. Borianne conseillait d'associer médorrhinum avec Thuya et Silicea en 7 CH, et aussi avec Hydrastis et sarsaparilla en 5 CH.

Melilotus

Mélilot blanc, trèfle de cheval.

Plante à coumarine, *Melilotus TM* agit comme analgésique, hypnotique et stupéfiant, car la coumarine a une action freinatrice sur l'excitabilité réflexe. C'est donc un anti-spasmodique. Elle agit cependant essentiellement sur la circulation.

Melilotus 4 et 5 CH est le médicament de toute congestion améliorée par une hémorragie telle :

— Céphalées et migraines congestives améliorées par un épistaxis (insolation).

— Hémorroïdes dont la douleur est calmée par une hémorragie anale.
— Douleurs utérines calmées par l'apparition des règles (congestion utérine).
— Congestions pulmonaires améliorées par une héymoptysie.
— Hypertension calmée par une hémorragie ou une saignée.

On l'emploie localement en compresses pour calmer des congestions veineuses ou en inhalations pour soulager des céphalées congestives.

Melissa

La Mélisse. Labiées.

Sa *Teinture Mére* a une action sédative, calmante, spasmolytique, stimulante, stomachique, digestive, carminative et sudorifique, sur le cerveau, le cœur, l'utérus et l'appareil digestif.

On l'emploie dans les *troubles nerveux du cœur,* le faux angor, les migraines et les névralgies de la tête (odontalgie, névralgies faciales, otalgie...), l'insomnie, les évanouissements nerveux, les règles douloureuses, l'asthénie, l'asthme nerveux...
— soit en 4 CH, soit en TM : on donne alors 50 gouttes dans une infusion de fleurs d'oranger,
— soit au coucher pour faire dormir,
— soit dans la journée pour détendre et calmer,
— soit après les repas pour faire digérer.

Dans les troubles nerveux du cœur (palpitations) on peut y ajouter XX gouttes de cratægus TM, une ou deux fois par jour.

Menispermum

Parille jaune.

Migraines.

Mentha

La Menthe. Labiées.

Antispasmodique, calmante, cordiale, digestive, stimulante.

Sa TM stimule les sécrétions de l'estomac, du foie et de tous les sucs digestifs.

Elle a une action apéritive, astringeante, anti-inflammatoire, stimulante, tonicardiaque et expectorante.

Elle combat efficacement les flatulences, la lithiase biliaire, les nausées, les palpitations et les tremblements nerveux.

C'est le très vieux remède des *évanouissements* et des bronchites catarrhales.

N.B. : la menthe antidote tous les remèdes homœopathiques (ainsi que le camphre et la créosote).

Sa distillation donne l'essence de menthe, dont le principal constituant est le menthol.

Menyanthes

Trèfle d'eau, de la famille des gentianées. Dépuratif.

Migraines du vertex :

— augmentée par la fatique physique,
— calmée par le repos et le sommeil.

Céphalée congestive post-prandiale, dyspepsie nerveuse.

Anorexie.

Entre dans le sirop de Raifort composé.

Mephitis

Mephitis putorius ou Mustela foetida : le Putois.

Toux spasmodique nocturne de la coqueluche, et des spasmes laryngés.

Mercurialis

Mercuriale. Enphorbiacées.

Laxatif et purgatif.

Employée en tisane, lavement et T.M.

Mercurius

Le mercure blanc ou Mercurius vivus.

Médicament à multiples indications que l'on peut résumer en quatre mots :

Stomatite, gastralgie, dysenterie, néphrite.

Otites chroniques, fétides et sanguinolentes.

Pyorrhée alvéolo-dentaire avec salivation fétide et sanguinolente, couronnes cariées et racines intactes, goût métallique, « la langue garde l'empreinte des dents ».

Angines à fausses membranes (Kali bich), et abcès de l'amygdale.

Coryza chronique avec rhinorrhée brûlante, irritante et corrosive.

Ulcération de la cornée avec larmoiement irritant et brûlant, photophobie.

Cystite chronique, néphrite chronique avec urine brûlante et irritante, Bright.

Leucorrhée brûlante et irritante.

Sueurs malodorantes qui ne soulagent pas.

Douleurs osseuses nocturnes (luesinum).

Eruptions polymorphes avec plaques rouges et ulcérations brûlantes et tuméfiées.

Adénites, surtout inguinales, avec tendance à la suppuration.

Dysenterie avec diarrhée souvent sanguinolente (particularité « de n'en avoir jamais fini » comme podophyllum).

Faiblesse et tremblement, paralysies localisées et incomplètes, sans atrophie musculaire.

Troubles psychiques, intelligence et mémoire diminuées, sénescence précoce, hébétude, retour en enfance.

Mercurius agit sur le système lymphatique comme aconit agit sur le système artériel.

Mercurius biiodatus

Biiodure de mercure.

Médicament de l'*amygdale gauche* avec adénopathie sous maxillaire. (A dr. : Hg dulcis).

Ecoulement rhino-pharyngé, enrouement.

Mercurius corrosivus

Le sublimé corrosif.

C'est le médicament de toutes les *irritations brûlantes* et des *ulcérations des muqueuses,* comme mercurius, mais en plus violent :

— *Cystites* très douloureuses avec ténesme vésical intense, souvent compliquées d'*albuminurie.*

— *Diarrhées brûlantes* avec épreintes et ténesme rectal, dysenterie sanglante ; entérite tuberculeuse.

— Dysphagie intense, angines pseudo-phlegmoneuses, à fausses membranes grisâtres.

— Kératites, iritis...

Mercurius cyanatus

Le Cyanure de mercure.

Il s'adresse à *toutes les angines blanches,* à points blancs ou à fausses membranes blanchâtres, les aphtes à peaux blanches...

Avec Kali bich, c'est le remède homœopathique de la *diphtérie* et du *croup,* dont il renforce considérablement la sérothérapie.

Mercurius cyanatus est également indiqué dans toutes les *laryngites croupales* et *faux-croupales*, à toux rauques (Spongia, Sambucus, Hépar sulfur).

Et par extension à l'enrouement chronique des orateurs et des chanteurs, aux pyorrhées alvéolo-dentaires :

— soit primitives,
— soit consécutives à un abus de traitement mercuriel.

Et bien entendu aux diarrhées avec irritations anales, comme tous les mercures.

Sa caractéristique est la prostration rapide et profonde, avec peau froide et les extrémités glacées ; parfois même hoquet, anurie, syncopes répétées.

Mercurius dulcis

Le Calomel

Médicament de la *diarrhée infantile verdâtre* avec souvent mucosités, peaux et filets sanguinolents.

On le recommande dans les *otites moyennes répétées* des enfants scrofuleux, avec végétations adénoïdes récidivantes, catarrhe tubaire et glaires rhino-pharyngées souvent sanguinolentes.

Mercurius dulcis a une affinité pour l'amygdale droite, comme mercurius protoiodatus.

On le recommande aussi pour le gros foie des enfants malingres, souvent douloureux à la palpation ou spontanément.

Mercurius protoiodatus

Le protoiodure de mercure.

Médicament de l'*amygdale droite.* comme mercurius dulcis et lycopode (Lachesis s'adresse à l'amygdale gauche).

Angines à prédominence droite, abcès de l'amygdale droite, sinusites fronto-maxillaires droites, iritis droit...

Mercurius solubilis

Le mercure soluble, ou oxyde noir de mercure, ou Azotate de mercure et d'ammonium.

Médicament par excellence de l'*angine rouge*, du coryza chronique brûlant et irritant (narines ulcérées) ; de la diarrhée dysentériforme nocturne.

« On pensera à Mercurius solubilis chaque fois que le malade est aggravé la nuit, et qu'il se sent plus mal par la chaleur du lit » (Dr. Borianne).

« Mercurius solubilis est le médicament de l'inflammation de la gorge et du rhino-pharynx au moindre refroidissement ».

Mezereum

Morillon, Bois gentil, Daphné mezereum. Daphnéacées.

Médicament de la *peau*, et des éruptions aiguës et chroniques, en particulier celles qui réapparaissent tous les étés : herpès, *eczéma suintant*, impétigo, *vésicules prurigineuses*, eczéma du cuir chevelu, Zona, ulcérations chroniques, ulcères variqueux... Toutes les irritations *brûlantes* de la peau et des muqueuses.

Mezereum agit aussi sur les *ulcérations des muqueuses :* bouche, œsophage, estomac, laryngite chronique (cordes vocales ulcérées), ulcère perforant du voile du palais avec souvent *nécrose* et destruction des tissus, métrite ulcérée chronique avec leucorrhée irritante.

C'est aussi un excellent médicament des *névralgies* (faciales et post-zona) et des *rhumatismes survenant après une éruption rentrée :* « comme sulfur, Mezereum ramène tout à la peau ». Les névralgies sont améliorées par la chaleur.

D'où son emploi dans les *complications post-vaccinales*, en particulier celles du vaccin antivariolique dont il atténue les réactions (méningites vaccinales).

Mezereum agit aussi sur le *périoste et les os :* déformations osseuses, caries et *suppurations osseuses*, douleurs osseuses nocturnes profondes et brûlantes (luesinum).

Mezereum fait disparaître le *tic de la paupière supérieure gauche* (tic de la paupière supérieure droite = paris quadrifolia).

Mezereum est aussi un *excellent médicament anti-spécifique*, surtout lorsque les manifestations externes et internes ont résisté aux traitements classiques, tel le mercure et le bismuth, et après un usage allopathe excessif de ces grands remèdes spécifiques (comme aurum, Kali iod et nitri acid), Stomatites médicamenteuses. Liséré gingival, comme plumbum.

Mica

Silico-aluminates de potasse, de fer, et de manganèse.

C'est le remède du *Vitilligo* (Dr. Das de Calcutta) et de la Lèpre (Nodosités).

Donne de bons résultats dans la *dépression mentale* avec anorexie, insomnie, sursauts en dormant.

Agit dans la *pyorrhée alvéolo-dentaire*, avec gonflement des glandes sous-maxillaires et dans le *mal perforant plantaire* et dans la faiblesse musculaire des avant-bras.

On ne doit pas employer mica dans les tissus de sclérose, car il risque de produire de l'inflammation et de la suppuration.

Millefolium

Herbe de St-Jean, millefeuille. Composées.

Aromatique ; amère ; astringente ; vulnéraire.
Médicament *anti-hémorragipare.*

Il traite *toutes les hémorragies,* spontanées ou traumatismales, l'*hémophylie,* et devrait être employé avant toute intervention chirurgicale et avant tout accouchement avec Arnica et China, car il diminue considérablement les temps de saignement et de coagulation (Hémoptysies, épistaxis, ménorragies et métrorragies, hémorroïdes saignantes, hémorragies dentaires...).

Monilia abicans

Nosode préparé à partir d'un lysat de culture du Monilia albicans.

Dermatoses post-antibiothérapiques.

Eczéma fissuré et linéaire des replis cutanéo-muqueux.

Aphtes, eczéma des lèvres avec croutes. Vulvo-vaginites.

Morus nigra

Le Murier noir.

Ses bourgeons l°X sont indiqués dans le diabète.

Moschus

Le musc de chevrotin est le médicament de l'*hyperexcitabilité nerveuse et des spasmes nerveux :* Palpitations nerveuses, Psychonévroses, crises de nerfs, troubles nerveux de la grossesse, Hyperexcitabilité sexuelle, hystérie, Catalepsie.

Moschus calme les spasmes de la glotte, la coqueluche, la laryngite striduleuse, les quintes et toux nerveuses, le hoquet, la dyspnée et l'asthme nerveux, les nausées et vomissements après coït.

Sumbul et Moschus (l'agitation) sont le contraire d'Ambra grisea (l'apathie).

Une crise d'asthme est souvent coupée net par 2 g toutes les 10' et en alternant les trois tubes *Ipeca 4, Sambucus 4* et *Moschus 4.*

Morbillinum

Nosode ou Biothérapie modificateur du terrain de la Rougeole.

Atténue l'intensité de la *Rougeole.*

A ne donner que le 2e jour après la sortie de l'éruption, sinon en gênerait la sortie.

Murex

Coquillage gastéropode. Pourpre antique.

Médicament du *système génital de la femme.*

« Excitation sexuelle considérable, à en perdre la raison ». (Dr. Borianne).

Pesanteur dans le bas ventre, mélancolie, nymphomanie, tendance syncopale chez les névropathes, tout cela souvent amélioré par l'apparition de leucorrhée, et la pression forte.

Douleurs des seins avant et pendant les règles.

Douleurs croisées : sein gauche et ovaire droit, ou le contraire.

Muriatic acid

Acide Chlorhydrique.

Tonique énergique employé dans l'*épuisement physique* « le malade glisse dans son lit ».

C'est aussi le médicament des deux orifices du corps : *bouche et anus* (ulcérations et hémorragies) :

— bouche : lèvres craquelées, langue sèche et raccornie, aphtes, dysphagie, régurgitations acides...
— anus irrité et douloureux avec selles involontaires (en urinant), diarrhée avec selles abondantes parfois sanguinolentes, ulcérations intestinales et hémorragies intestinales (typhoïde). Prolapsus du rectum.

LHM recommande muriatic acid dans les dacryocystites, et les douleurs et pesanteurs des membres inférieurs.

Hyperchlorhydrie, Brûlures d'estomac.

Mygale

Araignée noire de Cuba.

Médicament du *torticolis* avec spasmes des muscles de la face, des *tics* et de tous les mouvements involontaires (comme la Chorée, la carphologie, etc.), et de tous les malades qui bougent continuellement.

Myrica cerifera

Le laurier sauvage, Arbre à cire.

Médicament de la *jaunisse* et de la Cholécystite avec douleur sous l'omoplate gauche. C'est l'ictère avec des signes cardiaques (bradycardie et palpitations).

Myristica sebifera

L'Ocoba ou muscade à suif.

« *Le bistouri des homœopathes* ».

Ce médicament hâte l'évolution des abcès en provoquant une suppuration rapide, et l'ouverture spontanée de la collection suppurée vers l'extérieur.

Charette le conseille dans toutes les inflammations de la peau, du tissu cellulaire et du périoste. Il est très efficace dans les *panaris.*

Compléter avec pommade au Cyrtopodium. (Onguent KLC).

Myrtillus

La myrtille : recommandée dans les *diarrhées rebelles*, avec tachycardie et colibacillose.

Myrtus communis

La Myrte : médicament du *sommet gauche :* tuberculose, névralgie avec point de côté sous le sein gauche et l'omoplate gauche.

Naja

Venin de Cobra.

Tonique du cœur, en particulier du Myocarde.

Employé dans :

- les *douleurs cardiaques* avec angoisse, la *toux cardiaque* avec oppression et suffocations (Spongia, Laurocerasus),
- la *faiblesse cardiaque* avec palpitations, tachycardie et oppression,
- les *endocardites rhumatismales*
  - soit avec lésions valvulaires, asystolie,
  - soit avec défaillance du cœur et embolies septiques,
- les *angines de poitrine.*

De plus, médicament de la tendance au suicide (aurum) et de la *chorée* avec douleurs musculaires. Lymphangites.

Chez les femmes, l'ovaire gauche et le cœur semblent réunis par un fil et liés étroitement dans leur symptomatologie. Au contraire de Lachesis les douleurs sont augmentées pendant les règles.

Dans la diphtérie combat les complications cardiaques.

Indiqué aussi dans les formes graves du Choléra.

Les malades de Naja sont aggravés couchés sur le côté gauche, et améliorés, couchés sur le côté droit.

Naphtalinum

La naphtaline, carbure retiré du goudron de houille.

Action sur les yeux, la muqueuse respiratoire et la peau.

C'est le médicament de la *cataracte* et de toutes les opacités du cristallin et de la cornée (taies).

Agit aussi dans la laryngite aiguë, l'*asthme sec* avec quintes, toux spasmodique et éternuements, calmés au grand air (rhume et asthme des foins, coryza spasmodique...).

Prurit avec épaississement de la peau (verrues, cors...).

Natrum arsenicosum

Arseniate de sodium.

Alternance d'éruptions et de bronchite (une *éruption rentrée* provoque une bronchite).

Natrum carbonicum

Carbonate de sodium.

Faiblesse des articulations : c'est le médicament des *entorses*, et de toutes les dislocations articulaires.

Insolations avec migraine, photophobie..., et en général tous troubles causés par le soleil et la chaleur (brûlures et coups de soleil, toux et oppression en entrant dans une chambre chaude...).

« Natrum carbonicum est toujours mieux l'hiver que l'été ».

Rhinopharyngites chroniques, catarrhe tubaire avec hyperacousie douloureuse, Kératite des enfants scrofuleux.

Dyspepsie acide avec faim douloureuse et aversion pour le lait (qui donne de la diarrhée) « *dyspepsie des végétariens* ».

Eczéma du dos de la main (Pix liq.) (paume des mains : aethiops merc + Kali ars, Selenium).

Natrum hypochlorosum

Eau de Javel.

Employé pour alternances d'asthme et d'éruptions ; toux croupales ; dermatoses professionnelles (blanchisseuses + Antimon cr.) et prurigineuses.

Natrum muriaticum

Le Chlorure de Sodium, le vulgaire sel de cuisine.

C'est le *fortifiant des enfants :* il combat la déminéralisation, l'amaigrissement, la pâleur, le retard dans le développement physique des enfants (qui marchent tard, qui sont maladroits, qui prennent froid facilement, qui présentent de l'incontinence d'urine prolongée), lymphatisme, anémie, scrofule, leucocytose...

C'est aussi le médicament des *écoliers fatigués :* céphalée, fatigue oculaire, perte de mémoire, inattention, enfants tristes recherchant la solitude...

Natrum muriaticum a encore beaucoup d'autres indications :

— *soif insatiable,* coryza chronique, cataracte,
— aménorrhée des jeunes filles pâles et chlorotiques,
— fatigue vertébrale et lumbago chronique,
— eczéma sec des plis de flexions, lèvres sèches et craquelées, avec son signe caractéristique : *la crevasse médiane de la lèvre inférieure* (la crevasse médiane de la lèvre supérieure relève de Selenium et celles des commissures de Nitri ac., Ant. cr., Cond.),
— eczéma rétro-auriculaire et eczéma du cuir chevelu en général,
— fatigue subite à 10 h. du matin...

« Natrum muriaticum est un des meilleurs médicaments de la *tuberculose pulmonaire des jeunes* » (Dr. Borianne).

Particularités : le sujet relevant de Natrum muriaticum maigrit tout en mangeant beaucoup, comme iodum ; céphalée diurne, fièvre diurne (frisson de 10 h. du matin), langue en carte de géographie, désir de sel...

Natrum phosphoricum

Phosphate disodique.

Petit médicament de la *dyspepsie acide,* et de toutes les asthénies d'origine digestive, Anorexie (Magn. carb., Robinia).

Natrum sulfuricum

Le sulfate de Sodium.

C'est le gros médicament de l'*Arthritisme,* et de toutes les maladies qui en découlent : *Rhumatisme, asthme, éruptions.*

Natrum sulfuricum agit surtout bien chez les *sycotiques* et les *hydrogénoïdes.*

Pour Nash : « Natrum sulfuricum est le remède des *temps humides* ».

Rhumatismes : raideurs et craquements articulaires, faiblesse et tremblement des membres, poussées rhumatismales par temps humides et froids, et aux changements de temps.

Asthme, particulièrement l'*asthme chronique,* pire par temps humides et froids, et au bord de la mer (medorrhinum). Toux grasse avec douleur dans l'hémithorax gauche : bronchite chronique.

Eruptions printanières, verrues, condylomes, prurit en se déshabillant.

De plus natrum sulfuricum est un excellent médicament de la *diarrhée matinale* et *post-prandiale,* avec flatulence, foie sensible, et toujours aggravée par l'humidité.

Particularité : *la céphalée* de Natrum sulfuricum est calmée par l'air froid et par des compresses d'eau froide ; contrairement à tous les autres symptômes pathologiques de ce médicament, qui aime la chaleur.

Népenthès

Plante de l'Asie tropicale et de Madagascar dont les feuilles ont une forme étrange dite *ascidie,* et dont les anciens se servaient pour *combatre la tristesse* (Homère).

Aujourd'hui, on l'emploie pour combattre la *sénescence* et la *pré-sénescence :* pré-ménopause, pré-andropause.

Fatigabilité, irritabilité, caprices involutifs du libido, dérèglements hypophyso-thyro-ovariens ou testiculaires.

Népenthès combat aussi l'achlorhydrie gastrique, l'atonie digestive, et l'ulcère de la cornée (Dr. Julian).

Nigella sativa

Herbe aux épices. Renonculacées.

Abortif, antibistominique. *Migraines.*

Nitri acid

L'acide azotique.

C'est le médicament des *ulcères torpides* et chroniques, avec l'impression d'une écharde de bois enfoncée sous la peau.

Avec Thuya et staphysagria, Nitri acid est l'un des principaux médicaments de la *Diathèse épithéliale :* Ulcères, Fissures, Gerçures.

Ulcères variqueux chroniques et interminables, ulcères de la cornée, souvent récidivants, angines ulcéreuses et aphtes, ulcères gastro-duodénaux...

Hémorroïdes fissuraires, métrites hémorragipares, cystites aiguës et chroniques, *Blennorragie inguérissable* malgré tous les traitements allopathiques et homœopathiques.

Adénopathies suppurées, *otites chroniques interminables*, surdité améliorée par la trépidation d'un véhicule, comme graphites, tuberculose pulmonaire caséeuse, entérite tuberculeuse, laryngite chronique avec *enrouement matinal.*

Sueurs fétides des pieds et des aisselles.

Antidote de l'intoxication mercurielle, par abus de traitement ou intolérance au traitement par le mercure chez les syphiliques.

Nitri acid s'adresse surtout aux *terrains scrofuleux, bacillaires et spécifiques.*

Et les malades ressortissant de Nitri acid sont toujours mieux en voiture.

Psychisme : rancunier et haineux ; n'accepte aucune excuse.

Nuphar lutéum

Le nénuphar jaune. Nymphéacées.

Dyspepsie nerveuse avec diarrhée. Nymphomanie.

Nux moschata

Noix muscade des mollusques.

C'est le remède des *gens somnolents* et mous, *constamment assoupis,* avec flatulence et surtout *sécheresse extrême de la peau* et des muqueuses : ces malades ne transpirent jamais, (comme alumina) et ont une envie irrésistible de dormir. (comme antimonium tartar, Asclepias, Hg, Ammon carb., Opium).

Bouche sèche, mais absence de soif ; distension abdominale considérable par les gaz gastro-intestinaux ; *diarrhée estivale,* en particulier des nourrissons et des enfants.

Nux moschata traite tous les troubles nerveux de la grossesse, en particulier la dyspepsie nerveuse, la *grossesse nerveuse,* l'hystérie, les hallucinations, l'humeur changeante et contradictoire (Ignatia), et en général tous les troubles entraînant de l'hébétude, de l'indifférence, des pertes de mémoires, et la tendance à s'évanouir pour la plus petite cause (Ammonium carb).

Nux vomica

La noix vomique d'où l'on extrait la strychnine. Synonyme Colubrina. Loganiacées.

C'est le *dépuratif par excellence.*

Il est selon Charette le médicament type du « business man » *surmené* par les affaires et les soucis, la vie de bureau et sédentaire, les repas trop abondants et trop vite absorbés, avec *surexcitation nerveuse.*

C'est le plus grand de nos polychrestes.

Nux vomica aide

— à la digestion : somnolence et migraines post-prandiales, dyspepsie post-prandiale, lourdeurs...
— et à l'élimination : gros foie congestionné, toutes les stases et tous les engorgements digestifs, flatulence ; constipation à type spasmodique (Plombière) ; hémorroïdes, lithiases vésiculaire et rénale ; rhumatismes par dépôts articulaires (tophis) ; crampes d'estomac, *crampes musculaires...*

Nux vomica *draine les intoxiqués* et les alcooliques ; les excès alimentaires, les abus médicamentaires...

Il contribue ainsi à éclaircir les cas de malades trop soignés sans résultats appréciables, tels palpitations, angor vrai ou faux des pléthoriques, *hypertension,* hypochondrie...

Nux vomica tonifie les sédentaires et les intellectuels fatigués (lourdeurs, stases digestives et veineuses), et *calme les nerveux et les excités.*

Les *indications nerveuses* de Nux vomica sont le *Tétanos,* l'ataxie locomotrice, les névralgies intermittentes matutinales (sus-orbitaires gauches), les névralgies intercostales calmées en se couchant sur le côté sain, le lumbago matinal, les vertiges, *tremblements,* mauvaise haleine du réveil, *Paraplégies spasmodiques.*

Pour Nash : les trois caractéristiques de Nux vomica sont : sensibilité, nervosité, frilosité.

Particularités : bien-être trompeur la veille des manifestations morbides (psorinum) et aggravation du matin.

Vanier oppose Nux vomica (réflexes exagérés) à Curare (réflexes diminués ou abolis).

Ocimum canum

Le Basilic blanchâtre.

Coliques néphrétiques avec sable rouge dans les urines (urates).

Oenanthe crocata

Le Persil laiteux. Oenanthe safranée. Ombellifères.

Médicament des *secousses spasmodiques :*

— convulsions, *épilepsie,* éclampsie puerpérale,
— troubles épileptiformes pendant les règles.

Oenothera biennix

L'onagre bisannuelle.

Clarke l'employait pour :

- l'hyperdéfécation et la polyurie (*entérite des enfants*),
- la *fatigue* avec tremblements et crampes musculaires,
- étourdissements, vertiges, impression de flotter dans l'air.

Oleander

Le Laurier Rose.

Médicament de l'*affaiblissement physique et intellectuel*, avec *insécurité des sphincters*, selles involontaires, faiblesse avec tremblement, lassitude.

Très efficace dans les *éruptions pruriantes du cuir chevelu*, l'eczéma rétro-auriculaire.

On l'emploie aussi dans les raideurs articulaires, l'engourdissement des membres inférieurs, les crampes dans les mollets en étant assis ; les palpitations.

Olea europa

L'olivier.

Médicament de l'*hypertension artérielle* et de l'artério-sclérose avec hyper-cholestérolémie. Provoque une abondante diurèse.

Les bourgeons d'olea europa l°X ont une action hypotensive et antiscléreuse artérielle, et normalisent le taux du cholestérol sanguin (Dr. Tétau). (Artério-sclérose et ses complications).

Onosmodium

ou Lithospermum virginicum.

- *Neurasthénie sexuelle*, absence de désir sexuel et impuissance.

  Règles en avance et longues, leucorrhée irritante, seins et utérus douloureux.
- *Fatigue physique et intellectuelle*, ataxie locomotrice, perte de mémoire.
- *Fatigue oculaire :* amblyopie, diplopie.

Oophobinum

Extrait ovarien.

Troubles secondaires après ovarectomie, frigidité, prurigo.

Opium

L'opium du Pavot, synonyme homœopathique : Thébaïcum.

C'est le médicament de l'*atonie* physique et morale.

En particulier l'atonie intestinale et la *constipation par atonie* (Chatel-Guyon) et les constipés chroniques avec stase intestinale et ses complications : l'*occlusion intestinale* par accumulation des matières, en particulier chez les vieillards (donner alors Plumbum 9 CH, et 1/2 h après Opium 9 CH, et 1/2 h après Alumina 9 CH). Volvulus.

Opium est aussi le médicament de l'*atonie morale*, surtout *après frayeur :* stupeur, torpeur, somnolence, insensibilité, adynamie, paralysie sine materia après frayeur, aphonie, rétention d'urine, constipation, *règles supprimées après frayeur...*

Opium est le médicament de tous les chocs émotionnels : deuils, chagrins, émotion, commotion après accident ou bombardement... (sujets indifférents à tout, sans réaction, insensibles, pupilles contractées en myosis serré).

Opium est indiqué dans les *ictus apoplectiques*, les *comas*, le delirium tremens, la rétention d'urine après un accouchement, le glaucome, la migraine occipitale, la fièvre aiguë avec assoupissement et sueurs.

Opium est aussi le principal remède des *coliques saturnines* avec Plumbum.

Orange

Auriantacée.

Palpitations, spasmes cardiaques, insomnie (fleurs d'orangers).

Origanum majorana

La Marjolaine. Labiée.

Sédatif, antispasmodique. Toux nerveuse.

Troubles nerveux en rapport avec *hyperexcitabilité génitale ;* obsession sexuelle ; rêves érotiques, onanisme, nymphomanie des vierges, tics, insomnies, mélancolie sexuelle, chagrins d'amour, météorisme, aérophagie, migraines, aménorrhées des vierges, malades imaginaires ou mentaux.

Ornithogallum

L'étoile blanche, la belle de onze heures.

Médicament des *ulcères et des tumeurs des voies digestives*, en particulier celles de l'estomac et de l'intestin grêle.

Orthosiphon stamineus

Thé de Java.

Diurétique hépato-rénal, employé en tisane (urosiphon) pour stimuler l'élimination azoturique, et comme sédatif stimulant la dépuration urinaire.

Cette tisane est en outre déchlorurante et hydrurique.

Oxalic acid

L'acide oxalique.

C'est le dissolvant des dépôts d'acide oxalique

— soit dans les reins : *lithiase oxalique,*
— soit dans les articulations : *goutte* et rhumatismes.

Oxalic acid est à employer chez tous les malades qui éliminent mal leur acide oxalique
tels les *gros mangeurs sédentaires,* avec troubles nerveux intéressant surtout le bulbe et la moelle : spasmes, myélites, paralysies, lumbagos... et avec troubles cardio-vasculaires,
tels *angor* vrai ou faux, point au cœur, engourdissement des membres inférieurs, douleur aiguë dans le poumon gauche avec respiration spasmodique, mains et pieds morts, engourdissement du bras gauche.

Oxalic acid complète Nux vomica chez les *pléthoriques sédentaires.*

Voici quelques aliments oxalophores : cacao, café, thé, poivre, chocolat, épinards, oseille, rhubarbe, figues sèches, etc...

La suppression ou la diminution des boissons gêne et freine l'élimination de l'acide oxalique, et favorise sa rétention (d'où la stupidité dangereuse de ne pas boire pour maigrir).

Pour favoriser l'élimination de l'acide oxalique il faut boire abondemment, par exemple une bouteille d'eau de Vittel ou Contrexéville chaque jour *en dehors des repas.* Et prendre si besoin un diurétique approprié pour favoriser les échanges et l'élimination.

Oxydendrum arboreum

Oxydendron ou andromède d'Amérique.

En TM est souvent très efficace dans l'*ascite* et l'*anasarque avec anurie,* car c'est un diurétique puissant.

Voisin et Boericke le recommandent dans la *goutte avec oligurie,* l'hypertrophie prostatique, les calculs vésicaux, les troubles de la circulation portale (veines du cou) avec oppression.

Paeonia

La Pivoine est le médicament des *hémorroïdes*

— soit aiguës (phlébite anale),
— soit chroniques (ulcérations suintantes, fissures et fistules anales).

Paeonia agit dans toutes les stases veineuses, mais surtout anales et dans toutes les ulcérations veineuses (ulcères variqueux). Prurit anal, ulcérations anales.

Palladium

Le métal palladium est le médicament de l'*ovaire droit* et de toutes les affections qui s'y rattachent, surtout règles accompagnées de douleurs dans l'ovaire droit, avec irradiations en haut vers le sein et l'épaule droits, et en bas à type de sciatique droite.

Paratyphoïnum B

Ce nosode de la paratyphoïde serait selon le Dr. Julian susceptible de donner de bons résultats dans tous les états de *présénescence* à forme de névrose obsessionnelle ou d'amaigrissement à étiologie indéterminée, ou de colite spasmodique.

Pareira brava

— Racines de chondodendron ou Cisampelos. Paralyse les muscles lisses des voies urinaires.

Médicament de l'*arbre urinaire* :

— Lithiase rénale, Pyélite calculeuse, Uréthrite.
— Dysurie et cystite calculeuse.
— Prostatisme (envie douloureuse d'uriner quelques gouttes tous les 1/4 d'heure).

Paris quadrifolia

La Parisette. Liliacées.

Certains troubles nerveux comme : Logorrhée incohérente, exophtalmie avec tic de l'œil droit (tic de l'œil gauche : *Mezereum*), névralgie faciale gauche (Névralgie malaire gauche), névralgies intercostales gauches, névralgies vertébrales (C 6 et Coccyx).

NB : un côté du corps est chaud, l'autre côté est froid.

Impression des yeux tirés en arrière comme Lachesis (le contraire de cocculus).

Passiflora

Passiflore ou fleurs de la Passion.

C'est le *sédatif nervin de toutes les insomnies*, en allopathie comme en homœopathie.

S'adresse en particulier aux intellectuels fatigués et surmenés, aux femmes nerveuses, aux insomnies des enfants, avec parfois convulsions (dents, vers...). Hyperexcitation cérébrale.

Antispasmodique et analgésique. Combat la neurasthénie, l'épilepsie et l'éclampsie.

Paulinia

Guarana.

Employé par le Dr. Borianne avec succès dans les migraines et comme sédatif du sympathique.

Penicillinum

Nosode, préparation homœopathique de la Pénicilline G.

Asthénie avec persistance d'un *état subfébrile*, avec frilosité, courbature, Myalgies et Arthralgies, douleurs en éclair, aggravées au froid humide et à 4 h du matin, douleurs dentaires avec *stomatite et gingivite, aphtes*, et langue brune. Grippe et complications.

Albuminurie avec œdèmes. Eczéma et *furoncles à répétition*.

Toux sèche, avec dyspnée asthmatiforme.

Pertussin

Nosode préparé avec des mucosités de coquelucheux (Biothérapique).

C'est évidemment le médicament de la *coqueluche* et des *toux coqueluchoïdes*.

Ce médicament est un modificateur du terrain de la coqueluche de plus en plus employé, tant par les homœopathes que par les allopathes :

— à *titre thérapeutique* pour atténuer et guérir les coqueluches,
— à *titre prophylactique* pour préserver les gens bien portants et éviter ainsi la propagation des épidémies de coqueluche.

Petroleum

Le Pétrole.

Médicament de la peau, avec aggravation hivernale : c'est l'un de nos meilleurs antipsoriques : *Eruptions suintantes, dartres confluentes* et prurigineuses ; *Vésicules* petites et pseudo-eczémateuses

La peau de ces malades est sèche et dure, avec des *fissures* qui saignent et qui suppurent : *crevasses, gerçures, engelures*, psoriasis des plis de flexion ; fissures des angles des paupières, des narines, des plis rétro-auriculaires ; lèvres gercées.

Petroleum calme aussi le *mal des voitures* et le *mal de mer*, s'il y a aggravation en plein air, et aux changements atmosphériques et par le froid (comme cocculus, mais le contraire de tabaccum) ; et s'il y a amélioration au repos, à la chaleur, et en mangeant (*nausées calmées en mangeant*).

Il calme aussi les nausées, les vomissements, les migraines, les vertiges, et la diarrhée diurne, en particulier la *diarrhée provoquée par les choux* et par la choucroute. La dyspepsie des boulimiques.

Il supprime aussi les *fringales nocturnes* (lycopode), et certaines incontinences d'urines.

On l'emploie aussi contre les *hallucinations :* le malade se sent dédoublé, ou croit qu'il est couché à côté d'une autre personne...

Enfin Petroleum diminue la transpiration des aisselles.

Petroselinum

Le Persil.

C'est le médicament des *besoins impérieux et subits d'uriner.*

— Cystites et uréthrites aiguës et chroniques.
— Suites de blennorragies souvent mal soignées.
— Suites de cathétérisme ou d'élimination d'un calcul rénal ou vésical.

Peyotl

Anhalonium levinii ; c'est l'herbe à songes des Mexicains.

C'est un *tonicardiaque droit.*

En TM, sa grosse indication, c'est l'*œdème aigu du poumon*, et certaines asystolies.

Bon médicament des *cœurs pulmonaires* et de l'emphysème à retentissement cardiaque.

Phellandrium

La Ciguë aquatique.

Médicament trop peu connu des *bronchites chroniques*, avec expectoration abondante et fétide, oppression, point de côté sous le sein droit ou entre les deux épaules.

Employé dans les cavernes tuberculeuses.

Particularités : Phellandrium calme les *douleurs des seins des nourrices* ; et les troubles dus à l'*abus de café.*

Phosphoric acid

L'acide phosphorique.

C'est un *tonique nerveux :* le médicament des épuisés, des fatigués, des débiles, et des prostrés.

Il est indiqué comme remontant des *surmenés* et des *convalescents ;* dans les *pertes de mémoire* (étudiants, intellectuels) ; dans la débilité nerveuse et dans l'épuisement nerveux après travaux ou excès de toutes sortes (onanisme, pertes séminales, phosphaturie, leucorrhée avec prurit après règles...).

C'est le médicament des *jeunes gens qui grandissent* trop vite sans s'étoffer, et qui sont sans résistance ;

Sueurs nocturnes, débilité, parfois même incontinence d'urine ;

Céphalée des écoliers ;

Caries dentaires et osseuses.

Phosphoric acid combat efficacement *la diarrhée chronique* et épuisante, avec parfois sang dans les selles (typhoïde).

On l'emploie dans

la tuberculose avec fièvre hectique ; (acétic acid.).

la toux avec enrouement et chatouillement laryngé, augmentés par l'air froid ;

le diabète sucré avec polyurie, polydypsie.

Phosphoric acid arrête la *chute des cheveux* (Natrum mur, Lachesis, Selenium, Aurum, Thallium acétic).

Phosphorus

Le phosphore.

C'est le *tonique par excellence des états prétuberculiniques,* appelés aussi type phosphorique : grands, maigres, poitrine étroite, faibles et agités, avec réactions violentes aussi bien physiques que morales.

« Les Phosphoriques sont des hypersensibles aussi bien au physique et au moral ».

Leur caractéristique est la *faiblesse irritable :* « ils semblent dévorés par un feu intérieur » (Dr. Borianne).

Excellent médicament, phosphorus ne doit cependant être pris que sur indications médicales, en particulier par les tuberculeux, ou, mal prescrit, il risque de provoquer des hémoptysies par poussées congestives.

Phosphorus a en effet une *affinité particulière pour le tissu pulmonaire,* et si une 3°X peut être journalière, la 5 CH ne doit être administrée qu'à des intervalles espacés (Charette).

Pour LHM, Phosphorus domine la thérapeutique Cardio-hépatorénale.

C'est un *tonique du cœur,* en particulier des cavités droites.

C'est le remède de l'*Ictère grave* et des dégénérescences graisseuses du foie ; du *mal de Bright,* et de ses complications oculaires et autres.

Mais avant tout c'est un *coagulant* et un excellent remède de l'*Hémophylie.*

Il convient à toutes les formes d'hémorragies, mais il ne faut pas oublier que ses indications varient avec ses dilutions, surtout pour les *hémoptysies.*

Avant une opération chirurgicale il diminue les temps de saignement et de coagulation.

Après une opération il diminue les nausées et les vomissements post-opératoires.

Phosphorus atténue et supprime toutes les *déperditions de liquides organiques* (China), telles que diarrhée, déshydratation, pertes séminales, leucorrhées, vomissements, et toutes les hémorragies qui peuvent s'y rapporter, sans oublier l'*albuminurie.*

Dans la *pneumonie* phosphorus, donné au moment opportun et à la dilution convenable, fait des miracles.

Phosphorus agit aussi sur toutes les *scléroses* et sur toutes les *dégénérescences :* ramollissement cérébral, ataxie, vertiges, chorée, épilepsie après suppression de bromure...

On doit donner phosphorus aux sujets du type phosphorique qui font des poussées thermiques inexplicables et répétées.

Phosphorus agit aussi dans les anémies pernicieuses, le rachitisme, la dégénérescence graisseuse, le glaucome, les cataractes, les rétinites (Brigth).

Il excelle dans l'*asthme,* l'*emphysème,* surtout lorsqu'il y a réaction et fatigue du cœur droit.

C'est aussi un bon médicament de la maladie de Bassedow (phosphorus triiodatus).

Il corrige et atténue
les *vertiges et tremblements séniles ;*
l'enrouement vespéral ;
l'intolérance aux parfums (coiffeurs) ;
l'hypertension artérielle.

Phosphorus triiodatus

Triiodure de phosphore.

C'est un phosphorus atténué, conseillé par le Dr. Chavanon avant toute intervention chirurgicale.

Il permet d'éviter les hautes dilutions de phosphorus chez les *tuberculeux,* ou donné une fois par semaine, il donne d'excellents résultats.

Grippe et ses complications (laryngite, trachéïte, bronchite, broncho-pneumonie, congestion pulmonaire), *Hémorragies,* purpura, *préparation aux opérations chirurgicales,* Benzolisme, Leucémie, Lupus, Périostite, Ramollissement cérébral, surdité, alvéolite.

Maladie de Bassedow, ou goitré exophtalmique.

Physostigma

Fève de Calabar et son principe actif : l'ésérine.

Médicament des maladies de la *moelle épinière :* spasmes, paralysies...

Troubles sensitifs et moteurs de la *sclérose en plaque.*

Troubles moteurs de la maladie de *Parkinson* (paralysie agitante).

Faiblesse musculaire avec *incoordination motrice* (secousses musculaires en s'endormant, parésie, tétanie, engourdissement des mains et des pieds...).

Et surtout *les troubles de la motilité de l'œil :* strabisme, nystagmus, parésies et paralysies oculaires, Myosis, astigmatisme, mouches volantes, éclairs, ptosis...

Phytolacca

Le Raisin d'Amérique, ou Morille en grappe, ou épinard des Indes.

C'est un *anti-inflammatoire,* à action élective sur le pharynx et les seins. Mais il agit aussi énergiquement sur les glandes, les muqueuses, les ganglions et le périoste. Il est aussi draineur et antiseptique.

Ses indications varient suivant sa dilution :

— En TM : per os *il fait maigrir l'obèse ;* localement il est employé en *gargarisme* (dilué) et dans les *otites* (pur, associé ou non avec Calendula et echinacea).

— A partir de 4 CH il traite les *angines* et les *amygdalites* (coup de pinceau rouge de Phytolacca sur les Amygdales œdématiées, avec dysphagie et otalgie). Abcès de la bouche et de la gorge. *Le catarrhe* tubaire post-grippal avec mucus ; Pharyngites. Stomatites. Parotidites, orchites.

Les adénopathies : hillaires, axillaires, inguinales, sous-maxillaires...

Les seins : mastite, *abcès du sein* (le Dr. Borianne faisait résorber des abcès du sein prêts à être incisés avec Phytolacca, Conium et Belladona).

Tumeurs du sein. Et toutes tumeurs bénines et malignes.

Les névralgies fulgurantes et ambulatoires, à type de secousses électriques, certaines sciatiques, le coup de poignard nocturne de Phytolacca de l'anus. Ténesme. Nodosités anales brûlantes.

— A la 5 CH il devient *tonique,* et améliore l'impuissance, l'épuisement nerveux, la fatigue musculaire.

Phytolacca est indiqué surtout *lorsque le terrain est bacillaire et spécifique à la fois,* et lorsque tous les muscles sont douloureux (courbatures) ; dans les rhumatismes périodiques, avec aggravation nocturne et par temps froids ; douleurs ostéocopes nocturnes, surtout dans les tibias et les talons.

En résumé : Phytolacca a une action résolutive, antiseptique, antithermique, anti-grippale, anti-algique et antiscorbutique.

A doses élevées, sa TM provoque le dégoût du tabac (Caladium, Plantago) et des boissons alcoolisées (Asarum, sulfuric acid, Carbolic acid).

Picric acid

L'acide picrique.

Il traite la *fatigue physique et intellectuelle :* épuisement nerveux ; faiblesse et inactivité cérébrale ; céphalée des intellectuels.

Les altérations médullaires, avec parésie et paralysie progressive, en particulier des vieillards, myélites, ramollissement cérébral, tabès, *toutes les déficiences séniles,* aussi bien physiques que cérébrales.

Priapisme et *impuissance,* pertes séminales.

Albuminurie et glycosurie.

« Picric acid est le remède idéal lorsque le moindre effort mental provoque de la céphalée » (Dr. Borianne).

Pilosella

La Piloselle, de la famille des composées.

Diurétique, vulnéraire, fébrifuge, anti-infectieux.

Sa TM sert à faire baisser rapidement *l'urée* et surtout *l'acide urique* du sang.

Pinus montana

Bourgeons de Pin I°X. Abiétacées, Conifères. Stimule la cortico-surrénale.

Indiqué dans le *rhumatisme chronique non inflammatoire*, quelle qu'en soit la localisation (arthrose vertébrale, gonarthrose, coxarthrose...) : XX gouttes au coucher.

Il gagne à être associé avec Sève de Bouleau I°X (prescrit de préférence le matin à jeun dans un grand verre d'eau minérale non salée). Plus midi et soir Bourgeons de Ribes nigr. et Quercus ped. (Gemmothérapie du Dr. Tétau).

Il peut être aussi utilisé en tisane, sirop, pastilles et inhalations contre les affections des voies respiratoires, hépatiques et urinaires.

Pix liquida

Goudron de Pin de Norvège.

Eruptions chroniques squameuses et prurigineuses (face dorsale des mains, crevasses, gerçures, engelures).

Bronchite chronique et tuberculose (sommet gauche).

Plantago

Plantain. Plantaginacées.

Névralgies dentaires, névralgies du Zona.

Combat l'incontinence d'urine des enfants.

A la I°X provoque le dégoût du tabac.

Sa décoction est employée contre les maladies des yeux, comme la camomille.

Platanus orientalis

Bourgeons de platane I°X.

Draineur de la peau (*Urticaire pigmentaire*).

Platina

Le Platine.

Mégalomanie avec fabulation et parfois refoulement.

C'est un *médicament utérin* s'adressant surtout aux femmes fières et altières.

— *Règles* trop en avance, trop abondantes, et trop longues (*trop fréquentes*), avec souvent de l'ovarite chronique (ovaire droit surtout).

— *Hypersensibilité génitale* pouvant aller même parfois jusqu'à l'hystérie : Vaginisme, nymphomanie, manie érotique, onanisme, tremblement intérieur...

— Troubles mentaux : hypocondrie, *mélancolie*, folie des grandeurs...

Agit sur la *constipation en voyage*, le tremblement convulsif de la lèvre supérieure, les névralgies du nerf maxillaire supérieur et du nerf mentonier...

Enfin Platina antidote les coliques de plomb, et tonifie les terrains bacillaires de Bassedowiens.

Plumbum

Le plomb.

Médicament des *coliques violentes* (coliques saturnines) avec rétraction abdominale, et parfois même *occlusion intestinale* ;

— de la *constipation opiniâtre* avec spasme du sphincter anal,
— de la *paralysie des muscles extenseurs* (chute du poignet) en général bilatérale, avec tremblement et *atrophie musculaire*.

Employé dans

— les névralgies, surtout nocturnes, en éclair, avec crampes,
— l'ataxie locomotrice, la goutte saturnine, le tremblement,
— *la pyorrhée alvéolo-dentaire* avec liseré marginal bleuâtre,
— l'enrouement par paralysie des cordes vocales (gelsemium, causticum),
— la dysménorrhée des vierges, l'hyperesthésie vulvo-vaginale pouvant entraîner du vaginisme,
— les névrites du nerf optique et les spasmes des vaisseaux des yeux pouvant entraîner de l'amblyopie et de l'amaurose,
— et certaines convulsions épileptiformes par tumeur cérébrale ou sclérose ou *urémie* avec dégénérescence granuleuse des reins,
— l'artérite et les artériopathies.

Dans Plumbum, il y a toujours atteinte de l'état général (*teint plombé).*

Pour le Dr. Julian Plumbum trouve son indication dans la sclérose générale organique de la sénescence, avec vertiges, hypertension, pertes de mémoire. *(Plumbum acétic est le médicament de la sclérose sénile précoce, ainsi que* Plumbum *iodatum).* Artérite.

Podophyllum

Podophylle peltré.

Médicament de la *diarrhée.*

Podophyllum calme la diarrhée de la *gastro-entérite*, en particulier avec douleurs du gros intestin (épreinte, ténesme, prolapsus rectal...).

Podophyllum calme aussi les *migraines bilieuses,* soulagées en allant à la selle ;

le fois douloureux et engorgé, l'ictère, la lithiase biliaire ;
l'appendicite ;
— l'ovarite droite avec irradiation dans la jambe droite et prolapsus utérin.

Podophyllum est un excellent médicament de la *diarrhée infantile, avec selles très abondantes* (on ne comprend pas d'où toutes ces selles peuvent provenir) ; comme œnothera, Rheum, China, Hg.

Le Choléra infantile et la Toxicose des nourrissons (donner alors des dilutions élevées).

Les diarrhées et bronchites dentaires.

N.B. : la céphalée alterne avec la diarrhée et la constipation (constipation avec débacles).

Et tous les symptômes pathologiques disparaissent avec la débacle intestinale (c'est *la diarrhée qui soulage*). Le contraire : calcarea carbonica.

Pollens

Le Pollen des fleurs : c'est la poussière fécondante des fleurs.

Polens 12 : le 1er de chaque mois de printemps évite et traite si besoin le *rhume des foins* (rhinite spasmodique, catarrhe oculonasal, souvent accompagnés d'asthme et d'Urticaire).

Polypodium

Polypode du chêne. Fougères.

Employé dans le traitement de la jaunisse, en particulier des enfants.

Populus candicans

Le Baume de Judée, Peuplier. Salicacées.

Action particulière sur le Larynx améliorant un *enrouement subit* et sans lésion. (Arum : laryngite aiguë grippale).

Indiqué dans tête chaude et extrémités froides et l'herpès des lèvres (Dr. Borianne). Aphonie.

Populus nigra

Le peuplier noir. Salicacées.

Ses bourgeons à la l°X agissent sur le système artériel de la jambe dont ils lèvent le spasme. Ils favorisent l'établissement d'une circulation collatérale et combattent les troubles trophiques, surtout cutanés et gangréneux.

Ils sont donc indiqués dans l'*artérite du membre inférieur* et les troubles trophiques associés (Dr. Tétau), et sont aussi utilisés en onguent.

Populus nigra 5 et 9 CH ont une action antispasmodique sur les bronches alvéolaires. Ils sont donc indiqués dans certaines formes d'*asthme* rebelles aux autres thérapeutiques.

L'écorce de peuplier est tonique et fébrifuge.

Potentilla reptens et Tormentilla

Rosacées. Quintefeuille ou potentille ; Tormentille.

Astringentes, excitantes, toniques.

Diarrhées chroniques, en particulier des vieillards.

Pothos foetidus

Ellébore fétide.

Petit médicament qui traite l'*asthme et la gale des boulangers*

— soit per os : Pothos 4 CH : 2 g 3 fois par jour,
— soit localement : Pothos TM 0,30, Axonge 30 g.

Primula

La Primevère. Primolacées.

Eczéma des mains et des espaces intergito-palmaires, avec prurit rappelant l'érysipèle et la gale.

Le Dr. Borianne l'employait avec succès contre les *céphalées martelantes*, avec cercle autour de la tête, et dans l'enrouement des orateurs.

Bradycardie, cyanose, dyspnée, myocardite, pouls faible et lent.
Les fleurs de la primevère sont utilisées comme pectorales.

Prunus amygdalus

L'amandier.

Ses bourgeons à la I°X présentent une action *hypotensive et antiscléreuse.*

Son écorce interne de racine à la I°X est un *anticoagulant* car elle diminue le taux de la prothrombine sanguine (troubles de la crase sanguine) (Dr. Tétau).

Prunus spinosa

L'épine noire. Rosacées. La prunelle.

C'est un *diurétique cardio-rénal*, donnant d'heureux résultats dans l'*hydropisie* et l'*asystolie* (l'associer alors à Strophantus).

Indiqué dans l'oligurie, *la dysurie*, l'œdème des membres inférieurs, l'ascite, la constipation.

Les fleurs contiennent de l'acide cyanhydrique. A employer avec prudence.

Psorinum

C'est le nosode — biothérapique de la *peau*.

Il provient de la sérosité de la pustule de l'acare.

C'est un *anti-psorique*, indiqué dans les *maladies cutanées*, ou ayant un rapport avec le système cutané. Il agit mieux dans les maladies chroniques qu'aiguës.

Eruptions qui traînent, particulièrement les éruptions hivernales : gerçures, engelures, crevasses, acné, ulcères, gale, eczéma chronique, plaies diverses...

Toutes les *complications d'éruptions rentrées :* asthme, rhumatismes, allergie, rhinite spasmodique, bronchite... bref toutes affections qui surviennent après la suppression d'une éruption ou d'un écoulement naturel ou pathologique (règles).

Complications tardives d'une blennorragie ancienne, souvent mal soignée, en association avec Medorrhinum, Thuya, Natr sulfuricum...

Leucorrhées interminables, transpirations pathologiques et nauséabondes, incontinence d'urine nocturne, boulimie nocturne, *migraine calmée en mangeant*, Céphalée avec mouches volantes, ophtalmies chroniques, amblyopie, *otites chroniques* et fétides, *acné pendant les règles*, vomissements incohercibles de la grossesse, toux hivernale ou au moindre froid...

Psorinum renforce l'activité de tous les remèdes homœopathiques dans les cas chroniques (dans les cas aigus = Sulfur) ; et accélère la convalescence.

Particularités : le malade de psorinum est un frileux et un pessimiste. C'est aussi un intoxiqué et un faible qui élimine mal ses toxines.

Ptelea trifoliata

L'orme à trois feuilles (rutacé dicotylédone).

Médicament des *engorgements vésiculaires :* Jaunisse, cholécystite, vésicule qui se vide mal, boue biliaire, lithiase biliaire...

Point vésiculaire avec sensation de compression au creux épigastrique, nausées, vomissements, salivation amère.

Aggravation en se tournant et en se couchant sur le côté gauche.

Pulmonaria

Pulmonaire. Borraginées.

Sudorifique analogue à la Bourrache.

Pulsatilla

L'anémone pulsatille des prés, synonyme Stilla. Renonculacées.

C'est le médicament de la *stase veineuse*, aggravée par le repos, la chaleur, l'orage ; et améliorée par tout ce qui active la circulation ; en particulier le mouvement.

Vertiges et migraines du réveil, calmés en bougeant et au grand air.

Migraines des jeunes filles à règles irrégulières et en retard et peu abondantes.

Mains et jambes rouges, joues rouges, par stase veineuse superficielle, avec prédisposition aux gerçures, engelures, crevasses, orgelets, douleurs ambulatoires. Blépharite avec chute des cils.

Oligorrhée, et parfois même aménorrhée et *retard de puberté :* règles en retard, courtes, diurnes.

« La malade de Pulsatilla est une femme souvent jeune, à peau rouge violacée, qui voit ses règles seulement le jour jamais la nuit, et sa leucorrhée seulement la nuit, jamais le jour ». (Dr. Borianne). Excitation maniaque pendant les règles toujours peu abondantes.

Parfois arrêt des règles le 3e jour, pour reprendre le 4e jour.

Pulsatilla est aussi le remède pour faire passer le lait des nourrices.

Pour LHM, pulsatilla est un *draineur universel*, comme Solidago.

Pulsatilla draine en effet les tuberculiniques ; il est donc indiqué lors des virages de cuti des enfants (avec sulfur iod, baryta carb, cistus can...).

De plus il draine les organes lymphoïdes encrassés, et par là, aide à faire fondre, sans opération, les *hypertrophies des amygdales* et des végétations adénoïdes.

Il aide aussi à faire résorber les adénopathies, en particulier l'*adénopathie trachéo-bronchique*, et assèche les catarrhes tubaires et pulmonaires à toux grasse.

Pulsatilla est encore indiqué dans la *dyspepsie produite par les aliments gras*, et certaines incontinences d'urines diurnes et nocturnes, avec envie subite et irrésistible d'uriner.

Pyrogenium

Ce n'est pas un nosode biothérapique, comme on le pense parfois, puisqu'il ne provient pas d'une substance pathologique, mais de la décomposition de lanières de viande de bœuf dans de l'eau exposée à l'air, et dynamisée ensuite.

C'est le *médicament des suppurations* quelles qu'elles soient : abcès, furoncles, anthrax, plaies infectées, blessures suppurées, fièvre puerpérale et lochies fétides, formes graves de la grippe, septicémies, cholécystites suppurées et pyélonéphrites...

Pyrogenium peut être employé simultanément avec les sulfamides et les antibiotiques ; il les complète par son action plus durable.

Donné précocement, il peut faire avorter des furoncles, abcès, anthrax, et éviter l'infection des plaies, et leurs complications : lymphangite, adénopathie suppurée, septicémie...

Pyrogenium est indiqué comme traitement de fond lorsque *la plus petite plaie suppure ;* et dans les gastro-entérites des bébés et des jeunes enfants, la toxicose infantile, le choléra infantile...

Sa caractéristique est la *dissociation entre le pouls* (très rapide) *et la température* (souvent peu élevée) comme Spigelia.

De plus il y a *odeur cadavérique des sécrétions* et du corps du malade.

Son succédané est *Putrescinum,* créé par le Dr. Chavanon à partir de suppurations. Mêmes indications, mais avec une affinité plus marquée pour les affections O.R.L. suppurées : otites, sinusites, etc...

Quebracho

Ecorce d'une apocynée : l'aspido sperma quebracho.

On l'emploie comme *fébrifuge, anti-asthmatique,* et en général comme régulateur des fonctions respiratoires.

Quercus pedonculata

Le chêne.

En gemmothérapie on emploie ses bourgeons, ses radicelles, son écorce interne de racine, ses glands et ses chatons, à la I°X.

C'est une sorte de *draineur universel,* particulièrement actif dans toutes les formes d'*Arthroses* et de *rhumatismes :* il augmente la diurèse, combat la constipation, l'insomnie, la fatigue, l'anaphylaxie. Il est euphorisant et anti-allergique.

De plus ses chatons, qui contiennent des hormones du type sexuel, agissent sur les gonades des deux sexes, et ont une action particulière lorsque le malade est en période de maturité génitale, de la puberté à la ménopause et à l'andropause. Antisénescent.

Quercus associé avec Ribes nigrum *stimule les cortico-surrénales,* et favorise la sécrétion d'hormones du type corticoïde (Dr. Tétau).

Quercus est aussi *le grand revitaliseur des organismes débilités-vieillis,* ou réagissant mal à l'administration des médicaments.

On a intérêt à associer :

— *Quercus pedonculata* (Bourgeons, radicelles, écorce interne de racine, chatons, glands).
— *Betula pubescens* (bourgeons, radicelles, écorce interne de racine, chatons).
— *Ribes nigrum* (bourgeons) : ââ l°X.

On réalise ainsi un véritable toni-draineur universel, particulièrement indiqué dans les organismes débilités et viellis (XX gouttes 1/2 h avant les repas).

Quercus glandium spiritus

Le gland du chêne.

C'est un *tonique de la rate et du foie*

Il est indiqué

— dans *toutes les affections de la rate : splénomégalie* avec douleurs dans l'hypochondre gauche. *Paludisme.*
— et plus accessoirement dans les affections du foie : il a une action remarquable chez les *vieux alcooliques*
  — il antidote les effets de l'alcoolisme : vertiges, tremblements...
  — *son action diurétique* le fait conseiller dans les *ascites* et dans les *œdèmes* des membres inférieurs.

On peut résumer les indications majeures de Quercus glandium spiritus en trois mots : *Ethylisme, paludisme, goutte.*

Caractéristique fréquente : grosse rate et petit foie.

Queues de cerises

Rosacées.

Diurétique énergique. On emploie seulement les queues de cerises aigres ou de Montmorency.

Radium bromatum

Bromure de radium.

Anémie infantile, leucémie. Hépatomégalie. *Radiodermites.*

Ranunculus Bulbosus

Le Bouton d'Or. Renonculacées.

Médicament des *nerfs intercostaux et de la peau.*

Avant tout il traite les *névralgies intercostales* avec douleurs piquantes et parfois même extrêmement pénibles, augmentées par la respiration, et pouvant même simuler une crise cardiaque dans les névralgies intercostales gauches.

Les *éruptions herpétiques* suivant un trajet nerveux : *Le Zona* (intercostal, oculaire, etc...). Les éruptions pustuleuses de la paume des mains.

Diathèse arthritique et arthritisme en général, goutte, rhumatisme, herpès (de la cornée), adhérences pleurétiques, crevasses au bout des doigts, Dartres.

Picotements oculaires avec photophobie par mydriase et larmoiement.

Toutes les *douleurs piquantes.* (Kali carbonicum, Apis.).

Alcoolisme, delirium tremens, crises épileptiformes...

Ranunculus bulbosus est le *médicament des points de côté* (Pleurodynies aux changements de temps, pleurésie douloureuse) (comme Bryone et aconit).

Particularité : Le malade de Ranunculus a la sensation d'un linge mouillé et froid sur le corps. Il est toujours amélioré par la chaleur, et les enveloppements chauds.

Raphanus

Le radis noir.

Le médicament de la *flatulence* par accumulation des gaz, tympanisme.

Engorgements vésiculaires.

Ratanhia

Racine de Krameria triandra du Pérou.

C'est un médicament essentiellement du *rectum et de l'anus :* Hémorroïdes avec souvent diarrhée sanglante, fissures anales avec constrictions douloureuses du sphincter, brûlures anales augmentées par la défécation...

On emploie aussi ratanhia

— dans les *fissures des mamelons des nourrices,*
— dans les ptérygions, dans les maux de dents nocturnes.

Rauwolfia

Rauwolfia sarpagandah serpentina, plante exotique.

Médicament de la présénescence et de la sénescence (asthénie, impuissance).

Sclérose vasculaire et cardiaque.

Insomnie des surmenés et des vieillards.

Flatulence et constipation des vieillards.

Rhamnus frangula

La Bourdaine. Rahmnées.

Connue depuis longtemps comme laxatif : en particulier chez les pléthoriques

— son écorce fraîche fait vomir, mais n'est pas laxative,
— son écorce sèche et l'infusion de ses feuilles ont une action laxative, par stimulation du péristaltisme intestinal,
— sa TM a une action cholérétique, cholagogue, hématopoïétique, vermifuge et cicatrisante (constipation, troubles hépato-biliaires, hémorroïdes, obésité, acné des constipés, cellulite, vers intestinaux).

En usage externe, contre la gale, la teigne, et en général les plaies difficiles à cicatriser (Nitri acid, fluoric acid).

Contre la gale : 1 cuill. café de TM dans 1/2 verre de vinaigre de vin.

Rheum

La Rubarbe. Polygonacées.

A doses homœopathiques, c'est un remède souverain contre la *diarrhée :* 6 gouttes de Rheum I°X dans un peu d'eau, 3 à 5 fois par jour, guérissent les diarrhées qui ont résisté aux traitements habituels, en particulier *les diarrhées rebelles des nourrissons* et des enfants.

Rheum 4 CH développe l'appétit, en combattant l'*atonie gastrique.*

En TM, Rheum est purgative, tonique, stomachique et astringente.

— C'est un purgatif doux qui convient aux personnes âgées et aux débiles.

— Convient aux dysentériques, qui souvent sont en réalité des constipés qui n'expulsent que de la raclure de boyaux, mais pas de matières fécales.

Selles sûres, sueurs sûres, *odeur sûre de tout le corps* (Mg. carb.).

Rhododendron

Rosmarin sauvage, rose des Alpes, rose de Sibérie.

Médicament des gens dont tous les symptômes sont aggravés par l'*orage*, le vent, la tempête, les états atmosphériques où il y a de l'électricité dans l'air.

Avant tout les rhumatismes, souvent à type ambulatoire, calmés en bougeant, les céphalées atmosphériques, les névralgies (trijumeau, dentaires, oculaires). Douleurs croisées (épaule droite et genou gauche).

Les diarrhées des rhumatisants (avant l'orage). Les débâcles urinaires avant l'orage.

Les *pertes de mémoire subites et passagères,* souvent avant l'orage.

Les indurations et inflammations des testicules (*orchite sans écoulement*). et des paupières (chalazions).

« Rhododendron correspond aux rhumatismes de la saison chaude, rhux tox à ceux de la saison froide » (Dr. Borianne).

Rhus toxicodendron

Plus connu sous le nom de Rhus tox : ou sumac vénéneux, ou lierre du Canada.

C'est un draineur énergique des affections de la *peau,* des *muqueuses* et des capsules *articulaires.*

Il est indiqué avant tout dans *les alternances d'éruptions et de rhumatismes.* (Solanum dulcamara).

Il traite les *rhumatismes périarticulaires* (ligaments, capsules) augmentés par le repos, et calmés par le mouvement (le malade est rouillé au réveil). Le contraire de Bryone qui est aggravé par le mouvement.

Rhus tox est donc indiqué avant tout dans *les rhumatismes du réveil,* améliorés par le mouvement persistant, la selle, la transpiration... (lumbago, sciatique).

Avec Dulcamara, Rhus tox traite les poussées rhumatismales dues au froid humide (après un bain froid, ou si le malade a été mouillé), après la suppression d'une transpiration par un coup de froid humide (froid sec = aconit). L'iritis rhumatismal.

Une autre indication majeure de Rhus tox, ce sont les *éruptions vésiculeuses*, avec douleurs brûlantes et prurigineuses : *herpès labial* et nasal, eczéma, pemphygus, Blépharite, *chute des cils*, érysipèle, Zona, ulcérations des jambes, brûlures...

Rhus tox draine le parenchyme pulmonaire et aide considérablement à cicatriser les lésions des tuberculeux. Pour le Dr. Borianne, Rhux tox est un de nos meilleurs médicaments de la *tuberculose pulmonaire*. On l'associe alors avec Pulsatilla, Sulfur iod et crataegus.

On donne aussi rhus tox dans les douleurs dues au surmenage physique (ruta), toutes les fois que les ligaments et les tendons sont enflammés par abus d'exercice ou tension soudaine *(entorse)*; et dans les *hypertrophies du cœur des sportifs.*

Rhux tox est indiqué dans les *toux* provoquées par des boissons froides et calmées par des boissons chaudes (le contraire : cuprum, causticum).

Rhus tox c'est encore le malade qui met une planche sous son matelas, car il est amélioré lorsqu'il est couché sur un plan dur.

Bref Rhus tox est mieux en bougeant (Mg carb.), (Lithium), couché sur un plan dur, et sur le côté douloureux (Ptelea).

Antidotes : Alnus, verveine.

Rhus vernix

Le cousin de Rhus tox : lui aussi de la famille des anacardiacées : le vernis du Japon.

Excellent médicament du *début de l'eczéma*, quand il est encore *rouge*, avant le suintement.

Employé per os et loco dolenti en TM glycérolée au 1/20e.

Ribes nigrum

Le Cassis. Grossulariées. Diurétique et dépuratif.

On emploie surtout ses bourgeons en l°X comme *draineur universel*, mais en particulier :

Dans les *états allergiques*, et tous les *troubles allergiques*, quel qu'en soit leur aspect clinique :

— *rhinites allergiques* (coryza spasmodique, rhume des foins).
— *Asthmes allergiques*, bronchites allergiques.
— *Œdèmes de Quincke*, dans toutes ses localisations (glotte, paupières...).
— *Urticaires et rhumatismes allergiques*. Arthrose.
— *Migraines allergiques*, gastrites, etc...

L'action des bourgeons de Ribes nigrum s'exerce au niveau de la cortico-surrénale, dont ils stimulent la sécrétion d'hormones anti-inflammatoires. Ils ont aussi une action réductrice de la *vitesse de Sédimentation accélérée* (Dr. Tétau), et augmentent la résistance au froid des gens frileux.

Ricinus

Le Ricin, de la famille des Euphorbiacées.

« Merveilleux médicament qui guérit presque à coup sûr les *nausées* d'origine hépatique et vésiculaire (Dr. Borianne).

Indiqué dans les nausées, vomissements, anorexie, diarrhée, dysenterie..., l'ictère des coliques hépatiques.

Ricinus augmente la *sécrétion lactée des nourrices.*

Robinia

Pseudo-acacia. Légumineuses.

Acidité gastrique, avec brûlures de l'estomac, pesanteur, flatulence, régurgitations acides, parfois même vomissements acides, selles acides.

Indiqué dans les *ulcères de l'estomac* et du bulbe duodénal, les irritations œsophagiennes par hyperchlorhydries. (Muriatic acid, Mg carb, Natr carb, Iris, Arg. nitr.).

Rosa canina

Le bourgeon d'églantier. Rosacées.

Il modifie le terrain migraineux en favorisant la neutralisation de la Tyramine, acide aminé dont la libération est le point de départ de bon nombre de crises migraineuses.

Actif dans le traitement des *migraines et des céphalées* résistant à la plupart des thérapeutiques classiques, et dans lesquelles intervient toujours une composante allergique.

Il est intéressant de l'associer alors avec Ribes nigr. bourgeons, dont il complète la stimulation cortico-surrénalienne et à Tilia tomentosa bourgeons qui intervient en tant que tranquillisant végétal (Dr. Tétau).

Le cynorrhodon de l'églantier est employé contre la rage ; d'où son nom de Rose du Chien.

Et aussi dans les éternuements, les prurits et les dysuries.

Rosmarinus officinalis

Le bourgeon de Romarin est cholagogue, béchique, emménagogue, toni-cardiaque.

Action sur la *vésicule biliaire :* excellent *anti-spasmodique* qui régularise la motricité vésiculaire.

Indiqué dans

les dyskinésies biliaires par hyper ou hypotonie,

les coliques hépatiques,
les cholécystiques chroniques (Dr. Tétau).

Rosmarinus est également *diurétique* et convient aux petites ascites à gros foie, cyrrhose et *stimule la digestion* (dyspepsie par atonie des voies digestives).

Séquelles de paralysie.

Rubia Tinctoria

La Garance (racine).

C'est le médicament des *calculs rénaux de Phosphates.*

Elle est sans action contre les oxalates.

Burnett qualifie la garance d'anti-anémique, avec action tonifiante sur la rate.

Rubia pulvina est une trituration de racines de garance qui attaque, corrode et réduit la consistance des calculs rénaux et vésicaux composés de *Phosphates,* et permet leur élimination sous forme de sable ou de poudre, infiniment moins douloureuse que sous forme de cailloux.

Rubidium

Le Rubidium, métal alcalin. Assez proche du Potassium.

C'est un *régulateur du cœur* et un *vaso-dilatateur.*

Il diminue le travail du cœur en activant et en régularisant les circulations périphériques ; d'où ses indications : toutes *congestions vasculaires,* et inflammations veineuses, y compris les ulcères variqueux (+ Or Colloïdal).

C'est aussi un *tonique musculaire* (asthénie musculaire).

Il combat l'hypertrophie des ganglions lymphatiques et du corps thyroïde.

Pour certains, il serait anti-cancérisant (œsophage, estomac, intestin...), on conseille alors de l'associer avec Selenium colloïdal.

Enfin il a une action antiseptique urinaire.

Le *Collyre aqueux à l'iodure de Rubidium* à 5 % associé à l'iodure de Potassium et à l'iodure de sodium stopperait la progression de la *cataracte,* et traiterait les névrites optiques chroniques.

Rubus idaeus

Bourgeons de Framboisier. Rosacées.

Ce médicament exerce une *action frénatrice sur le lobe antérieur de l'hypophyse, et régularise en particulier la sécrétion ovarienne.*

Indiqué dans les syndromes hyperfolliculiniques, les troubles menstruels, les dysménorrhées, les algies pelviennes, les métrites, les vaginites... (Dr. Tétau).

Rubus caesius

La Ronce.

Contre les angines en TM. (Gargarismes et *per os*).

Est employé depuis toujours en décoction de ses feuilles, et en sirop de mûre.

Rubus fructicosus : Anti-sénescent. Arthrose, Ostéoporose.

Rumex crispus

La patience sauvage ou patience crépue (Polygonées). Oseille sauvage.

Médicament de l'*irritation trachéale* et de la *toux incessante* et continuelle (Sticta).

Indiqué surtout chez les frileux, dont le moindre courant d'air froid provoque un chatouillement laryngé (le malade a l'écharpe devant la bouche) ; coryza, enrouement, toux à la moindre inspiration d'air froid, augmentée en parlant, par la pression sus-sternale, en se déshabillant, en allant à la selle (*diarrhée de 5 h du matin).*

Démangeaisons en se déshabillant (Kali bich.).

Action tonique et dépurative.

Ruta graveolens

La rue odorante ou rue des jardins.

Médicament de la *fatigue* (Hahnemann). Et de la courbature.

Indiqué dans *toutes les fatigues physiques* et dans toutes les meurtrissures ou efforts répétés des muscles, tendons, périoste... sans oublier la *fatigue visuelle :* pour Charette, Ruta serait un excellent remède de l'asthénopie d'accommodation.

Après un traumatisme utérin, ou une grande fatigue, *peut contribuer à éviter un avortement.*

Calme les douleurs après traumatismes musculaires (avec Arnica) : entorses, foulures, fractures, lumbagos...

Prolapsus rectal après couches. Constipation par inertie du gros intestin.

Sabadilla

Semences de Cévadille.

Médicament des *rhinites spasmodiques,* avec rhinorrhée, *éternue-*

ments paroxystiques, larmoiement, céphalée frontale, face rouge et congestionnée du début de grippe.

Indiqué aussi dans les *maladies imaginaires* et la grossesse nerveuse, les vers intestinaux.

Excellent médicament du rhume des foins amélioré par la chaleur.

Sabal serrulata

Palmier d'Amérique.

Médicament de l'*hypertrophie de la prostate*, avec dysurie et parésie du sphincter vésical.

Indiqué aussi dans l'asthénie sexuelle, le lumbago après coït.

Augmente la sécrétion lactée des nourrices (Ricinus, Urtica, Acetic acid, Agnus).

Développe les seins trop petits (iodum, chimaphila).

Sabina

Le genévrier sabine.

Médicament des *hémorragies utérines rouges abondantes* et prolongées avec douleurs sacro-pubiennes (ménorragies, métrorragies, accouchement, *avortement*, ménopause...).

Indiqué aussi dans toutes les excroissances génitales et anales : verrues, polypes, végétations, codylomes...

Et dans l'arthrite goutteuse augmentée par les règles.

Et dans la *toux de la grossesse.*

Et dans la céphalée évoluant par poussées avec début brusque et fin lente.

Salix alba

Le Saule blanc. Salicacées.

Sa Teinture Mère a une *action tonique* très énergique, particulièrement sur la sphère génitale, où elle se montre calmante, antispasmodique et sédative.

Elle est aussi *fébrifuge* dans les fièvres intermittentes.

On la conseille dans les dysménorrhées, spermatorrhées, algies lombo-pelviennes, hyperesthésie génitale, leucorrhée de fatigue, nymphomanie... à la dose de XX gouttes 3 fois par jour dans une infusion sucrée au miel.

Salvia officinalis

La Sauge.

C'est un régulateur des glandes sudoripares et de toutes les sécrétions en général.

On l'emploie contre les sueurs profuses : *sueurs des mains et des pieds,* sueurs des aisselles, sueurs des phtisiques et des fièvres infectieuses et puerpérales.

Peut servir à arrêter l'allaitement (sevrage).

Salvia est de plus béchique, antithermique, antidiarrhéique et antiseptique.

On l'emploie également :
en gargarismes (angines, pharyngite, laryngite, stomatite),
en injections vaginales (leucorrhées),
en compresses dans les piqûres d'insectes,
et pour laver les plaies atones (ulcères variqueux).

Enfin Salvia est aussi un régulateur de l'*instabilité neuro-végétative.*

Dans l'antiquité la Sauge était la plus célèbre des panacées (comme le Gui l'était pour les Gaulois) : « Cur moriatur homo, cui Salvia crescit in horto ? ». (Homme, pourquoi meurs-tu, lorsqu'en ton jardin pousse la Sauge ?). On l'appelait « Salvia Salvatrix », l'herbe qui sauve.

Sambucus nigra

Le Sureau. Caprifoliacées.

Sudorifique, diurétique, émollient et calmant.

C'est le médicament de la *dyspnée nocturne,* surtout des enfants.

— Asthme nocturne, surtout *asthme infantile,* avec nez bouché et sec, *quintes,* suffocation, cyanose, expiration difficile et sifflante.
— *Laryngite striduleuse des enfants,* surtout débiles et nerveux.
— *Coqueluche.*
— *Faux croup nocturne,* avec toux rauque, spasmodique, aboyante (Spongia).

Nez bouché des nourrissons qui étouffent en tétant (végétations adénoïdes).

Sambucus convient particulièrement aux terrains tuberculiniques, à l'époque du virage des cutis. Il a une particularité : sueurs de la face au réveil.

Sambucus TM est à employer dans tous les cas où une sudation est nécessaire ; ainsi que contre les rétentions d'urine, les œdèmes, l'hydropisie.

Le suc de sureau est un analgésique sédatif.

Sambucus ebulus

L'Hièble.

Action essentiellement diurétique, sudorifique et purgative.

Localement son action se rapproche de celle d'arnica, contre les contusions.

Le Dr. Sebillote emploie avec succès les feuilles en frictions sur les piqûres d'abeilles et contre les *morsures de vipère :* dans ce dernier cas il ajoute la décoction à absorber.

Sanguinaria

La Sanguinaire du Canada.

C'est le médicament des *poussées congestives localisées* (SANGuinaria = SANG à la tête), avec souvent sensation de sécheresse et de brûlures localisées.

Bouffées de chaleur de la ménopause, avec poussées de rougeurs subites sur le visage, et palpitations, battements dans la tête.

Migraines périodiques diurnes et hebdomadaires et droites (à gauche = spigelia). Hémicranie droite menstruelle.

Toux par congestion et *chatouillement laryngé* ou pulmonaire (congestion pulmonaire droite, pneumonie lobaire droite, phtisie avec fièvre hectique, ou au contraire tuberculose floride).

Coryza avec *éternuements,* alternant souvent avec de la diarrhée.

Polypes du nez.

Sclérite et irido-choroïdite périodiques ou menstruelles.

Scapulalgie droite (deltoïde droit ; Ferrum intéresse le deltoïde gauche).

Particularités : variabilité des symptômes ; amélioration par l'expulsion de gaz.

Sanguinarium nitricum

Nitrite de Sanguinaire.

Employé dans la *polypose nasale récidivante* + toux spasmodique.

Sanicula aqua

Eau minérale d'Ottawa.

Régularise les fonctions digestives (constipation et alternatives de constipation et de diarrhée, diarrhée post-prandiale).

Cicatrise l'*eczéma fissuraire* des mains et des oreilles, les dartres de la face, les éruptions du cuir chevelu, de la barbe, du sourcil...

Fortifie les enfants atrepsiques.

Supprime ies *sueurs irritantes des pieds* et le mal des voitures.

Santal

Santalacée.

Antiseptique urinaire, aphrodisiaque.

Saponaria

Saponaire, de la famille des Caryophyllacées.

Draine l'état général, et cicatrise les éruptions.

Calme les *névralgies du trijumeau gauche :* élancement douloureux supra-orbitaire à maximum nocturne.

Peut stopper une grippe à ses débuts.

Sarcolactic acid

Acide sarcolastique ou paralactique (acide isomère de l'acide lactique que l'on extrait de la viande).

Indiqué dans le *surmenage musculaire,* par exemple des sportifs surentraînés (Ruta, Rhus tox). Prostration après surmenage physique. Désir d'être seul ; irritabilité ; faiblesse ; dépression.

Sarriette

Labiée.

Aphrodisiaque ; antiseptique ; antiputride (Thym) ; stimulant intellectuel ; cicatrisant ; surdité.

Sarsaparilla

La salsepareille.

Puissant *antisycotique,* mais qui draine aussi les terrains spécifiques et psoriques.

Indiqué dans les *alternances d'éruptions, de rhumatismes et de lithiase rénale.*

— *Cystite* et dysurie : douleur à la fin de la miction, avec ténesme vésical violent, et dépôts de sable blanc dans les urines (blennorragie, lithiase, phosphaturie...).
— Toutes complications et intoxications des *blennorragies mal soignées.*
— Eruptions herpétiques prurigineuses.
— Vieillissement prématuré.

— Etats précancéreux, syphilis et hérédo-syphilis, blennorragies répétées.

Pour certains auteurs, les blennorragies mal soignées et répétées favoriseraient l'apparition du cancer.

Sarsaparilla TM est un remède efficace contre la *néphrite chronique* et l'*urémie*, car elle affranchit promptement les tissus et les sucs de tous excréments uriques pouvant devenir mortels. Parfois elle supprime au bout de peu de jours les symptômes urémiques qui sont les vomissements, les maux de tête, la soif et les vertiges. (Pilosella).

XX gouttes de Sarsaparilla TM, 5 à 10 fois par jour dans une cuillerée à soupe d'eau, distillée de préférence + Piloselle TM.

Sassafras

Lauracées.

Stimulant, diurétique.

Rhumatismes, éruptions.

Scrofularia

Scrofularicée.

Médicament des *ganglions indurés* et de toutes les adénopathies.

Employé dans les *noyaux indurés des seins.*

Draine les états tuberculiniques.

Particularité : somnolence et assoupissement.

Secale cornutum

L'ergot de seigle.

C'est un *vaso-constricteur.*

Médicament des *hémorragies utérines* de sang noir, particulièrement hémorragies passives de l'utérus gravidique, du fibrome, du post partum, de la ménopause, métrites hémorragiques, métrorragies...

« Aide les femmes cachectiques et faibles à accoucher lorsque contractions insuffisantes.

« Calme les douleurs après la délivrance.

« Atténue les menaces d'avortement, surtout au 3e mois ».

Excellent médicament de la *gangrène sénile* (particulièrement du pied), et des *artérites* (crampes avec *douleurs brûlantes*, engourdissements, fourmillements).

Traite les *anémies de la moelle* (Hale) et les myélites avec diminution et même abolition des réflexes, et troubles de la sensibilité cutanée (Sclérose en plaque, paraplégie).

Purpura hémorragique : résultats remarquables avec secale 4 CH deux fois par jour.

On emploie encore avec succès Secale dans les diarrhées sanglantes, les cataractes, certaines céphalées avec face pâle et nausées.

Dose : Charette conseille les 1° décimales dans les affections gangréneuses, les 4 et 5 CH dans les affections utérines, les 5 CH et au-dessus dans les artérites.

Particularité : les malades relevant de Secale ont toujours froid, et même grelottant, *ne supportent pas la chaleur,* qui décuple leurs douleurs brûlantes.

Les bourgeons et radicelles de *Secale céreale l°X* agissent sur le parenchyme hépatique, dont ils favorisent la restitution ad integrum. Ils stimulent directement et dans tous les cas la cellule hépatique. (Insuffisance hépatique par défaillance parenchymateuse, ictères infectieux, séquelles post-ictériques... Dr. Tétau).

Sedum acre

Le poivre des murailles ou Orphin brûlant.

Hémorroïdes et fissures anales, avec parfois prolapsus, mais toujours douleurs brûlantes.

Atténue dans la mesure du possible les douleurs des cancers de l'anus et du rectum.

Sédatif PC

C'est une formule sédative du Dr. Chavanon (Belladona, Calendula, Viburnum, Abrus, Chelidonium, Aconit), destinée à calmer, tant au point de vue physique : céphalées, névralgies, douleurs, insomnie..., qu'au point de vue moral : énervement, angoisses, anxiété, chocs moraux, petites dépressions nerveuses.

Le Sédatif PC soulage et détend, et ne présente aucune toxicité, aucune accoutumance, et aucune contre-indication.

Selenium

Métalloïde.

Médicament de *la faiblesse* physique et intellectuelle, avec amaigrissement et désir de rester couché sans rien faire (Mn. Cocculus).

Selenium est un *tonique énergique* employé chez les convalescents et les épuisés et fatigués
— tant physiques (atonie),

— qu'intellectuels (incapacité d'un travail intellectuel suivi). Et après des excès sexuels, avec souvent à la longue *impuissance* progressive, éjaculations précoces ou au contraire érections insuffisantes avec éjaculations trop tardives et épuisantes.

Indiqué dans *Pertes séminales,* prostatisme, neurasthénie sexuelle...

Prurit du cuir chevelu, avec *chute des cheveux* et des poils. Alopécie. Chute des cils.

Prurit et eczéma sec de la *paume de la main.* Acné.

Constipation par atonie rectale (rectum bourré de matières).

Enrouement des chanteurs, qui ont besoin d'éclaircir leur voix avant de chanter.

Abus de thé (névralgie sus-orbitaire des buveurs de thé). Abus d'alcool, désir de stimulants.

Senecio

Séneçon. Composées. Emménagogue.

Médicament de l'*aménorrhée douloureuse.*

Règles diminuées ou supprimées, avec parfois *hémorragie supplémentaire* à la place des règles : **épistaxis ou hémoptysie par** exemple.

Indiqué chez les jeunes filles et femmes pâles et anémiées, prétuberculeuses et tuberculeuses, avec parfois coexistence de troubles urinaires et hépatiques.

Toux sèche au moment ou à la place des règles. (*Toux menstruelle).*

Senega

Polygala senega de Virginie.

Médicament de l'*oppression calmée par le mouvement* (besoin de marcher pour calmer les quintes de toux).

Bronchite chronique avec grande accumulation de mucosités épaisses et difficiles à expectorer. Crachats visqueux et adhérents.

Bronchite des vieillards qui suffoquent et ne peuvent expectorer (Dr. Vannier).

Sécheresse laryngée avec enrouement et toux incessante. Poitrine douloureuse.

Paralysie faciale gauche a frigore.

Senna

Le Séné d'Alexandrie.

Médicament de l'*Acétonémie* des enfants. Haleine aromatique, odeur de pommes, vomissements acétonémiques des nourrissons. Anorexie. Acétonurie.

Employé dans l'urémie, la lithiase oxalique, l'acidose.

Senna TM : la *constipation* avec coliques flatulentes ; le foie sensible avec anorexie, l'oxalurie.

Choroïdite avec larmoiement.

Sepia

Encre de Seiche.

Médicament de la *congestion portale.*

C'est le remède des *femmes brunes,* avec souvent une tache brune sur la racine du nez, qui voient tout en noir et qui sont *indifférentes* à tout ce qui les entoure, *tristes,* isolées, irritables, qui frôlent la dépression nerveuse.

Sépia est un *excellent draineur hépato-biliaire et rénal* (nausées du réveil, foie douloureux, coup de pompe à 11 h du matin, colibacillose, dépôts de sable urinaire rouge et adhérent. Céphalées hépatique et arthritique).

Pesanteur pelvienne (Lillium), avec prolapsus de l'utérus et du rectum, règles en retard, leucorrhée jaune acide avant les règles et après chaque miction. Lumbago. Métrites. Hémorroïdes. Aménorrhée, ménorrhagie, dysménorrhée, gonorrhée féminine, dyspepsie des fumeurs.

Sépia agit sur les terrains *tuberculiniques* (sommet gauche), *medorrhiniques,* et *ménopausiques.*

« Sépia voit tout en noir » (Dr. Borianne). C'est le remède des Pessimistes (tristesse, solitude, apathie, indifférence, mysticisme).

C'est le remède de la *congestion veineuse* d'origine portale, avec troubles hépatiques, utérins et nerveux.

Sequoïa gigantea

Les bourgeons de Sequoïa I°X sont un excellent *anti-sénescent* de l'homme âgé. Ils provoquent chez le vieillard une sensation d'euphorie, ainsi qu'un regain de forces, aussi bien sur le terrain physique que sur le moral ; ils sont indiqués :
— dans les *troubles trophiques et psychiques de la sénescence,*
— dans l'hypertrophie et l'adénome de la prostate,
— dans les fibromes et myofibromes utérins. (Dr. Tétau).
— arthrose et ostéoporose de la sénescence.

Sérum d'anguille

Médicament de la *néphrite aiguë* et de l'*albuminurie aiguë,* avec oligurie, mais jamais d'œdème (au contraire d'arsenicum) et tension artérielle élevée.

Indiqué surtout dans les néphrites aiguës a frigore.

Sérum de cheval

C'est un désensibilisant et un *anti-anaphylactique.*

Recommandé par le Dr. Chavanon dans les *œdèmes de Quincke,* et tous les troubles post-vaccinaux et post-sériques, à base de sérum de cheval (diphtérie, tétanos, polio...).

Sérum anti-collibacillinum

Nosode, préparé à partir du sérum de chèvre immunisée contre le colibacille.

Toutes affections dues au colibacille : cystite, métrite, troubles digestifs (colite, atonique), avec *instabilité caractérielle* (Signe moral du colibacille), dépression nerveuse, confusion mentale, perte de mémoire.

Etats dépressifs, cataleptiques ou catatoniques.

Algies crânio-rachidiennes.

Etats infectieux chroniques et imprécis.

Silicea

Le silice du cristal de roche.

C'est le médicament de la déminéralisation et de l'amaigrissement par défaut d'assimilation. Asthénie cortico-somatique, avec tendance à la suppuration.

C'est un *tonique énergique* physique et moral, qui redonne de l'énergie et du tonus, et corrige la lenteur et l'hésitation : il est indiqué surtout chez les enfants anémiés, rachitiques, *scrofuleux,* cachexiques (enfants chétifs, adultes déprimés) avec angines à répétition, nez bouché (amygdales et végétations), catarrhe tubaire post-grippal, anorexie et convalescence, sueurs nocturnes, frilosité, incontinence d'urine.

C'est aussi le grand *médicament des suppurations* aiguës et chroniques, telles par exemple les suppurations osseuses chroniques, fractures ouvertes, otites.

Il fait merveille dans les *troubles pulmonaires* (asthme) et *digestifs* (diarrhée), *consécutifs aux vaccinations.*

Les bronchites chroniques avec mucosités épaisses et jaunâtres.

La silicose et l'asthme chronique des travailleurs qui sont habituellement exposés à absorber par les voies aériennes des poussières de pierre.

Convenablement prescrit, Silicea a été appelée la morphine des tuberculeux (Dr. Charette).

Mais il faut éviter les trop hautes dilutions, qui augmenteraient la tendance à la caséification des cavernes des tuberculeux pulmonaires.

Thuya 7 et Silicea 7 alternés chaque dimanche sont des excellents désensibilisants.

Pour Schussler, Silicea 3°X est indiquée dans la sénescence précoce, des sujets faibles et nerveux, fatigués et irritables, frileux avec sueurs diffuses.

« Calcarea carbonica est un malade qui ne se calcifie pas, tandis que Silicea se déminéralise sous l'influence d'une toxine » (Dr. Borianne).

Sinapis nigra : La moutarde noire. Coryza, Rhino-pharyngites.

Solanum tuberosum

La Pomme de Terre. Solanacées.

La Solanine a une action diurétique, émoliente et calmante, mais surtout *antiacide.*

Elle est indiquée dans les *gastrites aiguës et chroniques,* les gastroduodénites en cas d'affection des voies urinaires : *ulcères gastro-duodénaux,* et leurs récidives après intervention chirurgicale. Dyspepsie. Constipation.

N.B. Il y a eu des intoxications mortelles avec des pommes de terre, dues à la teneur élevée en solanine des pommes de terre verdies par exposition à la lumière. Les germes contiennent une forte proportion de Solanine (Dr. Ch. Bach).

Solanum Dulcamara

Douce. Amère. Salanées.

Sudorifique, dépuratif.

Action sur les éruptions et les rhumatismes (Rhus. Tox.).

Solidago virga

La Verge d'or.

C'est le *draineur universel.*

Il draine le foie et les reins, et stimule la vie cellulaire (LHM).

Il augmente le débit urinaire et diminue l'albuminurie, l'azotémie, la phosphaturie. C'est un solvant de l'acide urique. Il traite *toutes les néphrites.*

« Solidago ouvre la barrière rénale et empêche les aggravations médicamenteuses sans aucune incompatibilité » (Dr. Borianne).

Solidago est le médicament spécifique de l'*oppression des urémiques.*

Sorbus domestica

Le bourgeon de Sorbier I°X. Rosacées.

C'est le grand *régulateur de la circulation veineuse,* dont il combat les phénomènes congestifs. Il tonifie les parois veineuses. Il est indiqué dans :

— les troubles circulatoires de la ménopause,
— l'hypertension veineuse,
— les varices et terrains variqueux, les jambes lourdes, les séquelles de phlébites. Hémogliase. (Dr. Tétau).
— c'est aussi un anticoagulant.

Spengler

Immün Körper de Splenger, fabrication arrêtée.

Anémie des tuberculeux (diminution des globules rouges).

Fièvre prémenstruelle des jeunes filles anémiées et pâles.

Spigelia

Spigélie anthelmintique ou Brinvillière d'Amérique.

C'est le médicament des *palpitations cardiaques,* parfois si violentes qu'on les voit et qu'on les entend à distance. Battements violents du cœur avec dyspnée.

L'un de nos meilleurs remèdes de l'*angine de poitrine,* de l'endocardite et des affections valvulaires, telles que les *complications cardiaques du RAA,* avec pouls rapide, irrégulier, intermittent (dissociation du pouls et de la température) et point de côté sous le sein gauche, avec douleurs déchirantes, augmentées au moindre mouvement et couché sur le côté gauche, calmées parfois en se couchant sur le côté droit et la tête haute.

La *sclérite rhumatismale* est rapidement guérie par Spigelia, ainsi que l'iritis, et certaines *névralgies sus-orbitaires gauches* et certaines *névralgies du trijumeau gauche,* à maximum diurne. Céphalée diurne. Ptosis.

Spigelia est aussi indiqué dans l'helminthiase avec palpitations et tachycardie, strabisme, et tous les troubles découlant de la présence de parasites intestinaux.

Les vers intestinaux peuvent simuler toutes les maladies.

Jacob Jones recommande spigelia dans le pouls intermittent.

Spiroea ulmaria

La reine des prés. Rosacées.

Amère et astringente.

Diathèse urique (goutte et rhumatisme goutteux, avec rétention d'urates, arthrite et lithiase rénale).

Sa fleur contient de l'aldéhyde salicylique et du Tanin.

Spongia

L'éponge torréfiée.

Le grand médicament de la *congestion laryngée* avec enrouement, et de l'*oppression laryngée* sans expectoration.

Dans le *croup non diphtérique*, c'est le médicament le plus employé après Aconit.

Spongia calme la suffocation et l'oppression des asthmatiques, surtout au début de la nuit « comme si une éponge bouchait le larynx », et l'angoisse précordiale qui s'y joint. (*Laryngite striduleuse, toux croupale non diphtérique*).

Indiqué dans l'*enrouement* après coup de froid, avec larynx sensible au toucher, et déglutition douloureuse (Arum triph). Enrouement des tuberculeux. Laryngite tuberculeuse.

Avec iodum, Spongia améliore la *maladie de Bassedow*, et parfois même la guérit.

« Spongia fait mûrir les rhumes » (Dr. Borianne).

Pour la toux rauque des enfants alterner *Spongia 4* et *Sambucus 4*, 2 g toutes les 1/2 h. Et *Aconit 5 :* 2 g jours pairs, et *Hépar sulfur 5 :* 2 g jours impairs.

Pour la toux rauque des adultes, y ajouter *Senega 4* et *Kali iod 4 :* 2 g 3 à 5 fois par jour.

Squilla

Ou Scilla maritima. Liliacée bulbeuse.

La scille maritime ou Oignon marin.

Eternuements et toux, avec parfois incontinence d'urine (causticum).

Coryza avec rhinorrhée irritante et nocturne.

Toux suffocante provoquée par une inspiration profonde (chez les tuberculeux) ; ou en passant du chaud au froid ; ou par une boisson froide.

Asthme avec éternuement et miction involontaire et larmoiement.

En TM c'est un diurétique puissant (œdèmes cardio-rénaux).

Stannum

L'Etain.

Nash dit que la caractéristique de Stannum est sa *faiblesse de poitrine.*

C'est le médicament de l'*épuisement,* en particulier de la tuberculose pulmonaire et de la bronchite chronique, avec parfois fièvre hectique, sueurs nocturnes épuisantes, toux caverneuse, grasse, oppressive et douloureuse, ramenant une abondante expectoration muco-purulente grisâtre. (Pour Vannier, les crachats sanglants contre-indiquent Stannum).

Enrouement par faiblesse.

Hartmann recommande stannum pour certaines *gastralgies opiniâtres,* à irradiations péri-ombilicales (estomac serré comme avec une griffe) ; et certaines *entéralgies* péri-ombilicales avec coliques et ballonnement (Plumbum est identique, mais avec le ventre dur et rétracté).

Certains recommandent aussi Stannum pour les *prolapsus utérins* et vaginaux, l'helminthiase, le découragement chez les malades chroniques qui désespèrent de guérir...

En outre Stannum est très efficace dans les affections dues aux staphylocoques.

Il a une caractéristique bizarre : les malades relevant de Stannum sont aggravés en descendant (vertige dans un ascenseur qui descend, malaise en descendant un escalier). Comme Borax.

Staphysagria

L'herbe aux poux (Renonculacée). Delphinum staphysagria. Dauphinelle.

Médicament du *prurit urinaire* et des organes génito-urinaires, avec alternance de troubles cutanés et de rhumatismes.

Cystite calmée en urinant ; cystite des jeunes mariées. Cystite douloureuse dans l'intervalle des mictions.

Spermatorrhée et *onanisme, excès sexuels* (obsession sexuelle, neurasthénie sexuelle, Prostatisme précoce).

Lumbago et dépression nerveuse après excès sexuels, apathie, pertes de mémoire...

Eczéma avec suintement prurigineux et irritant, croûtes épaisses, dartres, croûtes de lait, impétigo, orgelets, chalazions, blépharite, chute des cils.

Staphysagria a une action

— sur les névralgies dentaires augmentées par le froid et les règles,
— les caries dentaires,

— l'ostéïte scrofuleuse ou syphilitique,
— les verrues et condylomes...,
— et sur les affections après colères rentrées (diarrhée) ou chagrins secrets (dépression nerveuse).

C'est aussi le remède des *coupures nettes* et propres par couteaux (bouchers) ou bistouris (chirurgiens). Il atténue les douleurs après une intervention chirurgicale.

Staphysagria convient surtout aux terrains sycotiques et spécifiques et aux états d'excitation ou de dépression psycho-motrice.

Psychisme : refoulement des paranoïaques.

Sticta pulmonaria

Lichen pulmonaire.

Toux obstinée de la rougeole et son insomnie nerveuse. (Kali carb.).

Toux sèche et incessante (comme rumex), indiquée en particulier dans les débuts de la tuberculose pulmonaire ou laryngée ; et au début des bronchites aiguës et de la coqueluche.

Agit aussi dans le rhumatisme articulaire avec rougeur inflammatoire (surtout des genoux, mais pas d'épanchement).

Coryza avec céphalée frontale, améliorée par l'apparition de la rhinorrhée.

Stillingia

Euphorbiacée de la Floride. Racine Royale.

Médicament des *adénites cervicales* et des *périostites rhumatismales*, et en général de toutes les affections ganglionnaires et osseuses évoluant sur un *terrain spécifique* (Exostoses, douleurs osseuses, sciatique gauche...).

Convient aux *laryngites chroniques*, avec *enrouement* par constriction laryngée.

Stramonium

L'herbe du diable ou Datura stramonium ou pomme épineuse.

Médicaments de l'*agitation* et des *cauchemars* (cauchemars des enfants).

Tout est violent dans stramonium, avec absence complète de douleurs.

Indiqué dans les troubles nerveux, indolores, avec délire, loquacité, *mydriase* survenant souvent après la *suppression d'une éruption* ou d'un écoulement :

— mouvements désordonnés et spasmodiques, convulsions violentes, avec

— hydrophobie (stramonium peut simuler la rage) et photophobie,
— *hallucinations, terreur nocturne* (Stramonium a horreur de la solitude et des chiens).

Nymphomanie, delirium tremens, épilepsie causée par une frayeur, chorée et bégaiement. Prosopalgie. Scarlatine avec convulsions, tremblements, manies.

Délire furieux. Anurie.

Asthme spasmodique avec toux suffocante et paroxystique.

Contraction spasmodique des muscles de la gorge et de l'œsophage, empêchant toute déglutition, particulièrement des liquides, dont la seule vue horripile.

Psychisme : anxiété par l'eau qui coule (Lyssin).

Strontium carbonicum

Le carbonate de strontium prévient et traite les *chocs opératoires.*

Strophantus

Apocynée : strophante ou Kombé.

Tonicardiaque, très proche de digitalis, mais moins diurétique.

Indiqué dans les *cœurs faibles et irréguliers, avec hypotension* et *pouls instable* tantôt lent, tantôt rapide, mais toujours irrégulier (insuffisance mitrale non compensée).

Soutient le cœur des intoxiqués (tabac, alcool).

Corrige l'oppression à la fatigue (dyspnée en montant un escalier).

Dans l'*asystolie* l'associer avec Digitalis, crataegus et Prunus spinosa en 4 CH sans oublier Naja, aurum et cactus selon le tableau clinique.

Sulfur

Le soufre métalloïde, ou flavum.

Draineur énergique, en particulier des terrains psoriques et des *auto-intoxications.*

C'est le médicament par excellence de la *diathèse herpétique,* et des éruptions cutanées. *Car Sulfur ramène tout à la peau.*

Il est indiqué dans presque toutes les maladies, en ce sens qu'au début de chaque maladie il *précise la maladie,* en éliminant les symptômes secondaires. Comme disait le Dr. Borianne « il éclaircit le cas ».

Il fait sortir rapidement les exanthèmes des maladies éruptives, et ce faisant il raccourcit la maladie, en atténue la violence, et empêche le passage à la chronicité.

Il fait merveille dans les *éruptions rentrées,* ou qui sortent mal, et qui alternent avec d'autres affections, telles par exemple l'asthme, le rhumatisme, les hémorroïdes, les névroses, etc...

« Dans *la scrofule,* le soufre est le prince des remèdes » (Farrington).

« Dans le *rhumatisme chronique,* je commence toujours le traitement par Sulfur » (Russel).

« Aucun médicament n'est si souvent efficace que sulfur dans l'*asthme chronique* ; il n'y a qu'à remarquer l'alternance fréquente des accès de goutte, pour expliquer son efficacité » (Charette).

Dyspepsie, pesanteurs d'estomac, Boulimie, congestion du système porte, dyspepsie par les *œufs* et les farineux. *Migraines hebdomadaires. Constipation chronique* et brûlure anale. Diarrhée matinale.

Manié sans précaution, peut causer une aggravation initiale de tous les symptômes pathologiques, par élimination trop rapide et inconsidérée des toxines. Le Dr. Chavanon conseille de ne pas le donner dans les otites aiguës, en raison du danger d'une fusée purulente vers la mastoïde. Chez les tuberculeux donner plutôt sulfur iodatum, moins violent, et qui ne risque pas de provoquer de l'amaigrissement par élimination trop rapide des toxines.

Caractéristiques : *sulfur a toujours trop chaud* (la brûlure de sulfur) et soufre dans une atmosphère confinée (besoin de grand air) et présente une fatigue subite vers 11 h du matin, avec tristesse.

Psychisme : orgueil et autosatisfaction. Indifférence à sa propre apparence et au bien-être des autres.

Sulfur iodatum

L'iodure de soufre.

C'est le sulfur atténué, qui fait merveille sur les *terrains tuberculiniques* et psoriques, en particulier dans l'auto-intoxication des tuberculeux.

Il est indiqué chez les enfants en raison de son action élective sur les organes lymphoïdes (*Amygdales et végétations hypertrophiées, adénopathies,* en particulier au niveau du hile). Il atténue les réactions de la vaccination par le BCG (Drosera, Arum tr.).

On le donne encore dans toutes les formes de *lymphatisme* et de *prétuberculose,* et dans toutes les inflammations des séreuses, dans la trachéite chronique...

L'association de Pulsatilla et de sulfur iodatum donne des résultats excellents chez les enfants surtout s'ils sont en instance de virage de cuti.

Sulfuric acid

Acide sulfurique ou Vitriol.

Médicament des *aphtes* de la bouche et des hémorragies de *sang noir* (épistaxis du soir ; Hémoptysie ; ménopause)...

Indiqué dans les ecchymoses et le *purpura ;*
l'hyperchlorhydrie, les ulcères d'estomac, les vomissements acides avec agacement des dents ;
l'alcoolisme (pituites ; tremblements). Il calme le désir de boissons alcoolisées ;
les vomissements de la grossesse.

C'est aussi un *tonique,* conseillé dans la *faiblesse avec tremblement intérieur* non visible extérieurement et chez tous les nerveux inquiets, impatients et tristes.

Sumbul

C'est la résine d'un ombillifère Persan.

Médicament surtout féminin, indiqué dans l'*hypernervosité,* l'hyperémotivité avec insomnie, vertiges et palpitations nerveuses.

Humeur instable, avec alternance de rire et de larmes. Insomnie nerveuse.

Excitation sexuelle, hystérie. Sensation d'une boule dans la gorge avec constriction (Ignatia).

Pseudo-asthme cardiaque de la ménopause. Névrose cardiaque.

Insomnie de l'alcoolique. Engourdissement du bras gauche sine materia.

Symphoricarpus

Caprifoliacée, Arbousieur d'Amérique.

Vomissements incoercibles de la grossesse.

Symphytum

L'oreille d'âne. Boraginée. Consoude officinale.

Adoucissant, cicatrisant, antihémorragique, béchique.

Médicament des os et du périoste : dans les *fractures* il facilite la production du cal, et calme la douleur exquise.

Dans les *traumatismes de l'œil,* sans lésion ni épanchement sanguin, il calme les douleurs et aide au retour ad integrum rapide (Ledum).

En particulier, il empêche la formation de cataracte traumatique secondaire (Boxeurs).

Syringa vulgaris

Bourgeon de lilas.

Indiqué dans les *symptômes coronariens* et *l'angine de poitrine.*

Il agit plus spécialement sur les artères coronaires du cœur. C'est un anti-spasmodique, qui assure une meilleure nutrition du myocarde (Dr. Tétau). Il épure les coronaires.

Syzygium jambolanum

Le Jamboul des régions tropicales.

C'est un *antidiabétique :* fait disparaître ou diminuer la soif intense, la polyurie et le prurit (Morus nigra).

A donner systématiquement dans les plaies, ulcérations et opérations des diabétiques.

Tabaccum

Le Tabac.

Médicaments des nausées incessantes, des vomissements, du vertige, des migraines avec nausées et vomissements, sueurs froides...
— toujours augmentés par le moindre mouvement, le bruit, la lumière,
— toujours calmés en plein air.

D'où la principale indication de tabaccum : *le mal de mer,* le mal des voitures, le mal de l'air, le mal du métro, etc..., à condition que tout soit calmé en plein air... (le contraire : Cocculus et petroleum).

Tabaccum calme :
les *vomissements de la grossesse,* le hoquet,
les palpitations de l'hypertrophie du cœur,
l'angine de poitrine et le pseudo-angor des fumeurs.
les troubles consécutifs à l'abus de tabac,
les convulsions dentaires,
certaines toux spasmodiques avec *hoquet* et suffocation,
la paralysie agitante de Parkinson, la sclérose en plaque,
l'amaurose par atrophie du nerf optique.

Tamaris gallica

Les bourgeons de Tamaris.

Ce remède agit sur la lignée rouge, en stimulant la formation des hématies (Fer).

Indiqué dans *toutes les anémies* hypochrones,
l'hyperviscosité sanguine,
l'hypercholestérolémie (Dr. Tétau).

De plus action antithromboplastique.

Taraxacum

Composées.

Le Pissenlit est cholagogue, dépuratif, stomachique, diurétique, tonique, antidiabétique. Il a une action élective sur le foie.

Médicament du *foie gros*, induré, douloureux, avec *constipation*, et langue en carte de géographie, *embarras gastrique*, salivation exagérée, éructations...

Indiqué dans toutes les insuffisances hépatiques, tant aiguës (*jaunisse*, hépatites infectieuses, diarrhée bilieuse), que chroniques et torpides (lithiase biliaire, encombrement de la circulation porte).

De plus, il favorise l'élimination de l'urée sanguine, et traite la goutte.

Tarentula cubensis

Mygale ou araignée de Cuba.

Remède des *Panaris, furoncles et anthrax*, extrêmement douloureux, avec tendance maligne et septicémique, induration et lymphangite, et atteinte de l'état général (prostration, suppurations malignes, septicémie).

Complète et renforce l'action des antibiotiques dans de tels cas.

Tarentula Hispana

Tarentule ou araignée d'Espagne.

Médicament des *agités*, qui remuent sans arrêt (Chorée, paralysie agitante) ;
des enfants qui remuent leur tête sur l'oreiller ;
de l'agitation des excités qui remuent sans cesse leurs membres (jambes).

Ces malades sont des faibles, qui remuent continuellement quoique cela les fatigue et augmente leurs troubles (le contraire de Rhus tox).

On emploie aussi Tarentula hispana dans les *hallucinations* avec mydriase, terreurs nocturnes, les manies érotiques (onanisme), les scléroses médullaires avec agitation, et tous les troubles nerveux où prédominent l'agitation et l'hyperesthésie cutanée.

Mémoire et intelligence affaiblies, agitation sénile, tremblements...
Psychisme : les maladies de Tarentula sont toujours améliorées par la musique (hystérie).

Tellurium

Le métal Tellurium.

Médicament des *eczémas suintants et piquants*, avec œdème, en particulier des paupières (Blépharite) et du pavillon de l'oreille, du cuir chevelu, des mains et des pieds. Dartres.

Otites chroniques avec écoulement fétide, à odeur de saumure de poisson.

Sueurs fétides des pieds.

Migraine frontale gauche, vertige en s'endormant. Sciatique gauche. Lumbago.

Terebenthina

Oléo-résines qui s'écoulent des conifères et des térébenthacées.

Médicament de l'*arbre urinaire :* en particulier de la néphrite avec *albuminurie,* de la *cystite avec hématurie* et ténesme. Pyélonéphrite, Hydronéphrose, Pyuries. Néphrite de la scarlatine.

Terebentina est aussi un *coagulant ;* on l'emploie avec succès dans les hémorragies intestinales de la fièvre typhoïde, les *hématuries,* les hémoptysies, le *purpura hémorragique,* les métrites hémorragiques (colibacilles).

Caractéristiques : les urines des malades relevant de Terebentina sentent la violette et leur langue est vernissée et brûlante.

Teucrium

La Sauge des bois, Germandrée.

Médicament du *nez :* nez bouché en permanence, coryza chronique, polypes muqueux des fosses nasales (nez bouché des nourrissons, végétations adénoïdes).

Employé aussi dans le prurit anal (oxyures), lorsque les ongles des orteils poussent mal et sont déformés et douloureux, et dans certaines douleurs osseuses et articulaires.

Thallium acétic

Acétate de Thallium (le Thallium est un métal provenant des résidus de fabrication de l'acide sulfurique).

Thallium acétique *fait repousser les cheveux* à dose homœopathique.

En allopathie est employé comme épilatoire (= médicament dangereux en allopathie).

Théridion

Araignée noire de Curaçao.

Médicament de *l'hyperacousie douloureuse* et de l'hypersensibilité nerveuse toujours augmentée par le bruit. (Vertiges et nausées de la grossesse, mal de mer augmenté en fermant les yeux).

Employé dans les névralgies intercostales gauches,

les caries osseuses et rachitisme,
la boulimie, les troubles produits par l'équitation,
l'aversion pour tout travail,
le manque de confiance en soi,
l'insomnie augmentée par le moindre bruit.

Caractéristiques : les malades de Théridion sont toujours aggravés par le bruit et en fermant les yeux.

Thiosinaminum

La Thiosinamine contribue à faire fondre les opacités du cristallin (*cataracte*).

Thlaspi bursa pastoris

Bourse de Capucin (Crucifère). Capselle. Bourse à pasteur.

Médicament des *métrorragies* et de toutes les hémorragies passives de *sang noir* épais, coagulé, avec caillots et crampes utérines. (Avortements, cancer de l'utérus, règles abondantes une fois sur deux ; Leucorrhée sanguinolente, brune, irritante).

Employé aussi dans la *diathèse urique* (dysurie avec sédiments urinaires rouge brique, colique néphrétique avec hématurie).

Dysurie et rétention spasmodique d'urine des vieillards.

Thuya

Le Cèdre blanc du Canada, ou arbre de vie.

Médicament de la *diathèse épithéliale,* avec action sur les organes génito-urinaires, la peau, les muqueuses, l'appareil lymphatique, le système nerveux.

C'est l'un des meilleurs médicaments des *états sycotiques, hydrogénoïdes et pré-cancéreux.*

Mais avant tout c'est le grand médicament de la *ménopause* et de l'âge mûr : et des deux affections qui les dominent : *le fibrome* chez les femmes, *l'adénome prostatique* chez les hommes.

Il aide à la disparition des proliférations pathologiques de l'organisme : verrues, polypes, végétations, condylomes, papillomes...

Il draine les *ganglions engorgés* et *les organismes incommodés par les vaccinations.*

C'est le médicament des affections aiguës et chroniques telles que : otites, sinusites, métrites, cystites, *gonorrhées et leurs suites lointaines,* rhumatismes, pyorrhée alvéolo-dentaire, lymphatisme, alopécie, déformation des ongles, sueurs des pieds et des parties génitales, leucoplasie, leucorrhée, affections médulaires, sans oublier la Syphilis et ses suites.

C'est aussi le remède des *éruptions rentrées :* par exemple : névralgie ou diarrhée apparues à la suite de la suppression d'un exanthème.

C'est aussi un *excellent désensibilisant,* indiqué dans tous les états morbides qui traînent, les suites pathologiques de piqûres d'insectes ou de serpents, abus de thé, café, tabac...

On emploie Thuya avec succès dans les *troubles nerveux* sans lésions précises : troubles imaginaires, névralgies, rhumatismes chroniques, grossesse nerveuse, idées fixes, vaginisme, mélancolie, hallucinations, sensation comme s'il y avait quelque chose de vivant dans le ventre... (Grossesse nerveuse).

Il améliore les vertiges, les céphalées, les migraines augmentées vers 15 h et en fermant les yeux.

En applications externes pures, *Thuya TM fait résorber les verrues.*

Caractéristiques : seules les parties découvertes transpirent ; aggravation en se penchant en avant ;
amélioration en se penchant en arrière, en s'étirant, en s'étendant.

Thym

Labiée ; l'antibiotique du Moyen Age.

Par son thymol, il est vermifuge, bactéricide, antiseptique, antispasmodique, diaphorétique et diurétique.

Il est aussi tonique (lymphatisme, convalescence).

Il sert à conserver les aliments (viandes marinées au thym).

On l'emploie en tisane, dans les aliments, en gargarisme et en inhalation, en bains, en frictions et cataplasmes (rhumatismes et piqûres d'insectes).

En période d'épidémie, il renforce la résistance à l'infection.

Thymusinum

Le Thymus.

Tous les retards de l'enfance, tant physiques qu'intellectuels.

Thyroïdine

Ou Thyroïdea. La Thyroïde.

Employée avec succès dans les exagérations fonctionnelles du cœur : surtout dans les *tachycardies paroxystiques,* la *maladie de Bassedow...*

Tilia tomentosa

Tilleul. Tiliacées.

Calmant, sudorifique.

C'est le *tranquillisant végétal* par excellence. (Comme Avena Sativa).

Il est dénué de toute toxicité et de tout risque d'accoutumance.

« Sans vouloir se substituer aux hypnogènes et Neuroplégiques de synthèse à réserver aux cas relevant d'une psychiatrie de choc, il peut être fort utile au médecin de clientèle courante, seul ou associé à d'autres médications, pour traiter certains *syndromes dépressifs, anxieux* d'*hyperémotivité,* d'*instabilité neuro-végétative,* ou de *troubles spasmodiques* à étiologie corticale.

« Il trouve ses principales indications en pédiatrie, en gériatrie et chaque fois qu'on veut soigner un organisme débile » (Dr. Tétau).

Employé comme *Sédatif calmant et Euphorisant, tranquillisant* atoxique, dans toutes les hyperexcitabilités nerveuses et dans toutes les névroses.

Actif aussi contre l'*hyperviscosité sanguine,* et contre les excès *de cholestérol* sanguin.

Employé en T.M., en dilution, en tisane, en lotion émolliente ; ses bourgeons en 1°X.

Tricitum Repens

Le Chiendent.

Dépuratif, augmente la diurèse dans les affections rhumatismales et goutteuses, dans les troubles de la vessie ainsi que dans les lithiases urinaires.

Trillium pendulum

Liliacées.

Un des meilleurs médicaments des *hémorragies de sang rouge vif* et de l'*Hémophilie,* par exemple épistaxis, hémorragies dentaires, hémoptysies, métrorragies, hémorragies post partum, hématémèse avec désir de boire de l'eau glacée. *Règles trop rapprochées, trop abondantes, trop longues.*

Trombidium

Petit acare rouge de la mouche.

Spécifique de la diarrhée et de la dysenterie augmentées en mangeant et en buvant, avec ténesme et brûlure anale et douleurs de la fosse iliaque gauche.

Tuberculinum

TK, le nosode de la tuberculose, biothérapique modificateur du terrain tuberculeux.

Il traite toutes les formes de la *tuberculose, tous les états tuberculiniques* et toutes les maladies se développant sur des terrains tuberculiniques, prétuberculiniques, ou à *hérédité tuberculeuse.*

Par exemple : anémie, chlorose, rachitisme, rhumes répétés, engorgements ganglionnaires, eczéma et diarrhée rebelles, plaies tuberculeuses, fistules tuberculeuses...

A ne pas employer sans avis médical préalable.

Tussilago

Composées. Pas d'âne.

Employé contre la toux. Facilite l'expectoration (tisane pectorale).

Ulmus campestris

Les bourgeons de l'Orme.

C'est le draineur gemmothérapique des *eczémas suintants,* de l'*impétigo* et de l'*acné.*

Il régularise la sécrétion des glandes sébacées (Peaux grasses et luisantes) (Dr. Tétau).

Uranium nitricum

Nitrate d'uranium ou mieux d'uranyle.

Médicament du *diabète* (polyphagie, polydipsie, polyurie).

Uranium nitricum complète toujours heureusement un traitement allopathe du diabète.

En basses triturations agit aussi dans l'albuminurie.

Urea

Carbamide.

Tuberculose ganglionnaire. Eczéma goutteux. Hydropisie.

Uric acid :

L'acide urique.

Médicament de la *lithiase uratique* (calculs rénaux d'urates, goutte, rhumatismes).

Urtica urens

L'ortie brûlante. Urticacées.

Tous les *prurits et urticaires d'origine végétale :*

— soit externe : *piqûres végétales,*

— soit interne : *allergie* à certains aliments végétaux.

Traite aussi efficacement les *rhumatismes des doigts et des orteils* (goutte), avec prurit et gonflement, car il est diurétique (Œdème de Quincke).

Augmente la sécrétion lactée des nourrices. Ferait repousser les cheveux. Utile dans les brûlures.

Caractéristique : prurits et rhumatismes printaniers, et en général les affections qui reviennent chaque année, à dates fixes, toujours augmentés par lavages et bains (comme Sulfur).

(Pour les Urticaires allergiques : voir *Astacus).*

Ustilago

Maïs gâté.

Médicaments des *règles trop longues* et trop rapprochées, et des ménorragies par faiblesse et atonie utérine (ménopause) (sang rouge caillé, avec petits caillots noirs et des filaments, fibromes, avortements, accouchements...).

Leucorrhée jaunâtre et excoriante avant les règles, s'accompagnant souvent de douleurs dans le sein et l'ovaire gauches.

Chute des cheveux et des ongles, malformations des ongles.

Usnea barbata

Mousse des arbres.

Céphalée congestive, insolation.

Uva ursi

Raisin d'ours, Busserole.

Tonique spécifique de la muqueuse de l'arbre urinaire : c'est un *diurétique* et un antiseptique urinaire.

Traite toutes les irritations des reins, vessie, urètres et uretères. (Cystites aiguës et chroniques, hématurie rénale, lithiase rénale, énurésie, mictions et éjaculations involontaires, rétention d'urine...).

Uva ursi n'est à employer que lorsque l'urine est alcaline.

Vaccinium myrtillus

Myrtille. Ericacées.

Astringent et tonique ; antidiarrhéïque.

Les baies sont employées en confiture et en liqueur.

Vaccinium vitis Idaea

Les bourgeons de vigne du mont Ida ou bourgeons d'airelles.

Ericacées.

Indiqué dans toutes les *perturbations du transit intestinal*, aussi bien dans le sens hyper (diarrhées), qu'hypo (constipations).

Ce médicament combat aussi la *colibacillose intestinale* (cycle entéro-rénal du colibacille) (Dr. Tétau) *et urinaire* (Cystite).

Sa grande indication est l'alternance de la constipation et de la diarrhée due au colibacille (pyurie, pollakiurie, douleurs cystalgiques). De plus, c'est un antisénescent (arthrose et ostéoporose des gens âgés).

Vaccinotoxinum

Nosode, dilution Hahnemannienne du vaccin anti-variolique.

Eruption vésiculeuse ou pustuleuse avec douleurs brûlantes de la peau. Fébrilité. Anorexie. (Varicelle, Variole, Zona).

Rougeurs des conjonctives, nez bouché avec écoulement sanguino-purulent, Céphalée frontale, faiblesse, courbature généralisée.

Valeriana

La Valériane. Valérianées. Antispasmodique.

Médicament de la *nervosité*.

Eréthisme vasculaire, bouffées de chaleur, insomnie nerveuse, inquiétude sans motif, troubles digestifs des gens nerveux sine materia.

Farnigton dit que ce médicament prépare les voies à Sulfur dans les troubles nerveux.

Certains emploie Valeriana pour la sciatique.

— augmentée debout immobile,
— calmée la jambe étendue sur une chaise.

Veratrum album

L'ellébore blanc. Liliacées.

Médicament du *Choléra* et de toutes les affections qui présentent de la *diarrhée* abondante avec coliques épuisantes, des *vomissements* violents et abondants, et de la *prostration profonde avec sueurs froides* (front). (Coliques, toxicoses, dysenteries avec déshydratation, *collapsus*, crampes et cyanose des extrémités et sueurs froides au front).

Veratrum album est aussi le médicament des *manies*, de la *méchanceté*, chez les gens pâles (Stramonium : chez les gens rouges congestionnés) ; et des troubles mentaux qui surviennent dans les aménorrhées, de la nymphomanie avant les règles, des *troubles mentaux de la grossesse,* y compris les vomissements incoercibles du début de la grossesse. Et toutes les *manies érotiques* chez gens pâles et faibles.

Une autre indication : *les suites de frayeur* avec diarrhée, vomissements et sueurs froides (Gelsemium a la diarrhée sans les vomissements. Dr. Charette).

N.B. Les coliques de Veratrum album sont toujours extrêmement douloureuses, crampoïdes, terribles, et toujours accompagnées de vomissements et de prostration avec sueurs froides (Dr. Borianne).

Psychisme : tristesse le soir. Inconsolable de malheurs imaginaires.

Veratrum viride

L'Ellébore vert d'Amérique.

Médicament de la *Congestion active du cerveau* et de toutes les fièvres et affections avec tendance à la Congestion de la tête et aux spasmes (Charrette).

Veratrum viride calme les *palpitations cardiaques,* ralentit le poul, fait baisser la tension artérielle et la fièvre hectique ; atténue la *suffocation des congestions pulmonaires,* leur anxiété et leur agitation.

Il calme les spasmes tels que hoquet. La chorée.

C'est le remède efficace de l'apoplexie cérébrale, l'insolation ; des congestions pulmonaires, de la *pneumonie au début* (avec Aconit), de la dyspnée...

On l'emploie encore dans la *dysphagie avec spasme* de l'œsophage, les brûlures œsophagiennes et gastriques augmentées par les boissons chaudes, les vomissements exacerbés en se levant, les Oxyures (Dr. Teste), l'amaurose par atteinte du nerf optique, la diplopie, l'hémianopsie et les névralgies de l'œil gauche.

N.B. Ne pas donner Veratrum viride dans les pouls faibles ralentis et mous.

Verbascum

Le bouillon blanc. Scrofulariées.

Emollient ; adoucissant ; calmant pectoral ; sudorifique ; diurétique.

Médicament des *Névralgies de la face et des oreilles,* avec périodicité fixe, telle que 2 fois par jour à heures fixes.

Médicament aussi des *catarrhes naso-laryngés,* sensation d'obstruction du nez et du larynx, avec dyspnée et toux pénible, aboyante et fatigante (*la voix devient basse* = typique. Farnigton).

Particularités : Verbascum s'adresse surtout aux *névralgies de la tempe droite,* avec irradiations à toutes les dents du Maxillaire supérieur droit, et aggravation en mangeant.

Employé aussi en tisane.

Verbena

La Verveine. Verbenacées.

Stomachique, euphorique.

Action anti-asthénique, anti-spasmodique, et fébrifuge. Stimule le tonus utérin et intellectuel ; épilepsie, insomnie, dépression.

Les druides l'employaient avec le gui, pour guérir toutes les maladies (comme la Sauge chez les Romains), et détruire les maléfices.

Viburnum opulus

La grande airelle ou Viorne ou fausse boule de neige, ou obier.

Médicament des *règles douloureuses* (avec Colocynthis, caulophyllum et Mg ph). Il agit surtout chez les femmes à règles en retard, courtes, à peine teintées (quelques heures).

C'est le remède des *crampes utérines* et de la dysménorrhée spasmodique.

Viburnum calme les contractions utérines du début de la grossesse et évite souvent l'avortement.

Viburnum lantana

La Viorne lantana. Caprifoliacées.

Les bourgeons de Viburnum lantana l°X calment les *asthmes simples et intriqués.* Ils exercent une action sédative sur le système neuro-végétatif pulmonaire et inhibent le spasme bronchiolaire en rétablissant la fonction respiratoire normale.

Ils sont indiqués dans les asthmes divers et toutes les dyspnées asthmatiformes (terrain tuberculinique) (Dr. Tétau).

Vinca

Pervenche. Apocynées.

Astringent, fébrifuge, antilaiteux (tisane).

Viola odorata

Violette de Mars.

Calme les quintes de la *coqueluche* quand elles sont violentes, spasmodiques et prolongées, et la *toux quinteuse* de la rougeole (Sticta pulmonaria).

Et en général toutes les toux quinteuses avec dyspnée et palpitations (hystérie) (Dr. Borianne).

Viola tricolor

Pensée sauvage. Violariées.

Employée depuis très longtemps en tisane infantile, sous forme d'infusions et de sirops. Actuellement, en T.M. et en dilutions, c'est un remède des *éruptions chroniques* avec prurit, exanthème pustuleux, *impétigo* de la face et rétro-auriculaire.

On l'emploie aussi dans l'ophtalmie scrofuleuse, les incontinences d'urines des enfants, *les croûtes de lait*, l'abattement avec tristesse et somnolence post-prandiale.

Les fleurs de la violette sont sudorifiques, béchiques, expectorantes, laxatives, dépuratives.

Les feuilles sont émollientes et diurétiques.

Les racines sont purgatives et vomitives.

Vipera

Venin de vipère.

Deux grandes indications :

— *les varices* volumineuses et douloureuses avec inflammation des troncs veineux qui sont gonflés et l'œdème sous-jacent = *Phlébites*, périphlébites, lymphangites, crampes,

— *les hémorragies*, toutes les hémorragies, mais particulièrement les hémorragies avec cirrhose et les hémorragies de la ménopause. Vipera est un excellent médicament de l'*hémophilie*, et des ménorragies et métrorragies (fibrome).

On emploie aussi Vipera dans les *affections valvulaires du cœur*, où il apporte du soulagement,

les *cirrhoses* biliaires et les *cholécystites* chroniques, avec réseau veineux collatéral très apparent,

les glossites et les *œdèmes de la glotte*, le pemphygus périodique...

Particularités : les Varices de Vipera sont gonflées, douloureuses et brûlantes, avec crampes. On obtient l'amélioration en levant les jambes en l'air.

Viscum album

Le vieux remède des druides : le gui, panacée universelle de la médecine celtique. Loranthacées.

En Teinture Mère Viscum album est *hypotenseur* et *assouplit les artères.*

En dilutions basses c'est un *tonique du cœur ;* il calme les palpitations cardiaques et renforce les contractions du cœur (en particulier dans l'hypertrophie du cœur des sportifs). Diurétique (Albuminurie). Indiqué aussi dans les troubles de la ménopause : hémorragies, vertiges et bouffées de chaleur, constrictions cardiaques. Insuffisance valvulaire. Certaines névralgies spasmodiques : chorée, épilepsie, lombago, hoquet, sciatique... Artério-sclérose, Asthme spasmodique et chronique.

Les bourgeons de Viscum album I°X calment les bourdonnements d'oreilles et les troubles de la ménopause (Dr. Tétau).

Vitis vinifera

Les bourgeons de vigne I°X trouvent leurs indications dans le *rhumatisme déformant* très douloureux, et dans l'arthrite des petites articulations. Indiqués aussi dans les tumeurs bénines, les tumeurs osseuses, les papilomes...

Les radicelles de Vitis vinifera I°X régularisent la lignée blanche ; elles sont indiquées dans les *leucocytoses,* et plus spécialement les lymphocytoses (Dr. Tétau).

Wyethia : Composée d'Amérique du nord.

Pharyngite folliculaire avec chatouillement de l'épiglotte et toux sèche.

Xanthoxylum fraxineum

Frêne épineux.

Médicament des *secousses électriques* ressenties en s'endormant comme Zincum (Dr. Borianne).

Donne de bons résultats dans les névralgies pelviennes, la dysménorrhée et l'aménorrhée des tempéraments nerveux et délicats.

Ylang-Ylang

Anonacée.

Régulateur du cœur et des poumons. Hypotenseur.

Calme les excités.

Yucca filamentosa

Liliacée américaine. Herbe aux ours.

Petit médicament excellent dans les diarrhées produites par *excès de bile* et tous les états dits bilieux : foie douloureux, mauvais goût de la bouche, migraines.

Découragement et instabilité des Hépatiques.

Zea italica

Le Maïs ou Zea maïs.

Excellent draineur de la peau ; aide à traiter toutes les affections cutanées en favorisant la diurèse. Aurait une action dans l'inflammation chronique de la vessie, et dans la lithiase urique et phosphatique.

Les radicelles de Zea Maïs l°X font baisser le taux des *transaminases sanguines* et favorisent la cicatrisation post-infarctoïde du tissu cardiaque ; d'où son action sur l'*infarctus du myocarde, l'artérite* et la gangrène des extrémités. Séquelles d'infarctus du myocarde (Dr. Tétau).

Zincum

Le Zinc.

C'est un *tonique cérébral et nerveux.*

Il convient aux *surmenés intellecuels,* aux épuisés nerveux, et aux déprimés.

Il calme les spasmes (impatiences dans les jambes, agitations constantes des pieds, *tremblements,* fourmillements) ;
les toux spasmodiques (des règles et des nerveux, Quintes et Coqueluche) ;
les spasmes intestinaux (diarrhées émotives, choléra infantile) ;
les convulsions. Priapisme ; onanisme ; nymphomanie. Erections douloureuses ;
le sommeil des agités et des nerveux ;
les alternances d'excitation et de dépression, les accès subits de faiblesse.

Indiqué dans les anémies, les convalescences, les suites d'études et de veilles prolongées : *Zincum redonne de la mémoire et du tonus physique et intellectuel.*

Il supprime les mauvais effets d'*éruptions rentrées* (rougeole, scarlatine...).

Chez les femmes malades relevant de Zincum, « tout disparaît pendant les règles ».

Burt dit que « le fer est au sang ce que Zinc est aux nerfs ».

Particularités : Zincum est toujours *aggravé par le vin* et les boissons alcoolisées et intéresse surtout les systèmes nerveux et musculaire des membres inférieurs. C'est le grand médicament du *tremblement des jambes.* Et de tous les troubles moteurs des jambes (Ledum, Conium). Zincum est toujours amélioré par l'apparition d'un écoulement : règles, diarrhée, éruption (alternatives d'éruptions et de troubles nerveux).

ADDENDA

Béryllium

Métal.

Bronchites, trachéïtes, pneumonies, Emphysème, Coryza, Dyspnées, Cœur pulmonaire.

— signes pulmonaires : aggravation en bougeant, au grand air.
— douleurs musculaires : calmées en bougeant.
— Coryza : calmé au grand air.

L'ORGANOTHÉRAPIE

Quelques mots pour terminer sur l'organothérapie.

C'est une branche de l'opothérapie. Mais si l'opothérapie remplace un organe déficient ou malade, cette action cesse lorsqu'on interrompt le traitement, et elle n'a pratiquement eu aucune action thérapeutique sur l'organe lui-même.

Avec l'organothérapie, c'est tout différent.

On peut comparer et résumer ces deux méthodes par les définitions suivantes :

— *Opothérapie = substitution.*

— *Organothérapie = stimulation, restauration et équilibration.*

On donne des dilutions homœopathiques de l'organe malade, ce qui stimule le fonctionnement de cet organe, et l'aide à reprendre ses fonctions normales, et même, lorsque cela est encore possible, amène la restitution ad integrum.

Car l'organe sain est électivement sensible à des dilutions de son homologue sain (Dr. Tétau).

Par ailleurs, si les dangers de l'opothérapie, et de ses abus, sont connus (la répétition de doses importantes d'hormones entraîne l'aplasie et la dégénérescence de la glande), *le traitement organothérapique ne peut donnier lieu à aucune aggravation,* puisqu'il ne fait que stimuler et restaurer l'organe déficient ou malade. A la seule condition bien entendu de ne pas provoquer une suractivité succédant à une hypo-activité d'un organe momentanément déficient.

On emploie des extraits tissulaires et glandulaires, à l'état déconcentré, dilué et dynamisé par la méthode Hahnemanienne. Il ne s'agit pas d'obtenir un effet substitutif ou palliatif, mais en agissant directement sur la glande ou le tissu en cause, d'en redresser le fonctionnement perturbé, en le stimulant ou en le freinant selon des règles précises.

Les règles de la posologie de l'organothérapie ont été dégagées dès 1936 par Fortier Bernouville et Martiny.

On peut les résumer ainsi :

— *Les basses dilutions d'organes sont excitatrices* (4 CH et 5 CH).

— *Les moyennes dilutions sont régulatrices* (7 CH).

— *Les hautes dilutions sont freinatrices* (9 CH, 12 CH, 30 CH...).

LEXIQUE THÉRAPEUTIQUE

LEXIQUE THÉRAPEUTIQUE

Voici maintenant exposés, d'une manière très succincte, les différents médicaments qui correspondent à chaque maladie.

On recherchera d'abord, au nom de la maladie, la liste des remèdes susceptibles de convenir. Puis, il faudra choisir parmi ces remèdes celui ou ceux qui correspondent, non seulement à la maladie elle-même, mais au terrain sur lequel elle se développe, à la façon dont elle a débuté et dont elle évolue, à ce qui l'aggrave et à ce qui la calme... bref, à tout ce qui s'y rapporte.

Pour cela, il faudra compulser la matière médicale de chaque médicament, et estimer ce qui cadre le mieux avec le cas en question.

Mais surtout, ne jamais oublier qu'en médecine, il n'y a pas de maladies, mais des malades, et qu'en homœopathie, il n'y a pas de médicament passe-partout.

Chaque cas est toujours différent d'un autre

Liste des abréviations

— Ag : Argent.
— Au : Aurum.
— Bi : Bismuth.
— Br : Bromum.
— Cu : Cuivre.
— Hg : Mercure.
— IM : Intra-musculaire.
— Med : Medorrhinum.
— Mn : Manganum.
— Mg : Magnesia.
— Pb : Plumbum.
— Ph : Phosphorus.
— Si : Silicea.
— Zn : Zinc.
— TM : Teinture mère.

Acné (suite de la page 187)

+ Dermo-drainol, Saponaria composé, Boribel 22, Pilules anti-acné Normy.
Tisanes épidermiques Sergent ou Boribel 10.
Lotions Denisoline, Antébor B6, Pommades Boribel 3, Cicaderma.
Savon au Sulfuryl Monal.

Abcès chauds :

Anthracinum, Apis, Arsenicum album, Belladona, Calendula, Ecchinacea, *Hépar sulfur,* Myristica sebifera (le bistouri des homœopathes), *Pyrogenium,* Tarentula cubensis ;
Abcès du sein : Belladona, Conium, Phytolacca, Pyrogenium.

Abcès dentaires :

Hepar sulfur, Pyrogenium.

Abcès froids :

Calcarea iodata, Drosera, Pulsatilla, Silicea, *Tuberculinum.*

Abcès répétés :

Calc. sulf., Calendula, Hépar sulfur, Mercure, Silicea, Sulfur, Pyrogenium.

Aboulie :

Conium, Aethusa cynapium, Baryta carbonica, Kali ph, Opium.

Abrutissement :

Ailanthus, Baptisia. Bufo.

Accouchement :

— avant : *Actea,* Arnica, *Caulophyllum,* Kali carb.
— pendant : *Arnica, Chamomilla, China,* Cuprum, Sédatif PC.
— après : Arnica, China, Colocynthis, Pyrogenium, *Secale,* Viburnum.
— La tisane : Sauge + Sabine, facilite la délivrance.

Acétone :

Acetonum, Belladona, Cuprum arsenicosum, Lycopode, Senna, Taraxacum.

Acidité gastrique :

Argentum nitricum, Citrus, Iris, Magn. carb., *Muriatic acid,* Robinia, Sulfuric acid.

Acidose :

voir Diabète + phosph. acid.

Acné :

Arnica, Antim-crud., Antim-tartar, Ars. br, Belladona, Calcarea ph, Graphites, Kali br, *Pulsatilla,* Pyrogenium, Rhus tox, Sepia, Silicea, *Sulfur iod.,* Thuya, Ulmus + Addenda p. 186.

Acné furonculiforme :

Fagopyrum.

Acrocyanose :

Cupressus, Lachesis, Pulsatilla, *Secale.*

Adénites :

— simples : Aestus PC. Arum triphillum, *Baryta carbonica*, Calcarea carbonica, *Cistus canadensis*, Euphorbia, Phytolacca, *Pulsatilla, Sulfur iod.*
— suppurées : Cyrtopodium, *Hépar sulfur, Pyrogenium*, Myristica sebifera, Naja.
— tuberculeuses : *Tuberculinum*, Drosera, en plus des médicaments des autres adénites.
— spécifiques : Ars. br., Stillingia.

Adénopathie trachéo-bronchique :

Aestus PC et calcarea carbonica 5, Baryta carbonica 5 et Cistus canadensis 5, Natrum muriaticum 7 et Silicea 7, Pulsatilla 5 et Sulfur iodatum 5, Kali iod.

Adhérences post-opératoires :

Iris minor.

Adynamie :

Ambra grisea, Arnica, Arsenicum album, Kali ph., Muriatic acid, Phosph. acid, Picric acid, Selenium, Zinc.

Aérocolie :

Asa foetida, Carbo végétabilis, Cocculus, Ignatia, Kali carbonicum, Magnesia muriatica, *Nux vomica*, Origanum TM, *Raphanus.*

Aérophagie :

Chrysis, Cuprum, Ignatia, Juniperus, *Kali carbonicum*, Lycopode, Nux moschata, Origanum TM.

Agacement des dents :

Citronus, Sulfuric acid., Mg carb., Rheum.

Ages extrêmes de la vie :

Baryta, Lycopode.

Aggravations nocturnes :

Arsenicum, China, Magnesia carb., Magnesia muriatica, Mercure, Nux vomica, Phosphorus, Rhus tox., Thuya, Luesinum, Mezereum.

Aggravations saisonnières :

— *printemps :* Antim. tartar., Br., Croton, Lachesis, Sarsaparilla, Urtica.
— *été :* China, Gelsemium, Glonoïn, Kali bich, Natr. carb., Rhododendron, Sanguinaria.
— *automne :* China, Dulcamara, Mercure, Rhus tox.
— *hiver :* Aurum, Ferrum, Hépar sulf., Ipeca, Kali carb., Petroleum, Psorinum, Rhus tox, Silicea.

Aggravation après coït :

Agaricus, calc. carb., China, Kali carb., Phosphorus.

Aggravation après selle :

Arsenic alb.

Aggravation en bougeant : Bryone, Kali carb.

Agitation :

Aconit, Arnica, Argentum nitricum, Arsenicum, Avena, Chamomilla (enfants), Moschus, Ph. acid., Rhus tox., Stramonium, Sumbul, Tarentula hispana (vieillards), Zinc, Agaricus, Hyosciamus, Sticta.

Agoraphobie :

Aconit, *Argentum nitricum*, Arnica, *Gelsemium*.

Agranulocytose :

Acide phosphorique, Arsenicum album, Chrysis, Kali ph., Magnesia ph., Plumbum, Pyrogenium.

Aigreurs d'estomac :

Arg. nitr., Iris, Magn. carb., Muriatic acid., *Robinia*, Sulfuric acid.

Air :

— *besoin d'air*, inquiétude dans atmosphère confinée : *Br.*, *Arg. nitr.*, Ars., Carb. sulf., Carbo. vég., Coccus, Lycopode, Tabaccum, Sulfur.

— *peur du moindre courant d'air* : Cadmium, *Cocculus*, Cyclamen, *Hépar sulf.*, *Kali carb.*, Iris, Petroleum, Psorinum, Nux vomica, Sepia.

Albuminurie :

Apis, Arsenic, *Cantharis*, *Mercure corrosif*, Pareira brava, Phosphorus, Solidago, Terebentina, Uva ursi, *Serum d'anguille*, Colibacillinum, Formica, Helonias.

Alcalose :

Acetonum, Juglans regia, Syzygium jambolanum, Uranium nitricum, ph acid.

Alcoolisme :

Asarum, Capsicum, Carbolic acid, Carboneum sulfuratum, *Ethylicum*, Ledum, Nux vomica, Paulinia, Spiritus *quercus* glandium, Sulfuric acid., Zinc. (Toux des alcooliques : Mephitis). Phytolacca TM.
pour dégoûter des boissons alcooliques : Asar., *Capsicum TM*, Phytolacca TM, Sulfuric acid 5.

Algies :

Aconit, Chamomilla, Coffea, Kalmia, Magnesia phosph., Ranuc. bulb., Sedatif PC.

Algies précordiales :

Aconit, Bourgeons de Crataegus l°X, Bryone, Oxalic acid, Ranunculus.

Allaitement :

— Baisse de la sécrétion lactée : Acetic acid. Agnus, Alfafa, Avena, Causticum, Lachesis, Phosphoric acid, Ricinus, Sabal, Urtica.
— Lymphangite : Belladona, Bryone, Pyrogenium, Naja.
— Mamelons sensibles ou fissurés : Arnica, Castor equi, Chamomilla, Croton, Phellandrium, Ratanhia.
— Pour faire passer le lait : Bryone, Calcarea carbonica, Lac caninum, Pulsatilla, Salvia.
— Abcès du sein : Belladona, Conium, Phytolacca, Pyrogenium.

Allergie :

Ajuga reptans TM, Allium cepa, Apis, Calc. carb., Histaminum, Kali iodatum, Lycopode, *Ribes nigrum*, Serum equi, Sulfur, Urtica urens. Monilia (antibiotiques). Thuya.
Ergotine 4 CH : 2 SC par semaine (pelade, femmes).
Histaminum 7 : 3 suppos. par semaine.

Alopecie :

Aurum, Fluoric. acid, Lachesis, Luesinum, Magnesia muriatica, Phosphoric acid., Selenium, Thallium acetic, Thuya, Urtica, Ustillago. .

Alternance de côté :

Lac caninum.

Alternances morbides :

— Asthme et cystite : Cannabis sat., Solidago.
— Asthme et éruptions : Arsenicum, Dulcamara, Graphites, Psorinum, Ptelea, Rhus Tox, Sulfur, Mn.
— Asthme et psoriasis : Dulcamara, Psorinum.
— Asthme et rhumatismes : Benzoïc acide, Kali iod., Lycopode, Sulfur.
— Asthme et diarrhée : Abrotanum, Croton, Dulcamara, Kali carb.
— Asthme et céphalée : Bryone.
— Céphalée, hémorroïdes et lumbago : Aloé.
— Coliques et troubles psychiques : Plumbum.
— Coliques et vertiges : Veratrum album.
— Constipation et diarrhée : Antimonium crudum.
— Convulsions, cauchemards et hallucinations : Stramonium, Hyosciamus.
— Diarrhée et coryza : sanguinaria.
— Diarrhée et éruptions : Croton, Rhus tox.
— Diarrhée et céphalée : Podophyllum.
— Diarrhée et rhumatismes : Abrotanum, Benzoïc, Bryone, Dulcamara.
— Dysenterie et rhumatismes : Kali bichromicum.

— Engourdissement et douleurs : Chamomilla, Graphites, Gnaphalium.
— Engourdissement et troubles utérins : Argentum nitricum.
— Eruption et céphalée : Zinc, Aloé (hémorroïdes).
— Eruption et lithiase : Sarsaparilla.
— Eruption et toux : Croton, Psorinum.
— Excitation sexuelle et mysticisme : Lillium tigrinum.
— Gastralgie et rhumatismes : Kali bichromicum.
— Rhumatisme, asthme, éruption : Kali bichromicum, Rhus tox, Sulfur.
— Rhumatisme, asthme, troubles urinaires : Benzoïc acide, Sarsaparilla.
— Rhumatisme et coryza : Kali bichromicum.
— Rhumatisme et cystite : Copaïva, Benzoïc ac., Coccus.
— Rhumatisme et cœur : Kalmia.
— Rhumatisme et éruption : Mn, Rhus tox, Selenium dulcamara, Staphys, Sulfur, Zinc, Mezereum (éruption rentrée).
— Rhumatisme, éruption, lithiase : Sarsaparilla, Staphys.
— Rhumatisme et hémoptysie : Ledum palustre.
— Spasmes et paralysie : Stramon. Ignatia.
— Troubles psychiques et physiques : Actea, Crocus sativus, Hyosciamus, Ignatia, Lillium, Platina.
— Après éruption rentrée : Stramonium, Thuya.

Altitude :

(mal des montagnes) : Arsenicum album, Coca, Gelsemium, Ignatia, Sédatif PC.

Aluminium (intoxication par) :

Aluminium, Cadmium oxalicum, Nux vomica.

Alvéolite :

Arsenicum, Aurum, Bismuthum, Mercurius, Naja, Phosphorus triiodatus, Pyrogenium, Staphysagria, Symphytum, Mezereum, Plumbum.

Amaigrissement :

Aestus PC, Alfafa, Arsenicum iodatum, Avena, Calcarea carbonica, Kali phosphoricum, Natrum muriaticum, Silicea, Iodum, Tuberculinum.
— *Amaigrissement de haut en bas :* Lycopode, Natrum muriaticum, Sanicula.
— *Amaigrissement de bas en haut :* Abrotanum.
— *Amaigrissement des enfants :* Abrotanum, Baryta carb., Natrum muriaticum, Calcarea phosphorica, Silicea, Sulfur iodatum.

par exemple :

au réveil : 2 g de — tantôt Pulsatilla 5 ; — tantôt Sulf. iod. 5.
au coucher : 2 g de — tantôt Baryta carb. 5 ; — tantôt Cistus can. 5.

et le Dimanche, seulement au réveil : 5 g — tantôt Natrum muriaticum 7 ; — tantôt Silicea 7.

Amblyopie et amaurose :

Argentum nitricum, Conium, Ethylicum, Gelsemium, Ledum, Nux vomica, Phosphorus triiodatus, Plumbum, Pulsatilla, Tabaccum.

Aménorrhée :

Tisane d'armoise et de marjolaine.
Anthypophyse, Antimonium crudum, Armoise, Calcarea carbonica, Céréales germées, Conium, Dulcamara, Ferrum phosphoricum, Gossypium, Kali carbonicum, Natrum muriaticum, Ovarinum, Origanum TM, Pulsatilla, Sepia, Senecio, Silicea, Viburnum.
Duogynon : en allopathie, complète heureusement un traitement homœopathique, surtout au début.

Amibiase :

Pour compléter le traitement allopathique : China, Cuprum, Geranium, Iris, Mercure corrosif, Rheum, Veratrum album.

Amnésie :

Anacardium, Artemisia, Baryta carbonica, Caladium, Calcarea ph., Cerebrinum, Cocculus, Kali ph., Lycopode, Natrum ph., Phosphoric Acid., Tabaccum.

Ampoules :

Arnica, Calendula.

Amputations :

avant : Aconit, Arnica, China, Daboïa, Gelsemium, Hépar sulfur, Ignatia, Naja, Phosphorus triiodatus, Pyrogenium, Sédatif PC, Staphysagria
après : *Allium cepa,* Arnica, Calcarea fluor, China, Crotalus, *Hypericum,* Iris minor, Naja, *Phosphorus triiodatus,* Pyrogenium, Sédatif PC, Silicea, Symphytum. (Moignon douloureux des amputés).

Amygdales:

Abcès : Anthracinum, *Arsenicum album,* Calendula, *Hépar sulfur,* Myristica, Phytolacca, *Pyrogenium.*
Amygdalite : Apis, Belladona, Ferrum ph, Kali bich., Lachesis, Lycopode, *Mercure soluble, Mercurius cyanatus.* Amygdala amara.
Hypertrophie : Aestus PC, *Baryta carbonica,* Calcarea carbonica, *Cistus canadensis,* Corallium rubrum, Euphorbia, *Pulsatilla,* Phytolacca, Silicea, *Sulfur iod., Calc. iod.*

Anaphrodisie :

Agnus castus, Baryta, *Cannelle,* Caladium, Conium, *Damiana, Ginseng,* Kali ph., Lycopode, Orchitinum, Picric acid, Quercus, *Selenium,* Yohimbin, Zinc, *Sequoïa.*

Anaphylaxie :

Antimonium crudum, *Apis*, Astacus, Fragaria, *Histaminum, Kali iodatum*, Quercus, Ribes, *Serum equi, Urtica urens.*

Anémie :

Aestus, Alfafa, Arsenicum, *Calcarea carbonica*, China, Céréales germées, Chininum arsenicosum, Fer, Kali ph., Phosphore, Natrum muriaticum, Silicea, *Tamaris*, Zinc (en général tous les acides homœopathiques). (*Ferrum 4* a une action élective sur les globules rouges, comme Tamaris I°X et Splenger), *Avena* (appétit) Hémoglobine 4 : 3 suppos. par semaine.

Medulos 7 : 3 suppos. par semaine (en alternant avec Hémoglobine 4).

Les radicelles de Vitis vin. régularisent la lignée blanche.

Anévrisme :

Pour compléter les traitements chirurgical et allopathique, Aconit ferox, Apis, Arnica, Cactus, Caladium, Glonoïn, Tabaccum, Coccus.

Angines :

Tisanes au Thym + Sauge + Serpolet + Miel.

Amygdala, Anthracinum, Apis Arsenicum, *Belladona*, Béryllium, Euphorbia, *Fer ph*, Hydrastis, Kali-bich., Lachesis, Lycopode, *Mercure cyanatus, Mercure soluble*, Naja, Phytolacca, Pyrogenium, Calendula, Tetanotoxinum.

Angines pseudo-membraneuses :

Acetic acid, Carbolic acid, Kali bich., Mercure cyanatus.

Angine de poitrine :

Pour compléter le traitement allopathique :

Aconit, Actea, Arsenicum, Aurum, Baryta, Bryone, *Cactus*, Cornus, Cupressus, Gelsemium, Glonoïn, Ignatia, Kali iod., Latrodectus, Lillium, *Naja*, Sedatif PC, Spigelia, Spongia, Syringa, Tabaccum.

Bourgeons, Citrus, Cornus, Olea, Prunus.

Angine de poitrine chez les femmes :

Lillium.

Faux-Angor :

Melissa et voir flatulence.

Angiome :

Calcarea fluor, Condurango,, Fluoric acid, Lycopode, Natrum sulf., Thuya.

Angiospasmes :

Ambre grise, Chamomilla, Cuprum Ignatia, Secale, Sedatif PC.

Angoisse :

Aconit, Arsenicum, Avena, Gelsemium, Ignatia, Lycopode, Physostigma, Sedatif PC, Sulfur, Kali br et Kali iod.

Anorexie :

Alfafa, Acetic acid, *Angelica, Avena, Gentiane,* Ignatia, Lycopode, *Menyanthes,* Natrum mur, Nux vomica, Sepia, Céréales germées, Acorus.

Alternances d'Anorexie et de boulimie :

Fer.

Amnésie :

Baryta, Nux moschata, ph acid.

Anthrax :

Anthracinum, Arsenicum, Calendula, Cyrtopodium, Echinacea, Hépar Sulfur, Myrica, Naja, *Pyrogenium,* Tarentula cuba.

Anti-coagulants :

Aesculus, Buxus, *Bothrops,* Citrus, Cornus, Melilotus, *Prunus,* Naja, Tamaris, Lophophytum, Senecio, Sorbus.
Fibrinum 9 : 3 suppos. par semaine.

Anurie :

Acetic acid., Adonis, Allium cepa, *Apis,* Apocynum, Arnica, *Cantharis,* Chimaphila, Colchicum, Convalaria, Crataegus, Cresol, Digitalis, Fagus, Helleborus, Hg. cyan., Juniperus, Lycopode, Opium, Pareira brava, Prunus, Solidago, Strophantus, Urva ursi, Oxydendron TM.

Aortite :

Aconit, Apis, Arnica, *Aurum, Baryta, Cactus,* Glonoïn, Lycopode, Caladium, Tabaccum, Coccus.

Apathie :

Alumina, Ambra grisea, Anacardium, Calc. carb., Helleborus, Helonias, *Muriatic acid,* Opium, Phosph. acid, Picric acid., Zinc.

Aphasie :

Bothrops, Gelsemium, Kali br., Secale.

Aphonie :

Argentum nitricum, *Arum tr.,* Carbo vegetabilis, Causticum, *Erysimum,* Hépar sulfur, Iodum, Kali bich., Manganum, Mercure cyanatus, Phosphorus, *Populus candidans,* Rhus tox, Secale, Selenium, Stannum, Stillingia.
Aphonie des chanteurs : Arg. nit., Arnica, Causticum.
Aphonie après frayeur : Gelsemium, Hyoscyamus.
Aphonie après froid sec : Aconit. Arum (+ prurit des lèvres, du nez et du larynx).

Aphonie après froid humide : Manganum.
Aphonie pendant les règles : Gelsemium, Heliotr.
Aphonie sans cause : Populus candidans (nerfs, phobie des courants d'air).

Aphrodisie :

Bufo, Cantharis, Cedron, Moschus, *Murex, Origanum,* Picric Acid, Platina, Staphysagria, Sumbul, Tarentula hisp.

Aphtes :

Tisane Thym + Serpolet.
Borax, Calendula, Capsicum, Hydrastis, Kali bich, Kali chloratum, Kali mur., Magnesia carb., *Mercure cyanatus,* Mezereum, Muriatic acid, Nitri acid, Oxalic acid, Phytolacca, Rhus tox, *Sulfuric acid,* Monilia.

Fièvre aphteuse :

Aphtosinum, Borax, Calendula, Kali bich, Kali mur., *Mercure cyanatus, Nitri acid, Sulfuric acid.*

Aponévroses rétractées :

Ammonium mur., Causticum, Cimex, *Guaïacum.*, Iris Minor 4.

Apoplexie :

Aconit, *Arnica,* Asterias rub., Belladona, Chenopodium, China, Cupressus, Ethylicum, *Glonoïn,* Kali iod, Lachesis, Laurocerasus, *Opium,* Veratrum viride.

Appendicite :

En attendant le chirurgien : Arsenic alb., *Belladona,* Bismuth, *Bryone,* Cocculus, *Colocynthis,* Eupatorium, Fer ph, Ignatia, Iris minor, *Kali carb., Naja,* Nux vomica, Phosphorus, Plumbum, Podophyllum, Putrescinum, Pyrogenium, Sédatif PC.

Arète de poisson piquée dans la gorge :

En attendant de l'enlever : Arnica, Belladona, Hépar sulfur, Lachesis, Lycopode, Mercure, Naja, *Pyrogenium.*

Arriération mentale :

Chez les jeunes enfants, penser au P.C.U.
Aethusa cyn., Agaricus, Ailanthus, Aluminium, Argent, *Baryta carb.*, Bufo, Cuivre, Helleborus, Luesinum, Medorrhinum, Natrum mur., Zinc, Cérébrinum 4 : 3 suppos. par semaine, alternés avec Thymusinum 4.
Tisane de Sarriette.

Artério-sclérose :

Aurum met., Baryta carb., Cholestérol, *Cupressus, Glonoïn,* Iodum, Kali iod., Lithium, *Lycopode,* Plumbum, *Sulfur.*, Secale. Aorte 7 : 3 suppos. par semaine : 1 soir sur 2.
Cholesterinum 7 : idem.

Artérites oblitérantes :

Arsenicum album, Bourgeons de Populus nigra, Carbo vég., Cimicifuga, Cuprum, Hypericum, Ignatia, Ledum, Secale, en plus des médicaments de l'artério-sclérose.

Arthrites :

Ammonium carb., Ammonium ph., Apis, Belladona, Benzoïc acid, Bourgeons *Pinus* montana, Bourgeons Ribes nigrum, *Bryone,* Colchicum, Crésol, Lithium carb., Magnesia mur., Magnesia ph., *Natrum sulf.,* Oxalic acid., Quercus, Ranunculus bulbosus, Rhododendron, *Rhus tox,* Ruta, *Sève de Bouleau,* Sulfur, Symphytum, Urtica urens.

Arthritisme :

Thym en tisane, bains, cataplasmes et dans les aliments. Benzoic ac., Bryone, *Natr. sulf., Oléander,* Rhus tox. La tisane de Frêne et de Romarin (voir *Rhumatismes).* Bourgeons de Fraxinus exc. 1°X.

Arthroses : Voir arthrites. Kalmia, Sédatif PC.

Sève de bouleau, bourgeons Bethula pub., Pinus Quercus, Ribes, Vitis ââ I°X.

Medulos 7 : 1 suppositoire 1 soir sur 2, en alternant avec : *Carlilago 7 :* 1 suppositoire 1 soir sur 2.

Arthroses cervicales : Disci cervicales 7 : 3 suppositoires par semaine + Lobelia carb., Paris qu., Zinc.
Arthroses lombaires : Disci lumbales 7 : idem + Ruta + calc. ph.
Arthroses dorsales : Disci thoracoles 7 : idem + Chininum sulf.
Arthroses vertébrales : Vertèbre 7 : idem. *Des mâchoires :* Rhus tox.
Des poignets : Rhuta. *Des genoux :* Cocculus. *Des doigts :* Ledum, Lythium. *Des vieillards :* Vaccinimum.

Arythmie :

Aconit, Adonis, Arsenicum album, Cactus, Crataegus, *Digitalis,* Ignatia, Lycopus, Naja, Spigelia, Strophantus. Et voir pouls.

Ascite :

Apis, Arsenicum album, Bourgeons Juniperus, *Cantharis,* China, *Digitalis,* Ethylicum, Helleborus, Phophorus, Oxydendrum, Spiritus quercus glandium, et tous les médicaments *diurétiques.*

Ascenseurs (mal des ascenseurs) :

Borax, Ferrum, Gelsemium.

Asphyxie :

Adonis, Adrénalinum, Antim. Tartar (poumons), Arnica, Carbo végétabilis, Digitalis et Lauroc (cœur).

Astasie :

Ambra grisea, Argentum nitricum, Conium, Ignatia, Moschus, Sumbul.

Asthénie :

Abrotanum, Acetic acid, Aestus, Alfafa, Arnica, Arsenicum album, Avena, Céréales germées, Chininum ars., Crataegus, Fer métal, Kali ph., Méphytis, Muriatic acid, Phosphoric acid, *Picric acid,* Pulsatilla, Selenium, Semences de Betula verucosa, Silicea, *Stannum,* Sulfur iod.. Zinc.
Cerebrum 4 : 3 suppositoires par semaine, en alternant avec *cortico-surrénale 4.*

Asthéonopie :

Arnica, Calcarea carbonica, Ledum, Lillium, Natrum mur, Ruta, Sédatif PC. Senega, Silicea, Staphysagria.

Asthme :

Ajuga reptans TM, Nigella Sativa TM, Actinomyces luteus TM, Aconit, Ammonium carbonicum, *Antimonium tartaricum, Arsenicum album,* Astragalus, *Aviaire,* Baryta carbonica, Bourgeons de Viburnum et de Ribes, Chamomilla, Cuprum, Grindelia, Histaminum, Hydrastis, Ipeca, Kali bich, *Kali iodatum,* Leonorus, Lycopode, *Moschus,* Natrum sulfuricum, Nux vomica, Phosphorus, Prunus sp., *Psorinum,* Pulsatilla, Populus, *Sambucus, Santaherba, Senega, Spongia,* Sulfur, Stramonium, Strophantus. (Asthme en mangeant : Kali ph.).
Diaphragme 4 : 2 suppositoires par semaine + Pulmine 7 + Histamine 9 : idem en alternant.
Manganèse 4 CH : 2 à 3 IM par semaine.

Asthme alcoolique :

Mephitis.

Asthme cardiaque :

Laurocerasus.

Asthme expiratoire :

Bromum.

Asthme des fumeurs :

Caladium.

Asthme inspiratoire :

Sambucus, Senega, Squilla.

Asthme nerveux :

Ignatia, *Moschus,* Sédatif PC, *Rumex,* Sticta pulm.

Asthme des tuberculeux :

Drosera, Mephitis, Rumex, Sticta, Squilla.

Astigmatisme :

Arnica, Ledum, Lillium, Ruta, Staphysagria.

Asytolie :

Adonis, Apocynum, Aurum, Cactus, Crataegus, *Digitalis,* Gelsemium, Iberis, Lauroceressus, Lillium, Lycopus, Naja, Peyoti, Phosphorus, Prunus sp., Spigelia, Strophantus (et voir pouls).

Ataxie :

Alumina, Argentum nitricum, Ars. br., Baryta carb., Causticum, Cocculus, *Conium,* Kalmia, Ledum, Nux vomica, Onosmodium, Physostigma, *Picric acid,* Plumbum, Lathyrus.

Athérome :

Aconit, Aurum met, ***Baryta carbonica,*** Cactus, Calcarea fluor, Cholesterinum, Cupressus, Ethylicum, Kali iod., Luesinum, Naja, Natrum iodatum, Plumbum, Pyrogenium.

Athésie :

Ailanthus, Agaricus, Baryta carbonica, Bufo, Causticum, Cicuta, Cuprum, Hyoscyamus, Lathyrus, Magnesia ph., Secale, Strychninum.

Athrepsie :

Abrotanum, Aestus, Aethusa Cyn., Arsenicum et iodatum, Baryta carbonica, Calcarea carbonica, Natrum mur., Phosphorus et Phosphorus triiodatus, Sulfur et sulfur iodatum, *Silicea.*

Atonie :

Acetic acid, *alumina,* Ambra grisea, Calcarea fluor, Fer, Manganum, Muriatic acid, *Opium,* Picric acid, Selenium, Stannum, Zinc.

Atrophie musculaire :

Acer, Arsenicum album, Avena, Kali ph., *Manganum,* Phosphorus triiodatus, Physostigma, *Plumbum,* Secale.

Atrophie des seins :

Aestus, Alumina, Chimaphila, Iodum, Mamelline, Sabal.

Atrophie des testicules :

Aestus, Aurum, Iodum, *Orchitinum,* Selenium, Spongia.

Attaque :

Voir apoplexie et hémorragies cérébrales.

Audition douloureuse :

Théridion.

Automobile (ou mal des voitures) **:**

Cocculus, Ipeca, Kali bromatum, Petroleum, Tabaccum.

Avion (ou mal d'avion) :

Comme pour le mal des automobiles, avec en plus *Borax* et Gelsemium.

Avitaminoses :

En plus des crudités, céréales germées, Alfafa, Ammonium carbonicum, Apis, Argentum nitr., Arsenicum album, Avena, Ethylicum, Gelsemium, Menyanthes, Natrum mur., Phosphorus, Urtica urens. *Jus* de fruits frais et *Jus* de légumes frais.

Avortement :

début : Arnica, Chamomilla, China, *Colocynthis,* Crocus, Cuprum, Plumbum, Sabina, Secale, Viburnum, Ruta.

après : Arnica, China, Cinnamonium, Crotalus, Drymis, Erygeron, Millefollium, Pyrogenium, Thlaspi b p, Trillium, Ustillago.

Azoospermine :

Aurum, Baryta carb., *Orchitinum,* Vitamine E.

Azotémie :

Apis, Ammonium carb., Apocynum, *Berberis,* Bourgeons de Fraxinus exc., Causticum, Chimaphylla, Chionanthus, Cuprum arsenicosum, *Lycopode,* Oenanthe, Opium, Orthosiphon, Phosphorus, triiodatus, Pilosella, Pb, Sarsaparilla, Selenium, *Senna, Solidago,* Taraxacum, Veratrum viride, et tous les diurétiques.
Tisane aubépine.

Bains :

Troubles causés par des bains froids : Ammonium carb., *Antimonium crudum, Ars.,* Calcarea carb., Causticum, Kréosote, Mg. ph., Natr. sulf., Rhus tox.

Troubles calmés par des bains : *Ammonium mur.,* Apis, Lithium, Pulsatilla.

Désir exagéré de bains : *Ammonium mur.* (le contraire Ammonium carbonicum, Sulfur).

Balanite :

Calendula, Cantharis, Croton, Echinacea, Phytolacca, Psorinum, *Pyrogenium,* Medorrhinum, Mercurius corr., Nitri acid, Sulfur.

Ballonnements :

Asa foetida, Baptisia, *Carbo vég.,* Carbolic acid., Cocculus, Kali carb., Leonorus, Magnesia mur., Nux moschata, Nux vomica, *Raphanus.*

Bartholinites :

Arsenicum album, Calendula, Hydrastis, Kréosote, *Medorrhinum,*

Mercure corrosivus, Myristica seb., Pulsatilla, *Pyrogenium*, Sarsaparilla, Silicea, Thuya.

Basedow :

Aestus, Bromum, Conium, Ignatia, Iodum, Kali iod, Lapis, *Lycopus*, *Spigelia*, Spongia, Thyroïdea, Ph. tr.

Battements de cœur :

Aconit, Adonis, Convallaria, Crataegus, Ferrum, Gelsemium, Glonoïn, Iberis, *Ignatia*, *Lycopus*, Naja, Phosphoric acid., *Spigelia*, Thyroïdea.

Becegite :

Aestus, Arsenicum iod., Arum tr., Calcarea carb., Crataegus, Drosera, Psorinum, *Pulsatilla*, Rhus tox, *Sulfur. iod.*, *Tuberculinum*.

Bégaiement :

Argentum nitr., *Avena*, Baryta carb., Bovista, Bufo., Causticum, *Gelsemium*, *Kali br.*, Stramonium.
— en chantant : Euphrasia.
— nerveux : Causticum.
— après coït : Cedron.

Béri-béri :

Voir avitaminoses.

Besoins impérieux d'uriner :

Petroselinum.

Bière (désir de) :

Kali bich.

Bigotisme :

Stramonium.

Bistouri des homœopathes :

Mirystica.

Blasphème (besoin de blasphémer) :

Anacardium

Blennorragie :

Avant tout employer les antibiotiques. Les renforcer avec : Benzoïd acid, Cannabis, *Cantharis*, Clematis er., Hydrastis, *Medorrhinum*, *Mercure corrosif*, Natrum sulf., Nitri acid., Petroselinum, Psorinum, Sarsaparilla, Thuya.

N.B. L'homœopathie est particulièrement utile dans les cas qui traînent, malgré des traitements allopathiques répétés et vains.

Blépharites :

Apis, *Argent nitr.,* Calcarea carb., Carboneum sulf., *Euphrasia, Graphites,* Hépar sulf., Ipeca, Mercure cyan., Pulsatilla, Pyrogenium, Rhus tox., Silicea, Spigelia, *Staphysagria.*

Blépharospasmes :

Agaricus, Arsenicum alb., Codeïnum, Magnesia ph., Zinc mur.

Blessures :

Arnica, Bellis Per., *China,* Hamamelis, Hypericum, Ledum, *Pyrogenium,* Rhus tox, Staphysagria.

Botulisme :

Antimonium crud., Belladona, Botulinum, Calendula.

Bouffées de chaleur :

Glonoïn, *Ignatia,* Lechesis, Lycopus, *Sanguinaria,* Sepia, Spigelia, Thuya.

Bougeotte :

Mygale, Rhus tox, Zinc, Ars. alb.

Boule (sensation de boule œsophagienne qui monte et qui descend) :

Asa foetida, Ambra gr., Hyosciamus, *Ignatia,* Moschus, Sumbul.

Boulimie :

Allium sativ., Anacardium, China, Cina, *Iodum,* Kali mur, Kali ph., Lac Caninum, Lycopode, *Natrum mur.,* Phosphorus, Petroleum, Psorinum, *Sulfur,* Theridion.

Bourdonnements d'oreilles :

Arnica, Aurum, Belladona, Bromum, Cedron, China, *Chininum sulf. et Ars.,* Cupressus, Elaps cor., Gelsemium, Kali iod., Kali sulf., Kréosote, Natr. mur., Viscum alb., 1° X Bourgeons.
Bourdonnements d'oreilles en transpirant : Arsenic.

Boutons (éruption) :

Antimon, cr., Arsenic alb., Arum tr., Borrago, Cedrus, Dipsacus, *Graphites,* Mezereum, Nux vomica, Petroleum, Platanus, *Psorinum, Rhus tox,* Ribes, Sanicula, Saponaria, Spiroea, Ulmus, Zea.

Bradycardie (pouls lent) :

Abies nigra, Apocynum, Arsenicum alb., *Bryone,* Cicuta, *Digitalis, Gelsemium.* Iberis, Kalmia, Lauroceressus, Myrica, *Primula,* Sepia, Stramonium.

Bronchites :

Aiguë : Ammonium carb., Antimonium tartar, Arum tr., *Bryone,* Coccus cacti, Drosera, Ferrum ph., *Gelsemium,* Ipeca, Kali iod., *Phosphorus,* Sambucus, *Senega,* Spongia, Aconit.

Chronique : idem + Allium sat., Arsenicum alb., Ars. iod., Calcarea carb., Causticum, Crataegus, *Hydrastis,* Kali bich, Phellandrium, Pix liq., Pulsatilla, *Silicea.* (Vieillards : Causticum + Senega Conium + Baryta mur.), Grindelia, Hedera, Hysopus.

— par épistaxis : mélilotus.

Broncho-pneumonie :

Antimon. tartar, Arsenicum album, Arum tr., Béryllium, Crataegus, Fer ph., *Gelsemium,* Ipeca, Naja, *Phosphorus,* Sanguinaria, Veratrum vir. Kali carb. (enfants).

Bruits (Hypersensibilité aux) :

Aconit, Bell., Coffea, Ignatia, Moschus, Nux vomica, Opium, *Théridion.*

Brûlures :

Apis, Calendula, Cantharis, Croton, Ecchinaccea, *Pyrogenium,* Rhus tox., Urtica urens.

Sensation de brûlures améliorées par la chaleur : Ars. alb.
Sensation de brûlures améliorées par le froid : Apis, Phosphorus, Sulfur.

Brûlures gastriques :

Argent nitr., Cannabis sat., Capsicum, Histaminum, Iris, Magnesia Carb., Muriatic acid, Robinia, Sulfuric acid.

Brûlures par rayons :

(radiologues) Cadmium sulf., Fluoric acid, Phosphorus triiod, *Radium bromatum,* Silicea.

Brûlures par le soleil :

Aconit, *Apis,* Belladona, Cantharis, *Glonoïn,* Myristica, Natrum carb., *Opium, Urtica urens,* Veratrum vir.

Brûlures des yeux :

Apis, Cantharis, Carbolic acid, *Euphrasia,* Kali bich., Kali iod., Urtica ur.

Café :

(Abus de) Aletris (nausées), Chamomilla, *Coffea,* Cyclamen, Gelsemium, Gratiola, Nux vomica, Phellandrium, Thuya.

Cal :

Symphytum.

Calcaneum (douleurs du) :

Aranea diaderma, Capsicum, Ledum, Medorrhinum, Oxalic acid, Phytolacca, Silicea, Thuya.

Calculs :

Voir lithiases.

Calvitie :

Voir alopécie.

Cancer :

Abrotanum, Acetic acid, Argentum, Arsenicum, Asterias, Baryta, Cadmium, Carbo animalis, Cistus, *Condurango* (voir à ce médicament), *Conium,* Euphorbia, Fluoric acid., *Hydrastis,* Lachesis, Nitri acid., *Ornithogallum,* Phosphorus, Phytolacca, Sarsaparilla, *Thuya.*

Cancer ulcéré :

Arg., Ars., Bufo, Carbo an., Cistus, Fluoric ac., Hydrastis, Kali ars., Kréosote, Lachesis, Nitri ac., Sars., Rhus tox.

Cancroïdes :

Arsenicum, Cinnabaris, Hydrastis, Kréosote, Phosphorus triiod., Radium br., Sarsaparilla, Staphysagria, *Thuya.*

Caries :

dentaires : Abies pect., Aestus, *Calcarea carb.,* Calcarea fl., Corail rub., Kréosote, Mezereum, *Silicea,* Staphysagria.
osseuses : Aestus, Angustura, Asa. foetida, Aurum, *Calcarea carb.,* Calcarea fl., Cal. ph., Hekla lava, Mezereum, Phosphorus, Phosph. acid., Silicea, Theridion, et voir suppurations osseuses.

Cataracte :

Baryta, Calcarea carb., Calcarea fl., Causticum, Cholestérinum, Cineraria, Conium, Euphrasia, Juglans regia, *Ledum,* Magnesia carb., *Naphtalinum,* Natrum mur., Phosphorus triiod., Secale, Symphytum, *Thiosinaminum,* Thuya (après choc oculaire : Arnica, Ledum et Symphytum).

Catarrhe :

Cavum : Belladona, Coral. rub., Hydrastis, Kali bich., Mercure sol.
Tubaire : Agraphis, *Arsenicum, Asar.,* Aurum, Belladona, Capsicum, Chamomilla, Causticum, *Fer ph.,* Ignatia, Iodium, *Kali mur.,* Kali sulf., Mercure dulcis, Penthorum, Petroleum, Phytolacca, Pulsatilla.

Cauchemars :

Chamomilla, Kali br., Lachesis, Stramonium.

Cellulite :

Anacardium, Antimonium crud., Arnica, Cholestérinum, Graphites, Natrum sulf., Nux vomica, Rhus Tox, Silicea, Thuya.

Céphalées :

— *calmées en mangeant :* Anacardium, Petroleum.

— *calmées par épistaxis :* melilotus.

Anacardium, *Arnica*, Aurum, Avena, Belladona, Bellis, Bryone, Calcarea carb., Cedron, Colchicum, Colocynthis, Equisetum, Gelsemium, Histaminum, Hypericum, Ignatia, Iris, Juglans cin. (occipitale), Kali ph., Kalmia, Menyanthes (Vertex), Natrum mur., Nux vomica, Ph. acid, Picric acid., Primula (céphalée martelante), Pulsatilla, Rhus tox., *Ribes nigrum*, Rosa canina, Ruta, Sanguinaria, *Sédatif PC*, Spigelia, Sulfur, Origanum TM.

— *droites :* Magn. ph., Sanguinaria.

— *gauches :* Cyclamen, Spigelia.

— *alternantes :* Lac Can.

— *calmées par les règles :* Allium, Cepa.

— *augmentées par les règles :* Actea.

Céphalées des écoliers et des étudiants :

Betula ver., Calc. ph., Gelsemium, *Natr. mur*, Picric acid.

Chagrins (dépression après) :

Arnica, Gelsemium, *Ignatia*, Kali ph., Lachesis, Opium, Sépia, Staphysagria.

Chalazions :

Conium, Hépar sulfur., Pulsatilla, Rhododendron, Staphysagria, Thuya.

Chaleur (aggravation à la) :

Bryone, Cham., Coffea, Glonoïn, Lachesis, Pulsatilla, Secale, Sulfur.

Charbon :

Anthracinum, Arsenicum album, Lachesis, Pyrogenium, Tarentula cub.

Chéloïdes :

Antimonium crud., Fluoric acid., Graphites, Silicea, Thiosinamin.

Cheveux :

Chute des cheveux : voir *alopécie*.

Chevilles faibles :

Calcarea fl., *Natrum carb.*, Silicea, Sulfur, Sulfuric acid.

Chlorose :

Aestus, Calcarea carb., Corail rub., *Fer ph.*, Kali ph., Ph. acid., Muriatic ac., Natrum mur., *Pulsatilla, Silicea*, Manganum (Vieilles filles), Ferrum (jeunes filles), *Tamaris.*

Chlorurémie :

Natrum mur.

Chocs moraux :

Voir chagrins.

Chocs opératoires :

Arnica, Aconit nap., China, Gelsemium, Ignatia, Phosphorus, Strontium.

Chocs traumatiques :

Aconit, *Arnica,* Bellis per., Berberis, Calendula, China, Conium, Hamamelis, Hypericum, Ledum, Opium, Ruta, Sulfuric acid.

Cholécystites :

Berberis, Bryone, Chamomilla, *China, Colocynthis,* Curcuma, Cynara, *Fel tauri,* Hydrastis, Juniperus, Magnesia ph., *Nux vomica,* Pareira, Phosphorus triiodatus, Ptelea, Sédatif PC, Raphanus, *Ricinus,* Rosmarinus, Radicelles de Secale cereale.

Cholémie :

Carduus, Chelidonium, Chrysis, Lycopode, Nux vom., Rosmarin, Sepia, Taraxacum.

Choléra :

Acetic acid., *Argent nitr.* Ars., Camphora, China, Chininum arsen., Croton, *Cuprum,* Dulcamara, Gnaphalium, Laurocerasus, Mercurius corr., Colocynthis, Mercurius dulcis, Myrtillus, Naja, Podophyllum, Thrombidium, *Rheum, Veratrum album.*

Cholestérolémie :

Bourgeons Tamaris, *Calculs bill.,* Carduus, Chelidonium, China, *Cholestérinum,* Curcuma, Cynara, Olea, Orthosiphon, Natrum sulf., Nux vomica. Podophyllum, Ptelea, *Sepia bill.,* Taraxacum, Tilia, Cholestérinum 7 : 3 suppositoires par semaine, Fel tauri, Hepatine, Bilinum.

Chorée :

Agaricus, Arsenicum, Ignatia, Moschus, *Mygale,* Sédatif PC, Tarentula.

Choroïdites :

Arnica, Bryone, Duboisia, Euphrasia, Glonoïn, Kali iod., Lachesis, Mercurius corr., *Phosphorus triiod.,* Naja, Senega.

Choux (intolérance digestive aux) :

Bryone, Lycopode, Petroleum.

Cicatrices adhérentes :

Drosera, Iris minor, Thiosinaminum.

Cicatrices douloureuses :

Arnica, Causticum, conium, Fluoric ac. (prurit), Graphites, Hypericum, Ledum, Silicea, Sulfur.

Cicatrisations (pour hâter les) :

Arnica, Calendula, Symphytum, Causticum, Fluoric acid, Graphites.

Cidre (brûlures gastriques après) :

Argentum nitr., Histamin., Iris, Robinia, Muriatic acid, Sulfuric acid., Nux vomica, Magnesia carb.

Cils (chute des) :

Arg. nitr., Aurum, Graphites, Lachesis, Phosph. acid, Pulsatilla, Rhus tox., Selenium, Thallium acetic.

Cirrhoses :

Apis, Arsenicum alb., Cantharis, Capsicum, China, Digitalis, Ethylicum, Helleborus, Juniperus, Mercurius corr., Nux vomica, *Phosphorus triiodatus,* Spiritus qu. gl.

Claustrophobie :

Arg. nitr., Arsenic, *Bromum,* Carbo vég., Carboneum sulf., Coccus cacti, Lachesis, *Sulfur,* Tabaccum, Cocculine.

Clignotement oculaire :

Agaricus, Arsenicum, Belladona, Bryone, *Euphrasia,* Hyoscyamus, Ignatia, Lycopode, Magnesia ph., *Mezereum, Mygale, Paris qu.,* Stramonium, Zinc.

Coagulants (voir Thromboses pour anticoagulants) :

Arnica, China, *Crotalus, Daboia,* Elaps, Erigeron, Lachesis, Millefollium, Phosphorus, Sulf. acid., Trillium, *Terebentina.*

Coccyx (chutes sur le) :

Arnica, Calendula, Cimicifuga, *Hypericum,* Lachesis, Magnesia ph., Paris qu., Ruta, *Sédatif PC,* Silicea.

Cœur :

— *forcés :* Adonis, Arnica, Bellis per., *Cactus, Crataegus,* Digitalis, Latrodectus, Lillium, Lycopus, Phytolacca, Spigelia.
— *insuffisance cardiaque : Adonis,* Apocynum, Arsenicum, Aurum, *Crataegus,* Laurocerasus, Naja, *Peyotl, Phosphorus tr.,* Prunus, Strophantus.
— *cœur pulmonaire :* Antimonium tartar., Baryta muriatica, Carbo vég., Peyotl.

Cœur serré (impression de) :

avec irradiation

— dans bras g. : Aconit ferrox, Cactus, Latrodectus, Naja, Spigelia.
— dans bras d. : Bromum, *Lillium,* Phytolacca.

Coït (aversion pour le) :

Causticum, Graphites, Lycopode, Natr. mur., Sepia.
— Fatigue après le coït : Agar., Calc., Kali c., Ph., Phosph acid, Silicea.

Colère (pour calmer une) :

Chamomilla, Colocynthis, Staphysagria (colère rentrée).

Colibacillose :

Berberis, Cannabis, *Cantharis,* Clematis, *Colibacillinum,* Formica, Juniperus, *Mercure corrosif,* Myrtillus, Pareira, Sépia, Thuya, Vaccinium.

Coliques hépatiques :

Berberis, *Bryone,* Calculs bill., Chamomilla, *Chelidonium, China, Colocynthis,* Dioscorea, *Hydrastis,* Lycopode, *Magnesie ph.,* Ptelea, Raphanus, *Sédatif PC,* Sépia bil., *Ricinus. Rosmarinus.*

Coliques intestinales :

Arsenicum alb., *Colocynthis,* Cuprum, Diocorea, Dulcamara, Mg. ph., *Plumbum,* Sédatif PC, Veratrum album.

Coliques menstruelles :

Arsenicum album, Chamomilla, *Colocynthis, Cuprum,* Hélonias Magnesia, Sédatif PC.

Coliques néphrétiques :

Belladona, *Berberis,* Calcarea carbonica, Calculii urinae, *Colocynthis, Dioscorea,* Mg. bor., Mg ph., *Pareira, Sédatif PC,* Uva ursi, *Fagus.*

Coliques de plomb :

Colocynthis, Opium, Platina, *Plumbum,* Sédatif PC.

Coliques spasmodiques :

Origanum TM.

Coliques venteuses :

Asa foetida, Cocculus, *Colocynthis,* Kali carb., Raphanus, Thuya.

Collapsus :

Ars., *Aurum,* Carbo vegetabilis, Crotalus, *Glonoïn,* Hydrocyanic acid, Ignatia, Moschus, Naja, Opium.

Comas :

— apoplectique : Aconit, Arnica, China, Ethylicum, *Glonoïn,* Opium.

— diabétique : Cuprum arsenicosum, Opium, Senna, Acetonum (si acétonémie), Insulinum (si coma hypoglycémique).
— toxique : selon étiologie.
— urémique : Ammonium carbonicum, Cuprum arsenicosum, morphinum, opium.

Commotion cérébrale :

Arnica, Cicuta, Gelsemium, Glonoïn, Hypericum, Ignatia, Kali ph, Lachesis, Natrum sulf., Opium, Staphysagria, Veratrum viride.

Condylomes :

Antimonium crudum, Calcarea fluor, Cinnabaris, Euphrasia, Fluoric acid, Kréosote, Medorrhinum, Natrum sulf., *Nitri acid,* Sabina, Sepia, Staphysagria, Thuya.

Confusion mentale :

Acid phosphoric, Baryta carbonica, Hyoscyamus, Lactuca, Opium.

Congestion cérébrale :

Aconit, Apis, Arnica, Belladona, China, Ethylicum, Gelsemium, Glonoïn, *Opium,* Phosphorus, Sulfur, Veratrum viride.

Congestion pulmonaire :

Aconit, Antimonium sulfur aureum, Antimonium tartar, Arum tr., Belladona, *Bryone,* Fer ph, *Gelsemium,* Ipeca, *Phosphorus,* Sanguinaria, Sulfur, Veratrum viride, + antibiotiques.

Conjonctivites :

— aiguës : Aconit, Apis, *Argent nitr.,* Belladona, *Euphrasia,* Carboneum sulfuratum, Mercure cyanatus, Mercure soluble, Pulsatilla.
— chroniques : idem + Arsenicum album, Aurum, Fluoric acid., Hepar sulfur., Nitri acid.
— phlycténulaires : idem + Cineraria maritima, Ipeca, Rhus tox, Rhus vernix, Spigelia.

Constipation :

— *atonique :* muqueuses de Colon 4 : 3 suppositoires par semaine + Chatel-Guyon. Selenium, Opium.
— *Spasmodique :* muqueuses colon 7 : idem + Plombières.
Alumina, Ammonium mur, *Bryone,* Geranium (enfants), Hydrastis, Lycopode, Magnesia mur, *Nux vomica, Palladium, Plumbum,* Platina, Sanicula, Senna, Sulfur, Teraxacum, Mieux si constipé : Calc. Carb. (le contraire : podophyllum).
— *Avec débâcle :* Abrotanum.

Constipation (auto-intoxication de) :

Colibacillinum, Indolum, Nux moschata.

Constriction laryngée :

Cactus, Ignatia, Stillingia, Sumbul.

Continence (Troubles dus à la) :

— chez l'homme : Bufo, Conium, Folliculinum, Murex, Origanum, Platina, Staphysagria, Ovarinum.
— chez la femme : Ambra gr., Conium, Lachesis, Moschus, Orchitinum, Sumbul, Tarentula.

Contractions des muscles fléchisseurs :

Causticum, Cuprum, Nux vomica, Phytollacca.

Contusions :

Argent, *Arnica,* Bellis per, Calendula, China, Hamamelis, Hypericum, Ipeca, Lachesis, Ledum, Rhus tox, Ruta, Staphysagria, Sulfuric acid, Symphitum.

Convalescence :

Aestus, Alfafa, Angelica, *Arsenicum iod.,* Avena, *Calcarea carbonica,* Céréales germées, China, Chininum ars., Chininum sulf., Cinnamonum, Gentiane, Kali ars., *Kali ph,* Lycopode, Menyanthes, *Natrum mur,* Nux vomica, Picric acid, Sepia, *Silicea,* Zinc.
Romarin + Sauge + Thym en tisanes, en bains et en frictions.

Convulsions :

Agaricus, Arnica, Belladonna, Calcarea, Chamomilla, *Cicuta vir., Cina, Cuprum, Hydrocyanic acid., Hyoscyamus,* Hypericum, Ignatia, Kali brom., Natrum mur., *Oenanthe cr.,* Passiflora, *Plumbum,* Sambucus, Secale corn., Sédatif PC, Silicea, Solanum nigr., *Stramonium,* Zinc.

Coqueluche :

Arg. nitr., Ajuga Reptans TM, Arnica, Aviaire, Belladona, Bryone, Chamomilla, China, *Coccus cacti,* Corallium rubrum, *Cuprum, Drosera,,* Hedera helix, Ignatia, Ipeca, Kali bich., Mephitis, Moschus, *Pertissin,* Pulsatilla, Rumex, *Sambucus, Sédatif PC,* Spongia, *Sulfur* iod., Viola odorata, Zinc.

Coronarite :

Aconit ferox, Alnus, *Arnica,* Aurum, Bryone, *Cactus,* Cimicifuga, Cornus, Crataegus, Gelsemium, Glonoïn, Ignatia, Lachesis, Latrodectus mactans, Lillium, Lophophytum, *Naja,* Spigelia, Syringa, Tabaccum, Zea, Zinc.

Corps étrangers :

Hépar sulfur., Hypericum, Ledum, Lycopode, *Silicea.*

Cors :

Antimonium crudum, Arnica, Berberis, Calc., Causticum, Drosera, Euphorbia, Kréosote, Naphtalinum, Nitri acid, Ruta, Silicea, Thuya.

Coryza :

Aconit nap., *Allium cepa,* Ammonium carb., *Arsenicum album,* Belladona, Bryone, Camphora, Eupatorium, Euphrasia, Gelsemium, *Hydrastis, Influenzinum,* Kali bich., Kali iod., Lycopode, Mercurius corrosivus, Naphtalinum, Nux vomica, Pulsatilla, Sabadilla, Sambucus, Sanguinaria nitrica.

Coryza postérieur et chronique : Penthorum, Sinapis, Wyethia.

Coup de soleil :

Frictions avec Bergamotte.
Belladona, Cantharis, Chamomilla, Gelsemium, *Glonoïn,* Lachesis, Natrum carbonicum, Opium, Sédatif PC, *Veratrum viride.*

Couperose :

Aesculus, Calcarea fluor, China, Euphorbia, *Hamamelis,* Hydrastis, Lachesis, Ledum, Nux vomica, *Origanum, Pulsatilla,* Radium br., Sulfur iod.

Coups :

Voir : Traumatismes, Echymoses.
Arnica, Bellis per., Calendula, Conium,, Hamamelis, Hypericum, Ledum, Ruta.

Coupures :

Arnica, Bellis per., Calendula, *China,* Hamamelis, Phosphorus, *Staphysagria.*

Courbatures :

Arnica, Bryone, Cuprum, Gelsemium, Phosphoric acid, Phytolacca, Picric acid, *Rhus tox, Ruta.*

Coxalgie :

Arum tr., Calcarea carb., Calcarea fl., Calcarea ph, Crataegus, Drosera, Mezereum, *Natrum mur.,* Phosphorus triiodatus, Pulsatilla, Rhus tox, Sulfur iod., Silicea, *Tuberculinum.*

Coxarthrose :

— *Droite :* Causticum/*Gauche :* Allium sativum.

Betula pub., *Pinus,* Bryone, Causticum, *Colocynthis, Cuprum,* Ledum, Lithium, Oxalic acid., *Quercus, Rhus tox, Ribes, Sève de bouleau,* Urtica urens.

Crampes :

Caladium, Causticum, Colocynthis, *Cuprum,* Magnesia ph, Mg. mur., Nux vomica, Phytolacca, *Plumbum,* Oléander, Secale (artérite). Oenothera.

Crampes d'estomac :

Argentum nitricum, Bismuthum, Cuprum acetic, Iris, Mg. carb., Mg. ph., Muriatic acid, Robinia, Sulfuric acid.

Crevasses :

Pommade Petroleum.
Antimonium crudum, Arum tr., Castor equi, Condurango, *Graphites*, Hépar sulf., Natrum mur., *Petroleum*, Phytolacca, Ranunculus bulb., Selenium, Manganum acetic.
— Bouts des doigts : Castor equi, Ranun C. bulb.
— Coin des lèvres : Antimonium crudum, Condurango, Nitri ac.
— Lèvre inférieure : Natrum mur. Pulsatilla.
— Lèvre supérieure : Selenium.
— *Seins* : Castor equi.

Crise de nerfs :

Ignatia, Moschus, Sumbul.

Croissance (troubles de la) :

Aestus PC, Ant'hypophyse, *Baryta carbonica, Calcarea carbonica, Cistus can.*, Conchiolinum, Fer ph, Phosphoric acid., *Pulsatilla, Natrum mur., Silicea, Sulfur iod.*, Thymusinum.

Croup :

Acetic acid, *Aconit nap.*, Arum tr., *Bromum, Hépar sulfur*, Kali bich., Kali iod., Mercurius cyanatus, *Sambucus, Senega, Spongia*, Cortisothérapie (croup et faux croup).

Croûtes de lait :

Antimonium crudum, Antimonium tartaricum, Arsenicum album, *Arum tr.*, Calcarea carb., Dulcamara, *Graphites*, Juglans regia, *Mezereum*, Nux vomica, Petroleum, *Rhus tox*, Saponaria, Viola tr.

Cyanose :

Antimonium tartaricum, *Carbo végétabilis*, Cuprum, Opium, *Pulsatilla*.

Cyphoses :

Aestus PC, *Baryta carbonica*, Calcarea carb., Corallium rub., *Natrum mur., Silicea*, Symphytum.

Cystites :

Benzoïc acid.. Cannabis, *Cantharis*, Capsicum, Chimaphila, Clematis, *Colibacillinum*, Formica, Juniperus, Kali mur. (avec orchite), *Mercurius corrosivus*, Nitri acid, Pareira br., Petroselinium (suites de cytoscopie), Pyroganium, Sarsaparilla, Terebentina, Vaccinium.
— Cystite des jeunes mariés : Staphysagria (et dans l'intervalle des mictions).
— Organothérapie : Col de Vessie + Bassinet + Urètre : à 4 CH : 3 suppos. par semaine.

Dacryocystite :

Belladona, Calcarea fluor, *Mercure corrosif*, Natrum carb., Petroleum, Pulsatilla, Pyrogenium, Silicea, *Staphysagria.*

Daltonisme :

Tarentula hispane.

Danse de Saint-Guy :

Voir Chorée.

Dartres :

Antimon cr., *Arsenicum album*, Arum tr., Aurum, Fluoric acid., *Graphites*, Mezereum, Nux vomica, Petroleum, *Rhus tox.*, Saponaria, Sulfur iod, Thallium acetic.

Décalcification :

Aestus PC, Baryta carb., *Calcarea carbonica*, Cistus can., Corallium rubrum, *Natrum mur.*, *Silicea*, Symphytum. Osseïne 4 : 3 suppositoires par semaine.

Déchaussement des dents :

Apis, Arsenicum album, Borax, *Canelle*, Capsicum, Cinnamomum, Hydrastis, Kali Chloricum, Kréosote, Mercure corr., Mica, *Mercure cyan.*, Nitri acid., Plumbum, *Sulfuric acid*, Rhus tox.

Décollement de la rétine :

Apis, Cupressus, Kali iod., Aurum, Gelsemium.

Dédoublement de la personnalité :

Alumina, Anacardium, Baptisia, *Cannabis indica*, Lobelia, Petroleum, *Stramonium*, *Thuya.*

Déformations osseuses :

Aurum, Calcarea carb., *Calcarea fluor.*, Hekla lava, Kali iod., Luesinum, Mezereum, Silicea, Symphytum.

Déglutitions incessantes :

Lac can. : seuls les liquides passent : Baptisia.
Ignatia, lac can. : seuls les liquides passent : Baptisia.
Seuls les solides passent : Hyosciamus, Hydrophobinum, Hydrocyanic acid.

Délire :

Belladona, Cantharis, Ferrum, Helleborus, *Hyoscyamus*, Lachesis, *Stramonium* (agitation).

Delirium tremens :

Cimicifuga, Ethylicum, *Hyoscyamus*, Opium, Ranunc. bulb., *Stramonium.*

Délivrance obstétricale :

Aesculus, *Arnica*, Bothrops, *Caulophyllum*, Chamomilla, *China*, Colocynthis, Fraxinus, Kréosote, Naja, Pulsatilla, *Pyrogenium*, Rhus tox, *Secale*, Sédatif PC, Vipera.

Deltoïde :

— droit : Mg ph, Rhododendron, Sanguinaria, Urtica ur.
— gauche : Ferrum, Mg carb., Nux moschata.

Démangeaisons :

Aethiops mercurialis, Ambra gr., Arsenicum, Bourgeons de Cedrus, d'Ulmus et de Juglans regia, Dolichos pruriens, Ignatia, Mesereum, Pix liquida, Primula, Staphysagria, *Urtica urens*.

Démence précoce :

Ailantus, Baryta, Bufo, Chamomilla, Conium, Ignatia, Moschus, Natrum mur., Pulsatilla, Sédatif, Silicea, Sumbul, Thuya.

Déminéralisation :

(Voir décalcification).

Dents :

Aethusa, Arnica, Aurum, Belladona, *Chamomilla*, Coffea, Iodate de strontium, Naja, Pyrogenium, *Sédatif PC*.
— *Caries : Abies pect., Aestus PC*, Calcarea carb.,, Calcarea fluor., Silicea.
— *Poussées dentaires des enfants : Chamomilla*, Dolichos, Sédatif PC.
— *Enfant qui grince des dents :* Helleborus.

Dépôts urinaires : voir « Sables urinaires ».

Dépression nerveuse :

Ambra gr., Arnica, Ars. alb. et iod., Aurum, Baptisia, Céréales germées, Chamomilla, *Cocculus*, Helleborus, *Ignatia, Kali br. et ph*, Lillium tigr., Lithium, Lyocopode, *Népenthès*, Mephytis, Mica, Pulsatilla, Sédatif PC, Sepia, Rhus tox, Sérum anticollibacillinum.

Dermatoses :

Voir : Prurits.
Antimonium crud., *Arsenicum, Arum tr.*, Borrago, Cantharis, Cedrus, Chrysis, Croton, Dipsacus, Fluoric acid, *Graphites*, Hydrastis, Juglans régia, Lapa major, Mercure, *Mezereum*, Nitri acid, *Nux vomica, Petroleum*, Pix liquida, Platanus, Pyrogenium, Rhus vernix, *Rhus tox*, Sanicula, Saponaria, Sarsaparilla, Spiroea ulmaria, Ulmus, Urtica urens, Viola tr., Zea.
— Dermatoses dues aux antibiotiques : Monilia.
— Dermatoses professionnelles : Natrum hypochlor.

Descente de la matrice :

Aesculus, Belladona, *Fraxinus*, Hélonias, *Lillium*, Nux vomica, *Sépia*.

Descente du rectum :

Aesculus, Aloé, Capsicum, Collinsonia, Hamamelis, Lycopode, Nux vomica, *Paeonia*, Podophyllum, Ratania, Sépia.

Désensibilisation :

Apis, *Histamin*, Kali iod., Naphtalin, Natrum sulf., Sérum equi, Silicea, *Thuya*, Urtica urens.

Désir sexuel :

— diminué : Agnus castus, Caladium, Cocculus, Conium, *Damiana, Ginseng*, Graphites, Kali ph, Lycopode, Orchitinum, Ovarinum, Phosphoric acid, *Picric acid, Seleniun*. Zinc.
— exagéré : Bufo, Cantharis, Lachesis, Moschus, *Murex, Origanum*, Platina, Staphysagria, Sumbul, Tarentula.

Diabète :

— hyperglycémie : Acétone, Alloxane, Ars. br., Chininum ars., Ficus, *Glycérine*, Juglans regia, Pancréas, *Phosphoric acid*, Phosphorus, Rhéum, Syzygium jambolanum, Taraxacum, *Uranium nitricum, Morus*. Insulinum 7 (dix gouttes 3 fois par jour). Senecio.
— *hypoglycémie : Insulinum 4.*
— *insipide :* Coffea, Equisetum, Gelsemium, Ignatia, Post'hypophyse.
— paralysie du diabète : Curare.
— rhumatismes du diabète : Lactic acid.

Diarrhée :

Aconit, Aethusa cyn., *Argentum nitr.*, Arsenicum, Causticum, Equisetum. Chamomilla, *China*, Chininum ars., Cuprum arsenic, Cuprum, Ipeca, Mercure corrosif, Myrtillus, Muriatic acid., Ph acid, Podophyllum, *Rhéum, Veratrum alb.*, Baptisia, Colocynthis, Nux mosch. (Diarrhée estivale).

Diarrhée qui soulage : Podoph. ; le contraire : Calc. carb., Ars. alb.
— *Alternatives de constipation et de diarrhée :* Sulfur. (Diarrhée matinale).

Diarrhée des nourrissons :

Aethusa cyn., Calc. acét., Chamomilla, China, Cuprum ars., Rheum l°X, *Veratrum alb.*

Dilatation des bronches :

Aestus, *Antimonium tartar.*, Ajuga reptans TM, Arsenicum, *Grindelia*. Hydrastis, Kali bich., Kali iod., Silicea.

Dilatation d'estomac :

Anacardium, Bismuth, Carbo vég., Ignatia, Kali carb., Sulfur

Diphtérie :

Ailanthus, Ammonium carb., Apis, Arg. nitr. (paralysies), Ars., Causticum (strabisme), Cocculus, Conium, *Diphtérotoxinum,* Gelsemium, *Kali bich., Mercure cyanatus,* Nitri acid, Phytolacca, Plumbum, Sambucus, Spongia, Naja (complications cardiaques).

Diplopie :

Aurum, Cyclamen, Gelsemium, Hyoscamus, Oleander, Veratum viride.

Dipsomanie :

Voir alcoolisme. Bryone, Natrum mur.

Dissociation du pouls et de la température :

Pyrogenium (pouls rapide, peu de fièvre), *Spigelia.*

Diurétiques :

Sirop des 5 racines : asperge + petit houx + ache + persil + fenouil.
Tisane Chiendent + queues de cerises.
Voir anurie et œdèmes.

Doigt écrasé :

Arnica, Hypericum.

Doigts fissurés :

Bar. c., Castor equi, Graph., Petrol., Ranunc., Silicea.

Doigt mort :

Voir urémie + Arsenicum album, Aurum, Baryta carb., *Cupressus,* Cuprum, Kali iod., *Secale,* Sulfur.

Douleurs brûlantes :

Acon., Apis, Ars., Bell., Bryone, Canth., Caust., Hg, Ph., Sanguinaria, Secale, Sulfur.
Douleurs fulgurantes : voir fulgurantes.

Douleurs osseuses :

Asa foet., Aurum, Eupat., Fluoric ac., *Hg.,* Kali bich., Kali iod., *Luesin.,* Lycop., Mezereum, Mn., *Phytolacca.*

Douleurs piquantes :

Aesculus, Apis, Arg. nitr., Hépar s., *Kali carb. (dos),* Nitri ac., Spigelia, Silicea.

Douve du foie :

Extrait éthéré de fougère mâle.

Duodénite :

Argent nitr., Bismuthum, *China*, Hydrastis, Kali bich., Muriatic acid., Nux vomica, *Podophyllum*, Sulfuric acid, Veratrum album.

Durillons :

Anacardium, *Antimonium crudum*, Arnica, Berberis, Calendula, Causticum, Drosera, Kréosote, Naphtalinum, Natrum sulfuricum, Nitri acid, Ruta, Silicea, Staphysagria, Sicta pulmonaria, *Thuya*.

Dysenteries :

Aloé, Arsenicum album, Baptisia, Cantharis, *China*, Colchicum, Colocynthis, *Cuprum*, Dulcamara, Iris vers., *Mercurius corr.*, Nitri acid, Phosphorus, Podophyllum, Thrombidium, Thuya, *Veratrum album*, Rhéum et cuprum ars. (enfants), *Sanguisorba TM.*

Dyshidrose :

Anagallis, Berberis, Primula, Rhus tox., Saponaria, Sulfur.

Dysménorrhées :

Actea, Arsenicum album, Caulophyllum, *Chamomilla*, *Colocynthis*, Hélonias, Iridium, Kréosote, *Magnésie ph.*, Platina, Plumbum, Pulsatilla, Rosmarinus, *Rubus idaeus*, *Sédatif PC*, *Viburnum*, Origanum TM, Helonias composé, Sepia composé.

Dysménorrhées des vierges :

Chamomilla, Colocynthis.

Dyspepsie :

Thym en tisane et dans les aliments.
Anacardium, *Argent nitr.*, Capsicum, Cannabis sat., Carbo végét., *China*, Graphites, Ignatia, Iris, Kali carb., Lycopode, Magnesia carb., *Muriatic acid.*, *Natrum carb. (dyspepsie des végétariens)*, *Natrum ph*, *Nux vomica*, Raphanus, Robinia, *Sulfuric acid.*
Vin tonique à la sauge 100 gr de Sauge macéré dans 1 litre de vin ; 1 verre à madère après chaque repas fait digérer.

Dysphagie :

Belladona, Ignatia, Lachesis, Mercure, Veratrum vir.

Dyspnée :

Ammonium carb., *Antimonium tartar.*, Apis, Aviaire, Ignatia, Ipeca, Kali iod., Lobelia, Moschus, Phosphorus, *Sambucus*, Santaherba, Sédatif PC, Senega, *Spongia*, Béryllium.

Dysurie :

Apis, Belladona, Berberis, Cannabis, *Cantharis*, Capsicum, Clematis er., Colibacillinum, Formica, Juniperus, *Mercure corr.*, Pulsatilla, Pyrogenium, Sarsaparilla, Thlaspi.

Ecchymoses :

Arnica, *Bellis*, Calendula, Hamamelis, Lachesis, Sédatif PC, Sulfuric acid.

Eclampsie :

Chamomilla, Cicuta vir., Cuprum arsenicosum, Ignatia, Opium, Sédatif PC, Veratrum viride.

Ecrouelles :

Aestus, Arsenicum alb., Arum tr., Baryta carb., Calcarea carb., Calendula, Cistus can., Marmorek, Pulsatilla, Pyrogenium, Sulfur iod., Tuberculinum.

Eczéma :

Manganèse 4 CH : 2 à 3 IM par semaine.
Antim. cr., Ars. alb., Arum tr., Berberis, Borrago, Chrysis, Croton, Dipsacus, Fumaria, *Graphites*, Lapa major, Mercure, *Mezereum*, Nitri acid, *Nux vomica, Petroleum*, Pix liq., Platanus. *Psorinum, Rhus tox*, Rhus vernix, Sanicula, Saponaria, Sarsaparilla, Spiroea, Sulfur iod., Viola tr., Zea.

Eczéma des mains :

Petroleum, Primula, Natrum hypochlor.
— dos des mains : Natrum carb., Pix liq.
— paume des mains : Aethiops merc., Kali ars., Ranonculus, Calc. fl., Selenium.

Eczéma et dermatoses post-antibiotiques :

Monilia albicans.

Eczéma goutteux :

Uréa.

Eczéma sec :

Bourgeons Cedrus et Ribes. Pommade petroleum. Natrum mur. Complexe Lehning 90 Bellis.

Eczéma sec et fissuré :

Alumina, Graphites, Kali ars., Petroleum, Sanicula, Manganum acétic. Monilia.

Eczéma sénile :

Ambra gr., Mg. ph.

Eczéma rétro-auriculaire :

Oleander, Sanicula.

Eczéma suintant :

Ulmus. Pommade mezeréum. (Voir : Impétigo).

Eczéma torpide :

Sulfur.

Ejaculations précoces :

China, Conium, Gelsemium, Phosph. acid., Selenium.

Eléphantiasis :

Acetic acid., Adonis, Allium cepa, Apis, *Apocynum, Cantharis,* Chimaphyla, Convalaria, Crataegus, Crésol, *Digitalis, Fagus,* Helleborus, Juniperus, Oxydendron, Prunus, Scilla, Strophantus, Uva ursi.

Embarras gastriques :

Thym en tisane et dans les aliments.
Anacardium, *Antimonium crudum,* Chelidonium, *Nux vomica,* Lycopode, Sédatif PC.

Embolies :

Apis, *Arnica,* Baryta carb., *Bothrops,* Naja, Picric acid, Pyrogenium, Secale, *Sédatif PC.*

Emotivité :

Coca, *Gelsemium,* Ignatia, Sédatif PC, Spigelia.

Emphysème :

Ajuga reptans, *Amonium carb.,* Antimonium tartar., Arsenicum alb., Baryta carb., Carpinus, Corylus, Grindelia, Hepatine, Kali iod., Leonorus cardiaca (vieillards), Phosphorus, Ribes nigr., *Senega,* Sulfur, Syringa, Viburnum, Béryllium.
Diaphragme 4 : 3 suppositoires par semaine.
Pulmine 7 : idem + Myocarde 7 : idem, en les alternant.

Empoisonnements : Voir addenda page 292.

Encéphalites :

Apis, Arnica, Arsenicum alb., Arum tr., Bryone, *Conium,* Cuprum, Cuprum arsenic., *Eupatorium, Gelsemium,* Helleborus, Hypericum, Influenzinum, Opium, Phosphorus, Pyrogenium, Sédatif PC, Thuya, Vaccinotoxinum.

Endocardites :

Abrotanum, *Aconit nap.,* Arsenicum, Aurum metal, Bryone, *Cactus,* Crataegus, Digitalis, Kalmia, *Naja,* Phosphorus, *Pyrogenium,* Spigelia, Veratrum vir., Kali carb. (endocardite chronique avec douleurs piquantes).

Enfants arriérés :

Voir arriération mentale.
— lents à sortir les dents : Calc. Si.
— lents à marcher : Baryta, Calc.
— veulent être portés : Chamomilla.
— mous : Calc. carb.
— lents à parler : Natr. mur.

Enfants nerveux :

Aestus, Arnica, Calcarea, Chamomilla, Kali br., *Sédatif PC,* Silicea.

Entorses :

Arnica, Cuprum, Ledum, Natr. carb., Rhus tox, Ruta, Sédatif PC, Symphytum.

Engelures :

Pommade petroléum, Ratania, Calendula.
Agaricus, Cadmium, Carboneum sulf., Graphites, Hépar sulfur., *Petroleum,* Pulsatilla, *Rhus tox,* Sulfur iod, Paeonia TM, Manganum acétic.

Engorgements ganglionnaires :

Baryta carb., Cistus can., Hépar sulfur, Hydrastis, Iodium, Pulsatilla, Sulfur iod.

Engourdissements :

— *Assis :* Ammon. mur., Cyclamen, Oleander, Platina.
— *Bras droit :* Bromum, Lillium tigr., Phytolacca.
— *Bras gauche* · Aconit, Cactus, Kalmia, Latrodectus, Naja, Spigelia.
— *Membres :* Conium (jambes), Gnaphalium, Lachesis, Oxalic acid., Rhus tox, Secale.

Enrouement :

Tisane de Marjolaine et de Thym : à boire sucrée au miel, ou en inhalations, en gargarismes ou en compresses sur la gorge.

— *Aigu :* Aconit, *Argentum nitric.,* Arum tr., Hépar sulf., Iodum, Populus candicans, Spongia, Verbascum (voix de basse grippale).
— *Après coup de froid : Aconit,* Arum tr., Spongia.
— *Après oppression :* Apis, Kali iod., Sambucus, Senega, Spongia.
— *Avec toux rauque :* Hépar, Iodum, Sambucus, Spongia.
— *Chronique :* Arnica, Erysimum, Luesinum (la veille des règles), Mercure cyan., Primula, Stillingia, Tabaccum.
— *Emotif :* Arnica, Bromum, Gelsemium, Ignatia, Populus candicans (subit).
— *Des Orateurs et Chanteurs :* Argentum nitr., Arnica, Arum, Causticum, Merc. cyan., Rhus tox, Selenium, Stannum. Arum composé.
— *Des Tuberculeux :* Spongia, Stannum.
— *Du matin :* Causticum, Hépar sulf., Manganum, Rhus tox, Selenium, Stannum.
— *Du soir :* Arnica, Carbo vég., Phosphorus, Secale.

Entérite et Entéro-colites :

Voir diarrhées.

Entérospasmes :

Chamomilla, *Colocynthis,* Cuprum, Dioscorea, Dulcamara, Magnesia ph, Nux vomica, Opium, *Plumbum,* Sédatif PC.

Entorses :

Arnica, Cuprum, Ledum, Natr. carb., Rhus tox, Ruta, Sédatif PC, Symphytum.

Entropion :

Arnica, Borax, Euphrasia, Mercure corrosif, Zinc.

Enurésie :

Cure à Lons-le-Saunier.
Absinthium, Argent, Arnica, Arsenic. album, Belladona, Causticum, Conium, *Equisetum,* Fer, Fer ph, Gelsemium, Hg., Hypericum, Ignatia, Kali ph, Kréosote, Magn. ph, Natrum mur., Opium, Plantago, Post-hypophyse, Psorinum, *Pulsatilla,* Sepia, Silicea, Staphysagria, Sulfur iod., Tuberculinum, Viola tr.

Eosinophilie :

China, Sabadilla, Spigelia.

Epanchement de synovie :

Allium Cepa, Apis, Arnica, *Bryone,* Calcarea fl., *Kali iod., Ledum,* Mg. mur., Rhus tox, Ruta.

Epaule droite :

Chelidonium, Lillium, Magn. ph., Podophyllum, Ranunc. bulb., Sanguinaria.

Epaule gauche :

Chenopdii glauci aphis, Ferrum metal, Leptandra, Myrica seb., Oxalic acid., Spigelia, Sulfur.

Epidémies (traitement préventif) :

Thym en tisane, dans les aliments, en bains ou en frictions + ail + serpolet.

Epididymites :

Arnica, Aurum metal, Belladona, Cantharis, Clematis er., Hamamelis, *Medorrhninum, Mercure corr.,* Pulsatilla, Rhododendron, Sédatif PC.

Epilepsie :

Agaricus, Bufo, *Cicuta,* Coriara myrtifolia, *Hyoscyamus,* Kali bich., Kali br., Lachesis, Oenanthe cr., Phosphorus, Sulfur., Valeriane, Zinc.
— *épilepsie après frayeur :* Stramonium.

Epistaxis :

Aconit, *Arnica*, *China*, Cinnamonium, Cresol, Crocus, *Crotalus*, Cuprum, Elaps cor., *Erygeron*, Hamamelis, Ipeca, *Millefollium*, Phosphorus, Sulfuric acid, Trillium, Lycopode, Stramonium. Epistaxis qui soulage : Melilotus.

Epuisement :

Acetic acid, Betula verucosa, Céréales germées, Kali ph, Kali carb., Mg carb., Mg mur., *Muriatic acid, Ph acid, Picric acid,* Selenium, Zinc, + champignons et tous les Kali.

Equilibre (troubles de l') **:**

Arg. nitr., Conium, Ledum, Zn.

Erections :

(absences d') : *Agnus castus*, Caladium, *Cannelle*, *Damiana*, Gelsemium, *Ginseng*, Lycopode, Nepenthès, Selenium, Tabaccum.
(excès d', ou priapisme) : *Bufo*, Cantharis, Moschus, *Murex*, *Origanum*, *Picric acid*, *Platina*, Staphysagria, Sumbul.

Eruptions :

Manganèse 4 CH : 2 à 3 IM par semaine. Voir Eczéma
Fraxinus Ribes Spiroea ââ I°X : 10 gouttes, 2 fois par jour.
(troubles résultant de la suppression d'une éruption).
Ars., Belladona, Camphora, *Hépar sulf.*, Zinc *(Asthme)*, Natrum ars *(bronchite)*, Dulcamara *(Diarrhée et rhumatismes)*, Cuprum, Lachesis, Psorinum, Ptelea, *Sulfur*, *Thuya (Foie)*, *Ammonium carb.* et *Gelsemium* (Maladies *contagieuses*, surtout *rougeole)*, Mezereum *(Névralgie)*, Bryone *(Rhumatismes)*, *Stramonium (Troubles nerveux)*, Croton (peau et diarrhée), Vaccinotoxinum (pustules et vésicules).
Eruptions après émotions : Elaps coralinus.

Erysipèle :

Aconit, *Apis* (chronique de la face), Belladona, Cantharis, *Graphites*, Hépar sulfur, Lachesis, Mercure, *Naja*, Pyrogenium, Rhus tox, Terebentina.

Erythème fessier :

Aethusa cyn., Arsenic alb., Belladona, Chamomilla, Graphites, Medorrhinum, Rhus tox., Urtica ur.

Erythème noueux :

Apis, Arnica, Arum tr., Cadmium, Kali iod., *Manganum*, *Pulsatilla*, Sulfur iod., Tuberculinum.

Escarres :

Arg. nitr., Ars. Crotalus, Cuprum, Graphites, Mezereum, Rhus tox, Secale.

Esquilles :

Fluoric acid., Hépar sulfur, Lycopode, *Silicea*.

Etats ou terrains :

— *Précancéreux :* Abrotanum, Arsenicum alb. et iod., Asterias rub., Baryta carb., *Cadmium,* Cinnabaris, Condurango, Carbo vég., Conium, Hydrastis, *Medorrhinum,* Ornithogallum, Phosph. triiod., Radium br., Sarsaparilla, Sedum acre, Strontium, *Thuya.*
— *Spécifique :* Arg. nitr., Aurum, Guaïacum, Kali bich., Kali iod., *Luesinum, Mercure,* Mezereum, Phytolacca, Sarsaparilla, Sassafras, Stillingia.
— *Psorique :* Causticum, Psorinum, Sulfur.
— *Sycotique :* Arsenicum iod., Causticum, Graphites, *Medorrhinum,* Mezereum, Natrum sulf., Sarsaparilla, Sulfur, Thuya.
— *Tuberculeux et prétuberculeux* . Arum tr., Calcarea ph., Crataegus, Drosera, Fer ph., Kali carb., Manganum, Natrum mur., *Pulsatilla,* Rhus tox, Sanguinaria, Scrofularia, Senecio, Sepia, *Sulfur., Tuberculinum,* Actinomyces luteus.

Eternuements :

Allium cepa, Cyclamen, Eupatorium, Gambodgia (coiffeurs), Mezereum, Naphtalin, Phosphorus, Sabadilla, Aralia, Euphorbia, Euphrasia, Pollens.

Ethmoïdite :

Arsenic alb., Cor. rub., *Eupatorium, Hépar sulfur.,* Hydrastis, Kali bich., Lycopode, Putrescinum, *Pyrogenium.*

Etourderie :

Caladium, Fluoric acid.

Evanouissement :

Ambra grisea, *Ammon. carb.,* Aurum, Carbo vegetabilis, Ignatia, Mentha, *Moschus, Naja,* Nux moschata.

Examens :

Arnica, Gelsemium, Phosphoric acid, Picric acid.

Excitation cérébrale :

Avena sativa, Coffea, Hyoscyamus, Kali br., Lachesis et Actea (si logorrhée, et chez les femmes).

Excitation sexuelle :

Bufo, Cantharis, Hyosciamus (si exhibitionnisme), Lachesis, Moschus, Murex, Orchitinum chez les femmes, *Origanum TM,* + Ovarinum chez les hommes, Picric acid, *Platina, Staphysagria,* Sumbul, Tarentula.
Tisane Marjolaine.

Excès alimentaires :

Nux Vomica.

Exophtalmie :

Aestus, *Bromum*. Gelsemium, *Iodium*, Kali iod., Lachesis, Lycopus, Spigelia, Spongia, *Thyroïdea*.

Exostoses :

Calcarea fl., *Hekla lava*, Nitri acid, Phosphorus triiod., Ruta, Symphytum.

Extrasystoles :

Aconit ferox, Adonis, Aurum, Crataegus, Digitalis, Hypericum, Ignatia, *Lycopus, Spigelia,* Thyroïdea.

Faiblesse :

Acetic acid, Argent, Arnica, Arsenicum, Fer, Hg., *Muriatic acid*, Phosphorus, Selenium, Stannum.

Faiblesse des jambes :

Thym + Romarin en tisane ou en frictions.
Asclepias, China, Conium, Ledum, Manganum, Osmodium, Sulfuric acid., Zinc, Rubidium.

Faiblesse des muscles extenseurs :

Plumbum.

Faiblesse des muscles fléchisseurs :

Causticum.

Faiblesse musculaire :

Argent, Causticum, Curare, Manganum, Plumbum, Rubidium, Stannum, Sarcolactic acid, et tous les Kali (+ champignons).

Faiblesse nerveuse et irritable :

Argent, Camphora, Cocculus, Coffea, Gelsemium, Ignatia, Kali ph., Phosphorus, Ph. acid., Picric acid, Zinc.

Faiblesse de poitrine :

Stannum.

Faim :

— *Anorexie* : Acetic acid, *Angelica archangelica, Avena, Gentiane*, Ignatia, Lycopode, *Menyanthes*, Natrum mur., Nux vomica, Sepia.
— *Boulimie* . Abrotanum, *Antimonium crud.*, Chininum ars., China, *Iodum*, Kali *mur.*, Oleander, Phosphorus triiod., *Sulfur.*, Thyroïdea.
— *Faim la nuit* : Lycopode, Psorinum.

Fatigue :

Manger des herbes amères : Pissenlits, Centaurée, Pimprenelle, Carottes, Chou, Cresson, Persil, Epinards.

— *Fatigue intellectuelle :* Arnica, Natrum mur., Phosph. acid, Picric acid, Selenium, Zinc. + 3 suppositoires ou 3 doses ampoules par semaine :
Cerveau total 7 CH : jours impairs.
Axe cortico-hypothalamique 7 CH : jours pairs.
— *Fatigue oculaire :* Aurum, Conium, Lillium, Ledum.
— *Fatigue du matin :* Lactic acid.
— *Fatigue physique* + *Fatigue sexuelle :* voir addenda page 292.

Fausse couche :

Voir avortement.

Faux croup :

Acetic acid., *Aconit*, Apis, Arum tr., (Atmosphère humide, chaude et Eucalyptolée + Bains chauds), Belladona, *Bromum*, Cuprum, Hépar sulfur, Iodum, Kali iod., Lachesis, Moschus, *Sambucus*, Sédatif PC, Sérum equi, *Spongia*.

Fébrifuges :

— si frissons : *Aconit*.
— si transpirations : *Belladona*, Fer ph.
— état subfébrile : *Penicillinum*.

Fermentations intestinales :

Abies can., *Asa foetida*, *Carbo végét.*, China, *Cocculus*, Kali carb., Lycopode, Mg. mur., Natrum carb., Nux moschata, Nux vomica, *Raphanus*.

Fétidité (haleine) **:**

Baptisia, Bismuth, Carbolic acid., Nux vomica, Sepia.

Fibrinogène sanguin :

Citrus (éc. int. de tige).

Fibromes :

Aestus, Aurum mur. natr., Calcarea carb., Calcarea fluor, *Conium*, Folliculin, *Fraxinus*, Hélonias, Kali iod., Lachesis, Lapis, Lillium, Mamelline, Placenta, Sequoïa, Silicea, *Thuya*.
Uterus 9 : 3 suppos. par semaine.

Fièvre aphteuse :

Arsenic album, Borax, Calendula, Cantharis, Ecchinacea, Hydrastis, Kali bich., *Mercure cyan.*, Mezereum, Mg carb., Muriatic acid., Nitri acid, *Pyrogenium*, Phytolacca, *Sulfuric acid*.

Fièvre intermittente :

Aconit, Ars. alb., Belladona, China, Salix alba, Helianthus.

Fièvre hectique :

Thym en tisane et dans les aliments.
Acetic acid, Stannum, Ver. vir.

Fièvre jaune :

Argent nitr., Arsenic alb., Baptisia, Cadmium, China, Crotalus, Naja, Phosphorus triiod., Veratrum album.

Fièvre de lait :

Belladona, Bryone, Conium, Naja, Phytolacca, Pyrogenium.

Fièvre puerpérale :

Antibiothérapie, Belladona, Calendula, Naja, *Pyrogenium,* Secale.

Fièvre typhoïde :

Arnica, Arsenic album, Arum tr., *Baptisia, Bryone,* China, *Collibacillinum, Eberthinum,* Gelsemium, *Hyoscyamus,* Muriatic acid, Opium, *Paratyphoïdinum,* Phosphoric acid., Phosphorus, *Pyrogenium, Rhus tox, Tifomycine et cortancyl.*

Fissures anales :

Aesculus, Aloé, Capsicum, Collinsonia, Fer ph, Fluoric acid, Hamamelis, *Nitri acid, Paeonia,* Ratanhia, Sedum acre, Silicea, Thuya, Pommade ratania, Pommade œsculus composé.

Fissures des mamelons des nourrices :

Antimon. crud.. Graphites, Petroleum, Phellandrium, *Ratanhia,* Rhus tox.

Fistules anales :

Arsenic alb., Berberis, *Fluoric acid.,* Graphites, Hépar sulfur., Hydrastis, Lycopode, *Nitri acid,* Silicea.

Fistules lacrymales :

Apis, Berberis, Calcarea fluor, Euphrasia, Fluoric acid, Petroleum, Pulsatilla, Pyrogenium, Silicea, Staphysagria.

Fistules osseuses :

Berberis, Calcarea fluor, Fluoric acid, Hépar sulfur, Nitri acid, Psorinum, Pyrogenium, Silicea.

Flatulence :

Asa foetida, Carbo vég., *China,* Cocculus, Kali carb., *Lycopode,* Mentha, Mg. mur., Nux moschata, *Nux vomica, Raphanus.*

Fluxion dentaire :

Apis, Arsenic alb., Aurum met., Belladona, Chamomilla, Fer ph., Naja, Pyrogenium.

Foins (asthme et rhinite des) :

Allium cepa, Euphrasia, Euphorbia, Kali iod., Naphtalin, *Pollens,* Psorinum, Ribes nigrum, Sanguinaria, Sanguinarium nitricum, *Silicea, Thuya, Sabadilla.*

Folie :

Agaricus, Ailanthus, Ambra grisea, Avena, Chamomilla, Cicuta vir., Cuprum arsenicosum, Helleborus, Hyoscyamus, Ignatia, Melilotus, Moschus, Rana bufo, Sédatif PC, Stramonium, Sumbul, Veratrum viride.
Platina (folie des grandeurs).

Folliculite :

Arsenicum album, Arum tr., Graphites, Hydrastis, Pyrogenium, Rhus tox.

Fontanelles tardant à se fermer :

Baryta, Calc. c. et p., Silicea.

Foulures :

Apis, Argent, *Arnica,* Bellis perennis, Calendula, Cicuta, Ecchinacea, Hamamelis, Hypericum, Ledum, Ruta, Symphytum.

Fourmillements :

Conium, Cupressus, Cuprum, Hypericum, Kali iod., Ledum, Secale.

Fractures :

Aestus, Arnica, Aurum metal, Bellis, Calcarea carb., Calcarea ph., Calendula, Fluoric, Hekla lava, Naja, Pyrogenium, Ruta, *Sédatif PC,* Silicea, *Symphytum,* Osseïne 4 : 3 suppos. par semaine.

Fragilité capillaire :

Aesculus, Arnica, *Bellis perennis,* Crotalus,, *Cupressus, Hamamelis,* Lachesis, Sulfuric acid.

Fraises (urticaire) :

Fragaria, Urtica urens.

Fringales :

Anacardium, Iodum, Lycopode, Sulfur, Theridion.

Frayeurs (mauvais effets des) :

Aconit, Argent nitr., Gelsemium, Opium, Veratr. alb.

Frigidité :

Cannelle, Conium, *Damiana, Ginseng,* Graphites, Onosmodium (femmes).

Frilosité :

Aranea diaderma, Calc., Dulcamara, Hépar, Kali carb., Nux vomica, *Psorinum*, Silicea.
— Froid sec : Aconit.
— Froid humide : Dulcamara, Natrum sulf., Rhus tox.

Fringale :

Voir boulimie.

Frissons :

Aconit, Camphora, Gelsemium.

Fulgurantes (douleurs) **:**

Kalmia, *Luesinum*, Phytolacca, Plumbum, Sulfur, Mg ph.

Furonculose :

Aconit, Apis, *Anthracinum*, Arnica, *Arsenicum album*, Boldo, Calendula, Chimaphila, *Cyrtopodium*, Ecchinacea, Fagopyrum, Fumaria, *Hépar sulfur*, *Myristica*, *Naja*, Phytolacca, *Pyrogenium*, Saponaria, Silicea, Solidago, Staphylococcinum, Tarentula cuba, Onguent KLC.

Furonculose à répétition :

Penicillinum.

Galactogènes :

Acetic acid, Agnus castus, Alfafa, Avena satica, Calcarea carbonica, Causticum, Lachesis, Phosphoric acid, Ricinus, Sabal serrulata, Urtica urens.

Gales :

— de la *blanchisseuse :* Antimonium crudum.
— du *boulanger :* Pothos.
— du *ciment :* Calcarea carb., Cantharis, Petroleum, Rhus tox., Silicea, Kali bich.
— des *épiciers :* Cantharis.
— *parasitaire :* Antipyridium, Graphites, Primula, *Psorinum*, Rhus tox, Sulfur.
— des *radiologues :* Radium bromatum.
— *des coiffeurs :* Phosphorus.

Ganglions :

Aestus, Ailanthus glandulosa, Arnica, Arum tr., Ars. br., Belladona, *Baryta carb.*, *Calcarea carb.*, Calcarea iodata, *Cistus can.*, Drosera, Euphorbia, Hekla lava, Naja, Natrum mur., *Pulsatilla*, Pyrogenium, Scrofularia, Silicea, Stillingia, *Sulfur iod.*, Tuberculinum.

Gangrène pulmonaire :

Antibiotiques, Arsenicum album, Belladona, Bryone, Crotalus, Fer. ph., Gelsemium, Kréosote, Phosphorus triiodatus, Pyrogenium.

Gangrène humide :

Arnica, Carbo vegetabilis, China, Lachesis, Secale, Phosphorus, Sulfuric acid.

Gangrène sèche :

Arsenicum album, Aurum metal, Baryta carb., Castanea vesca, Crotalus, Cupressus, Ecchinacea, Euphorbia, Kali iod., Plumbum, Secale (vieillards), Zea.

Gastralgies :

Tisane de Sauge.
Anacardium, *Argent nitr.*, Bismuthum, Cannabis sat., Capsicum, China, Iris, Muriatic acid, *Nux vomica*, Robinia, *Sulfuric acid.*, Stannum.
(Amélioration en mangeant = Anacardium, Iodum, Petroleum).
— Gastralgies rhumatismales : Stannum, Lachesis.

Gaz intestinaux :

(Voir flatulence).

Geignards :

Ammonium mur.

Gerçures :

Agaricus, Arum tr., Cadmium, Calc. fl., Camphora, Carboneum sulf., Graphites, Histamin, Kali ars., Natrum mur., *Petroleum*, Psorinum, *Pulsatilla*, Rhus tox., Secale.

Gingivites :

Apis, Arsenic album, Bismuthum, Borax, Calendula, *Cannelle*, Capsicum, Cinnamomum, Crotalus, Kréosote, *Mercure cyan.*, Mercure corrosif, Plumbum, Rhus tox, Staphysagria, *Sulfuric acid.*

Glaucome :

Atropin sulf., Belladona, Causticum, Colocynthis, Glonoïn, Gelsemium, Opium, Phosphorus triiodatus, Sédatif PC., Spigelia, Sulfur.

Glossites :

— *Aiguë :* Apis, Arnica, Belladona, Calendula, Pyrogenium, *Sulfuric acid.*
— *Chronique :* Antimonium crudum, Baryta carb., Kali bich., *Mercure cyanatus*, Nux vomica, Silicea.

Glycémie :

Voir diabète.

Glycosurie :

Idem.

Goitres :

— *simple : Aestus,* Aurum, *Bromum,* Calcarea carb., Calcarea iodata, *Iodum,* Lapis albus, Spongia, *Thyroïdea.*
— *exophtalmique :* en plus : Aconit, Ars. iod., Aveña, Gelsemium, Ignatia, Kali bich, Kali iod., Lycopus, Phosphorus triiod., Spigelia, Platina (terrains bacillaires).

Gommes spécifiques :

Argent nitr., Asa foetida, *Aurum metal,* Calc. fluor, *Fluoric acid.,* Guaïacum, Kali iod., *Luesinum, Mercure corrosif,* Phytolacca, Sarsaparilla, Sassafras, *Stillingia.*

Gourme :

Antimon. crud., Antimon. tartar., Arsenic alb. et iod., *Arum tr.,* Kali br., Calcarea carb., *Graphites, Mezereum,* Nux vomica, *Petroleum, Rhus tox.,* Ulmus campestris.

Goût :

(mauvais) : Lycopode, Mercure, Nux vomica, Raphanus, Ricinus.
(perte du) : Kali iod., Lemna, Mg. mur., Phosph., Pulsatilla, Silicea.

Goutte :

Sauge + Marjolaine + Lavande + Romarin + Thym en tisanes, frictions, compresses ou cataplasmes.
Antimon. cr., Apis, *Benzoïd acid,* Berberis, Pinus, *Bryone, China,* Cholestérinum, *Colchicum, Formic acid,* Fraxinus, Gnaphalium, Guaïacum, *Ledum,* Lithium, Natr. sulf., Oxalic acid., Quercus, Ribes, Sève de bouleau, Spiroea, Sulfur, *Urtica urens,* Thuya. Eau de la Reine de Hongrie.
— Goutte du pouce : Caulophyllum.

Grippe :

Aconit, Allium cepa, Apis, Arsenic alb., *Belladona, Bryone, Eupatorium,* Euphrasia, Fer ph., *Gelsemium, Influenzinum,* Ipeca, Mercure soluble, Naja, Oscillococcinum, *Phosphorus,* Sambucus, Verbascum.
Thym + Sauge en tisane, dans les aliments, dans les bains, en inhalations ou en frictions.
Vin chaud ou froid : Sauge + Cannelle + Romarin + Miel.
— complications grippales : Penicillum candidum 4 CH ; boire 2 à 3 ampoules par jour.
— grippes répétées : Manganum.

Grossesse :

— nerveuse : Croccus, Ignatia, Nux moschata, Sabadilla, Thuya, Ver. alb.
— normale : Aestus, Arnica, Avena, Calcarea carb., Calcarea fl., Calcarea phosph., China, Cocculus, Collinsonia, Colocynthis, Cuprum, Dioscorea, Hélonias, Hydrastis, Ignatia, Ipeca, Kréosote,

Luesinum. Medorrhinum, Petroleum, *Psorinum,* Sédatif *PC,* Sépia, Silicea, Sulfur iod., Symphoricarpus, Tabaccum, *Tuberculinum.*
— menace d'avortement : voir avortement.

Guêpes (piqûres) :

Apis, Arnica, Calendula, Kali iod., Ledum.

Haleine fétide :

Baptisia, Bismuthum, *Carbolic acid,* Nux vomica, Sepia, Arsenic, Mercure.

Hallucinations :

Absinthium, Anacardium, Antipyrinum, Asarum, Avena, Cinnamomium, *Euphorbia,* Hyoscyamus, Kali br., Lac caninum, Medorrh., *Opium,* Paris qu., Sédatif PC, *Stramonium,* Tarentula.
— Hallucinations visuelles : Phosphorus.
— Hallucinations auditives : Carbo animalis.

Hébétude :

Aethusa cyn., *Ailanthus,* Argent, Baryta carb., Bovista, Gelsemium, Helleborus, Hg, Nux mosch., Rana bufo, Zinc.

Helminthiase :

Allium cepa, Arthemisia absinthium, Ascaris, Avena, Cicuta, *Cina,* Ignatia, Oxyures, *Sabadilla,* Spigelia, Teucrium.

Hémarthrose traumatique :

Arnica, Bellis perennis, Bryone, *China,* Fer ph., Hamamelis, Phosphorus, Sulfuric acid.

Hématémèse :

Arnica, *China,* Croccus, *Crotalus,* Elaps coralinus, Erygeron, *Geranium,* Hamamelis, Ipeca, Millefolium, *Phosphorus,* Sulfuric acid, Trillium.

Hématomes :

Arnica, *Bellis perennis, Hamamélis,* Hypericum.

Hématurie :

Arnica, Cantharis, *Chimaphila, China,* Coccus, Millefolium, Nitri acid, Phosphorus, *Terebentina,* Thlaspi b p.

Héméralopie :

Belladona, Carbo vég., Conium, Lycopode, Platina, Tabaccum, Thuya.

Hémicranie :

— alternante : *Lac canicum.*
— droite : *Belladona,* Cactus, Chelidonium, Ignatia, Iris, Kalmia, Lycopode, Mg ph., Sabadilla, *Sanguinaria, Silicea.*

— gauche : Colocynthis, Lachesis, Mercurius, Naja, Nux vomica, Sepia, *Spigelia,* Sulfur.
— dans les 2 cas : Arnica, Aurum metal, Avena sat., *Chamomilla,* Coffea, Cyclamen, Gelsemium, Glonoïn, Menispermum, Menyantes, Natrum mur., Platina, Pulsatilla, *Sédatif PC.*

Hémiopie :

Lillium, Lithium, Lycopode.

Hémiplégie :

Aconit, Arnica, China, Coccus, Cupressus, Ethylicum, Glonoïn, Lachesis, Opium, Plumbum, Rhus tox., Thuya, Causticum, Mg ph., Lycopode, Cocculus.

Hémophilie :

Alfafa, Bellis per., Bovista, China, *Crotalus, Daboïa,* Erygeron, Hamamelis, Kréosote, Lachesis, Naja, Phosphorus, Secale, Millefollium, *Sulfuric acid,* Terebentina, Trillium, Vipera.

Hémoptysies :

Acalypha indica, Aconit napellus, Arnica, Bryone, Cactus, *China,* Cinnamonium, *Erygeron,* Fer, Ignatia, *Ipeca,* Ledum, *Millefolium, Trillium.*

Hémorragies anales :

Voir hémorroïdes.

Hémorragies :

— artérielles : comme hémoptysies + *Phosphorus,* Sabina, Sulfuric acid, Terenbentina.
— veineuses : sang noir coagulable : Ammonium carb., Bovista, Cactus, Crocus, Secale, Thlaspi b p.
sang noir incoagulable : *Crotalus,* Elaps cor., *Hamamelis,* Secale, Vipera.

Hémorragies cérébrales :

Arnica, China, Ethylicum, *Glonoïn, Opium.*

Hémorragies dentaires :

Arnica, China, Phosphorus.

Hémorragies nasales :

Voir épistaxis.

Hémorragies rénales et vésicales :

Voir hématuries.

Hémorragies utérines :

Comme hémorragies + Aesculus, Ant'hypophyse, *Drymis,* Folliculine, *Fraxinus,* Ustillago.

Hémorragies qui soulagent :

Melilotus.

Hémorroïdes :

Aesculus, Aloé, Bothrops, Collinsonia, Fer ph., *Hamamelis,* Naja, Nitri acid, Nux vomica, *Paeonia,* Ratanhia, Sedum acre, Sépia, Vipera, Aesculus composé en gouttes, pommade et suppositoires.
+ 3 suppositoires par semaine *Veine 4.*

Héparine (test de résistance augmenté) :

Bourgeons : *Cornus,* Buxus, Ribes, Tamaris.

Hépatites :

Voir ictères.

Hérédo-syphilis :

Aurum, Fluoric acid, *Luesinum,* Mercurius, Phytolacca, Mezereum, Kali bich.

Hernies :

Aurum, Colocynthis, Diocorea, Lycopode, Nux vomica, Opium, *Plumbum,* Zincum.

Herpès :

Ars. alb., Arum tr., Berberis, Calc. carb., Cantharis Croton, Fumaria, Graphites, Lachesis, Mezereum, *Natrum carb.,* Ranunculus Bulbosus, *Rhus tox,* Sarsaparilla, Sépia.

Hodgkin (maladie de) :

Baryta, *Benzol,* Calcarea fluor, Ceanothus, Chrysis, Cistus can., Crataegus, Crotalus, Fer picr., *Iodum,* Lapis, *Phosphorus triiod., Picric acid,* Radium bromatum, Rhus tox, Sépia, Thuya.

Hoquet :

Carbo vég., *Cuprum,* Hyoscyamus, Laurocerasus, *Mg ph,* Moschus, Ratanhia, Sulfuric acid, Tabaccum, Teucrium.

Huîtres (intoxication par les) :

Antimonium cr., Arsenicum alb., Calendula, *jus de citron,* Lycopode, Ostrea, Pyrogenium, Veratrum album.

Humidité (méfaits de l') :

Antimon. cr., Dulcamara, *Natrum sulf.,* Rhus tox.

Hydarthroses :

Allium cepa, Apis, Arnica, *Bryone,* Calc. fl., *Kali iod.,* Ledum, Magn. mur., Populus, Rhus tox, Ruta.

Hydrocèle :

Apis, Cantharis, Graphites, Hépar sulfur., Pulsatilla, Rhododendron, Silicea.

Hydrocéphalie :

Apis, Apocynum, Calcarea carb., Cantharis, Cistus, Helleborus, Luesinum, Silicea, TK.

Hydronéphrose :

Alnus, Berberis, Chimaphila, Fagus, Formica rufa, Solidago, Térébentina.

Hydrophobie :

Arsenicum album, Belladona, Cantharis, *Hydrophobinum*, Hyoscyamus, Hypericum, Lachesis, Ledum, *Stramonium.*

Hydropisie :

Voir Ascite, Cirrhose, Hydarthrose, Hydrocèle, Pleurésie.

Hydrorrhée nasale :

Allium cepa, Apis, Euphrasia, Histaminum, *Kali iod.*, Naphtalinum, Pollens, Sabadilla, Sanguinaria, Hydrastis.

Hydrothorax :

Aconit, Allium cepa, *Apis*, *Arsenicum alb.*, Bryone, *Cantharis*, Kali carb., Mercurius, Pulsatilla, Ranunculus bulb., Sulfur iod.

Hyperacousie douloureuse :

Aconit, Cannabis sat., Fer, Natrum carb., Nux vomica, *Theridion*, Sanguinaria, Chinimum ars.

Hyperchlorhydrie :

Argent nitr., Capsicum, Histaminum, Iris, Kali bich, Lycopode, *Magnesia carb.*, *Muriatic acid*, Raphanus, *Robinia*, Sulfuric acid.

Hypercholestérolémie : voir Cholestérolémie.

Betula pub., Ribes, Calculs biliaires, *China*, *Cholestérinum*, *Olea*, Podophyllum, Quercus, *Tamaris*, Fel tauri.

Hyperdéfécation :

Oenothera, Podophyllum, Mercure.

Hyperémotivité :

Aconit, Argent nitr., *Gelsemium*, Ignatia, Kali ph, Ph acid.

Hyperfibrinémie :

Citrus (éc. int. tige), Fibrinum 9 : 3 suppos. par semaine.

Hyperglycémie :

Voir diabète.

Hyperménorrhées :

Ambra grisea, Ant'hypophyse, Calc. carb., Canelle, China, *Crotalus*,

Cyclamen, Drymis, Elaps cor., *Folliculinum,* Hamamelis, Lachesis, Nux moschata, Sabina, Thlaspi b p, Ustillago.

Hyperpilosité :

(Voir Poils).
Devitapiline, Hyperéprine. Thellium acétic en allopathie (médicament dangereux).

Hypersalivation :

Ignatia, Ipeca, *Jaborandi,* Kali iod., Lobelia, Mercure sol., Salvia, Trifolium, Tabaccum.

Hypertension artérielle :

Aconit, Adrénalinum, Aurum, *Baryta carb., Glonoïn,* Ignatia, Lachesis, Lycopode, Nux vomica, Olea, Plumbum, Prunus, Spigelia, *Sulfur.,* Surrénine, Ver. vir., Viscum album, + Artere 7 : 3 suppositoires par semaine, et Veine 7 : idem, en alternant.

Hypertension veineuse :

Aesculus, Hamamelis, Pulsatilla, Sorbus + Veine 4 : 3 suppos. par semaine.

Hypertrophie des Amygdales et des Végétations adénoïdes :

Aestus, *Baryta carb.,* Calc. carb., *Cistus,* Cor. rub., Drosera, Euphorbia, Fer ph., Hydrastis, Iodum, Kali bich, Mercure soluble, *Pulsatilla,* Phytolacca, Silicea, *Sulfur iod.,* Thuya.

Hypertrophie du cœur :

Aconit, Arnica, Aurum met., Baryta mur., Bromum, *Cactus,* Crataegus, Rhus tox, Viscum alb., Kalmia, Lycopus.

Hypertrophie de la prostate :

Baryta, *Conium,* Equisetum, *Sabal,* Sequoïa, Staphysagria, *Thuya,* Zinc, Selenium.

Hypertrophie des seins :

Conium, Mercure, Orchitinum, Placenta, Pulsatilla, Sarsaparilla, Thyroïde.

Hyperthyroïdie :

Aestus. Bromum, Calcarea carb., Gelsemium, *Iodum,* Kali iod., Lachesis, Lapis, Lycopus, Phosphorus triiod., Spigelia, Spongia, *Thyroïdea.*

Hyperviscosité sanguine :

Voir anti-coagulants.

Hypochlorhydrie :

Carbo vég., China, Graphites, Kali carb., Lycopode, Nux vomica, Raphanus, Thuya.

Hypochondrie :

Carduus, Melilotus, Nepenthès, Sepia, Aurum, Naja.

Hypoglycémie :

Cocculus, Cortico-surrénale, Hypophyse, *Insulinum,* Nux vomica, Para-thyroïdea.

Hypoménorrhée :

Voir aménorrhée.

Hyposystolie :

Aurum, Avena, Cactus, Crataegus, Naja, Phosphorus triiod., Strophantus.

Hypotension artérielle :

Adonis, Adrenalinum, Alfafa, Avena, Crataegus, Natrum mur., Pulsatilla, Strophantus, Sulfur iod., TK, Bourgeons de Quercus 1°X.

Hypothermie :

Alfafa, Arnica, Avena, Betula ver. semences, Kali ph., Picric acid.

Hypothyroïdie :

Aestus, Baryta carb., Lycopode, Rate, Thuya, Thymus, Thyroïdea.

Hypotonie musculaire :

Alumina, Ambra grisea, Arnica, Calc. fl., Causticum, Cocculus, Conium, Fer, Manganum, Plumbum, Rhus tox.

Hypothrophie du nourrisson :

Abrotanum, Aestus, Baryta, Calc. carb., Natrum mur., Silicea.

Hystérie :

Asa foetida, Cocculus, Hyoscyamus, Ignatia, Moschus, Murex, Platina, Stramonium, Sumbul, Tarentula hispana, Theridion, Valeriana, Viscum album.

Ichtyose :

Aethiops merc., Arsenicum album, Aurum métal, Berberis, Cedrus, Hydrocotyle, Kali sulf., Luesinum, Melandrinum, Mezereum, Natr. sulf., Petroleum, Pix liq., Platanus, Psorinum, Thuya, Thyroïdea.

Ictères :

— *aigus :* Antimonium crud., *Berberis,* Bryone, Carduus, *Chelidonium,* China, Chionanthus, Cholesterinum, Colocynthis, *Hydrastis,* Leptandra, Myrica, *Nux vomica, Phosphorus,* Podophyllum, Raphanus, Ricinus, Rosmarinus, Taraxacum, Hépatine 4 : 3 suppos. par semaine.

— *des bébés :* China, Crotalus, Lupulus.

— *des enfants :* Chionanthus, Polypodium.
— *graves :* Arsenicum album, Aurum, Crotalus, Digitalis, Gelsemium, Lachesis, Naja, Phosphorus (triiod.), *Secale (radicelles).*

Ictus :

Arnica, Cadmium, China, Ethylicum, Gelsemium, *Glonoïn, Opium,* Phosphorus.

Ictus (séquelles) **:**

Acer, Alnus, Cocculus, Conium, Crataegus.

Idées fixes :

Anacardium, Argent nitr., Sabadilla, Staphysagria, *Thuya.*

Idiotie :

Aethusa cyn., Agaricus, Ailanthus, Baryta carb., Bufo, Carbo. sulf., Helleborus, Natrum mur, Cocculus.

Impatiences dans les jambes :

Aurum, Mephitis, Moschus, Tarentula, Zincum.

Impétigo :

Pommade pétroléum.

Antimonium crud., *Antimonium tartar.,* Arsenicum alb., *Arum,* Juglans regia, Calcarea carbonica, Cedrus, *Graphites, Mezereum,* Petroleum, *Psorinum, Rhus tox.,* Ribes, Ulmus camp.

Impuissance :

Tisane Sarriette + Phénugrec + Sauge + Romarin + Roquette.
Bains au Romarin + Sauge.

Agnus castus, Aurum, Baryta, Caladium (fumeurs), *Cannelle,* Capsicum, Cinnamomum, Cobalt, Conium, *Damiana,* Gelsenium, *Ginseng,* Kali ph., Lachesis, Lycopode, Nepenthès, Onosmodium, Orchitinum, Phosph acid, Picric acid, Phytolacca, *Selenium,* Staphysagria, Yohimbinum, Zincum.
— *Pas d'éjaculation :* Picric acid.
— *Ejaculations précoces :* Conium, ph., Selenium.
— *Pas d'érection :* Agnus castus.
— *Testicules atrophiées :* Ant'hypophyse, Iodium, Orchitinum, Sequoïa.

Frictions vertébrales avec tisane de Sarriette + Phénugrec. Saupoudrer les grillades avec Sarriette passée au moulin à poivre.
Manger Ail, Oignon, Céleri, Fenouil, Sauge, Chelidoine, Berce colchique.

Inapétence :

Acetic acid, *Alfafa, Angelica arch., Avena,* Bromum, Chamomilla,

Gentiana, Hypophyse, Ignatia, Lycopode, *Menyanthes*, Muriatic acid, Natrum mur., Nux vomica, Phosp acid, Sepia.

Incontinence d'urine :

Absinthium, Argent, Arnica, Ars alb., Belladona, *Causticum*, *Cina*, *Equisetum*, Fer, Fer ph., Gelsemium, Hypericum, Ignatia, Kali ph., Kréosote, Lathyrus, Mercure, Mg ph., Natrum mur, Opium, *Plantago*, Post-hypophyse, Psorinum, Pulsatilla, Sépia, Silicea, Staphysagria, Sulfur, Sulfur iod.

Incontinence fécale :

Aloé, Apis, *Causticum*, Muriatic acid, *Oleander*, Sulfur.

Indifférence :

Opium, Nux moschata, Sepia, Phosph. acid, Phosphorus, Natr. mur.

Indigestions :

Antimon cr., Chelidonium, *Colocynthis*, Nux vomica, Podophyllum, Sédatif PC.

Infarctus du myocarde :

Aconit fer., Arnica, Aurum, Betula, Bryone, *Cactus*, Citrus cornus, Cupressus, Kali iod., Laurocerasus, Naja, Prunus, Sédatif PC, Syringa.

Séquelles d'infarctus du myocarde :

Bourgeons de acer, Betula pubens, Crataegus ox., Sequoia, Syringa, Radicelles Zea maïs.

Infarctus pulmonaire :

Aconit nap., Antimon tartar., Arnica, Arsenic alb., Arum tr., Bryone, China, Fer ph., Ipeca, Millefollium, *Phosphorus triiod.*

Infection puerpérale :

Antibiotiques, Naja, Pyrogenium, Secale.

Influenza :

Voir grippe.

Inquiétudes :

Aconit, Arsenic alb., Aurum, *Gelsemium*, *Ignatia*, Lithium, Lycopode, Physostigma, Sédatif PC, Sepia, Sulfur.

Insectes (piqûres) **:**

Frictions avec Basilic, Eucalyptus, Thym. Anthracinum, Apis, *Calendula*, Culex, Kali iod., Lachesis, *Ledum*, Mygale, Naja. Pulex, Pyrogenium, Tarentula cub., Vipera.

Insolation :

Aconit, *Belladona*, Bryone, *Glonoïn*, Lachesis, Myristica (= préventif). Natrum carb., *Opium*, *Veratrum viride*, Usnea.

Insomnie :

Tisane de Marjolaine + Tilleul, avec dedans 50 gouttes de la formule : Passiflore, Origanum, Escholtzia, Valériane, Crataegus, Humulus ââ TM.
Ambra gr., Arnica, Avena, Bourgeons de *Tilia* tom., *Chamomilla,* Cina, Cocculus, *Coffea, Cypripedium, Gelsemium,* Jalapa, *Kali br.,* Lycopode, Melissa, Nux vomica, *Passiflora,* Post'hypophyse, Rauwolfia, Rhus tox, Sambucus, *Sédatif PC,* Semences de Betula ver., + suppos. Bulbinum 9 CH (un soir sur deux).

Insuffisance cardiaque :

Aconit, Adonis, Apocynum, Arnica, Arsenicum alb., Aurum, *Cactus, Crataegus, Digitalis, Laurocerasus, Naja, Peyotl,* Phosphorus, Phosphorus triiod., *Spongia* (Ins. valv.), Bourgeons Crataegus + Syringa.

Insuffisance hépatique :

Bourgeons, Juniperus com. et Rosmarinus, Bryone, Carduus, *Chelidonium. Hydrastis, Lycopode, Nux vomica,* Podophyllum, Radicelles de Secale céréale, Sepia, Solidago, Sulfur, Taraxacum, Bilinum 4 : 3 suppos. par semaine. Hépatine 4 : id. en alternant.

Insuffisance lactée :

Acetic acid, Agnus castus, Alfafa, Avena, Calcarea carb., Lachesis, Phosphoric acid, Ricinus, Sabal ser., Urtica urens.

Insuffisance pancréatique :

Pancréatine 4 : 3 suppos. par semaine.
Chimaphyla, China, Chionanthus, Ficus, Glycérine, Iris, Juglans regia, Morus, Pancréas, Para-thyroïde, Phosphoric acid, Phosphorus tr., Syzygium jamb., Uranium nitr.

Insuffisance rénale :

Néphrine 4 : 3 suppos. par semaine.

Insuffisance respiratoire :

Pulmine 7 : 3 suppos. par semaine.

Intertrigo :

Antimon. cr., Calendula, Croton, *Graphites,* Petroleum, Saponaria, Actinomyces luteus T.M. Pommade petroleum.

Intolérances alimentaires :

— *Ail :* Allium sativum.
— *Bière :* Aloe, Bryone, Fer, *Kali bich.,* Lachesis, *Nux vom.,* Rhus tox.
— *Boissons acides :* Antim. cr., Antim. tartar., Carbo vég., Pulsatilla, Sepia.
— *Boissons alcoolisées :* Asarum, *Capsicum,* Ethylicum, Ledum, Nux vom., *Paulinia,* Quercus sp. gl., Ranunc., Sulfuric acid, *Zinc.*

— *Boissons chaudes :* Bryone, Lachesis, Phosphorus, Pulsatilla, Stannum.
— *Boissons froides :* Ars., Calc. c., Cantharis, Cycl., Lyc., Phosphorus, Sabina, Ver alb.
— *Café :* Cantharis, Causticum, *Cham., Coffea,* Coccus, Cycl., Phelandrium., Fluor. ec., *Ignatia,* Lyc., *Nux vom.,* Sulf., Oxalic ac., Aletris.
— *Charcuterie, porc : Antim. cr.,* Carbo vég., Ipeca, Natr. mur., *Pulsat.,* Sepia.
— *Choux :* Bryone, Lycopode, *Petroleum* (crudités).
— *Epices :* Capsicum, Nux vomica.
— *Farineux, pain, pâtisseries :* Chen. gl. aph., Lycopode, Ph. Pulsatilla.
— *Féculents :* Caust., Lyc., Natr. mur.
— *Fraises :* Fragaria.
— *Fruits :* Aloe, Ant. cr., *Ars., Bryone,* Calc. ph., *China,* Coloc., Fer, *Ipeca,* Lyc., Ph. ac., Podoph., Puls., Sep., *Ver. alb.*
— *Graisses :* Ars., Carbo v., Caust., Cycl., Drosera, Fer, Ipeca, Kali mur., Mg. carb., Puls., Ricinus, Sepia, Spongia, Sulf., Taraxacum, Thuya.
— *Huîtres, crustacés, coquillages :* Aloe, Astacus, Homarus, Ostrea, Lyc., Podoph., Ars., Ver. alb., Urtica.
— *Lait :* Aeth., Ant. c., Brom., Calc. c., Carbo v., China, Lac. can., Magn. c. et m., Puls., Sepia, Sulf.
— *Légumes :* Alum., Bryone, Hydr., Lyc., Natr. carb.
— *Liqueurs :* Ars., Lach., Nux v., Op., Ran. b., Sel., Stram., Sulf. ac.
— *Nourriture riche :* Arg. n., Ars., Carbo v., Ip., Puls., Sepia.
— *Nourriture sucrée :* Ant. c., Arg. n. Cham., Graph., Ign., Lyc., Med., Merc., Sulf., Spongia, Sanguin., Spong.
— *Œufs :* Fer, Sulf.
— *Pain :* natr. mur., Hydrastis.
— *Poissons :* Urtica, Dolichos.
— *Pommes de terre :* Alum., Puls., Ver. a.
— *Porc :* Cyclamen, Ricinus, Carbo. Veg.
— *Stimulants :* Glonoïn, Naja, Nux v., Op., Sulf., Zn.
— *Thé :* Abies n., China, Fer, Fluor. ac., Selen., Stroph., Thuya.
— *Veau :* Kali nitric.
— *Viandes :* Ars., China, Lycopode, Ver. alb., Antim. cr.
— *Vin :* Ant. cr., Arn., Ars., Carbo v., Fluor. ac., Ledum, Lyc., Nux v., Ran. b., Sabad., Sel., Zn (Vin blanc)

(d'après Vannier et Woods).

Intoxications alimentaires :

Antimon. cr., Ars. alb., *Botulinum, Calendula TM,* Chelidonium, Hydrasts, *Nux vomica, Pyrogenium,* Urtica ur., et dilution homœopathique de l'aliment. (Voir « Empoisonnements », page 292).

Le Thym conserve les aliments.
La tisane de Thym évite et guérit les intoxications alimentaires.

Intoxications médicamenteuses :

Arsenicum alb., China, Hydrastis, *Nux vomica*, et dilution homœopathique du médicament.

Iritis :

Belladona, Conium, *Euphrasia*, Iris vers., Kali bich., Kali iod., Ledum, *Mercure corr.*, Natrum sulf., Nitri acid, Rhododendron, Rhus tox, *Spigelia*, Staphysagria, Sulfur, Thuya.

Irrégularités menstruelles :

Voir aménorrhée ou Hyperménorrhée.

Irritabilité nerveuse :

Camphora, Chamomilla, Coffea, Colocynthis, Hyoscyamus, Ignatia, Staphysagria.

Ischémie :

Arsenic alb., Aurum, Baryta carb., *Betula pub.*, Bourgeons de *Populus niger*, Cercis siliq., Cholestérinum, *Cupressus*, Cuprum, Hypericum, Kali iod., Ledum, Olea, Prunus, Secale, Sulfur, Syringa, Lathyrus.

Ivresse :

Absinthium, Asarum, Capsicum TM, Carbolic acid, Carboneum sulf., Crotalus, *Cuprum arsenicosum*, *Ethylicum*, Gelsemium, Hyoscyamus, Ledum, *Nux vomica*, Opium, Paulinia, Phytolacca TM, Ranunculus bulb., Spiritus qu. gl., *Stramonium*, Sulfuric acid, Zincum.

Jalousie morbide :

Lachesis (ménopause), Apis, Hyoscyamus.

Jambes lourdes :

Adonis, Aesculus, *Apis*, Apocynum, Bourgeons de Fagus sylv., et de Juniperus et de Sorbus, *Cantharis*, Convalaria, Crataegus, Crésol, Digitalis, Hamamélis, Helleborus, Olea, *Oxydendron*, Prunus spinosa, *Scilla*, Strophantus, Uva ursi.

Jaunisse :

Voir ictère. Polypodium.

Joues rouges :

Belladona. Euphorbia, Ferrum, Gelsemium, Hamamelis, Pulsatilla.

Kératite :

Apis, Argent nitr., Arnica, Aurum, Calcarea carb., Calendula, Cantharis, Cineraria, Clematis er., Colchicum, Colocynthis, Conium, *Eu-*

phrasia, Hypericum, Ipeca, *Mercurius corr., Nitri acid,* Phosphorus triiod., Pyrogenium, Rhus tox.

Kératose :

Antimon. crud., Caladium, Causticum, Cinnabaris, Luesinum, Nitri acid, Thiosinaminum, Thuya.

Kyste dentaire :

Arnica, Aurum met, Naja, Pyrogenium, Sédatif PC.

Kyste de l'ovaire :

Apis, Arnica, Arsenic alb., *Aurum mur. natr.,* Belladona, Bryone, Colocynthis, Conium, Fer ph., Lachesis, *Lycopode,* Sédatif PC.

Kyste des paupières :

Pulsatilla, Silicea, Staphysagria, Thuya.

Kystes des seins :

Voir seins : Belladona, Conium, Phytolacca.

Kystes synoviaux :

Calc., Phosph. acid, Ruta, Silicea.

Labyrinthite :

Argent nitr., Aurum, Baryta, carb., Bryone, Cocculus, *Conium, Cupressus,* Cyclamen, Glonoïn, Kali iod., Luesinum, Phosphorus triiod., Sulfur, Tabaccum, Theridion, Thuya.

Langueur :

Eau de Hongrie.

Larmoiement :

Allium cepa, Arnica, *Euphrasia,* (Larmes irritantes), Hypericum, Kali iod., Sabadilla.

Laryngites :

— *aiguës :* Apis, Arg. nitr., Arnica, Arsenic alb., *Arum,* Belladona, Bryone, *Eupatorium,* Gelsemium, Hépar sulfur, Kali bich., Mercure cyan., Phosphorus triiod., Rhus tox., Sambucus, Spongia, iodate Strontium PC, Aestus PC, Populus candicans.
— *chroniques :* Aestus PC, Arnica, *Arum tr.,* Aurum, Caladium, Causticum, Drosera, *Erysimum,* Gelsemium, Luesinum, Medorrhinum, Phytolacca, Selenium, Silicea, Stannum, *Stillingia,* Tabaccum, TK.
— *striduleuse :* Aconit nap., Apis, Belladona, Bromum, Cuprum, Hépar sulf., Ipeca, Moschus, *Sambucus, Spongia.*

Lassitude :

Acetic acid, *Arnica,* Bromum, Bryone, Cocculus, Conium, Crataegus,

Kali carb., *Muriatic acid,* Ph acid, Phytolacca, *Picric acid,* Rhus tox, Ruta, *Sarcolactic acid.*

Laxatifs :

Voir constipation. Depuratum, Rex.

Laxité ligamentaire :

Calcarea carb., *Calcarea fluor, Natrum carb.,* Natrum mur., Silicea, Causticum.

Lèpre :

Mica. et allopathie.

Leucémies :

Arsenicum alb. et iod., *Benzolum, Ceanothus,* China, Chrysis, Crotalus, Naja, Phosphorus tr., Picric acid., Radicelles de *Vitis* vin., *Radium* br., Thuya, Cadmium.

Leucomes et taies :

Arg. nitr., *Calcarea carb., Cannabis sat.,* Cineraria, Graphites, Naphtalinum, *Sérum d'anguille de riz,* Thiosinamimum, *Zincum mur.*

Leucoplasie :

Fluoric acid, Graphites, Luesinum, Nitri acid, Phytolacca, Silicea, Tabaccum.

Leucorrhée :

Injections vaginales avec 100 gouttes de Calendula TM dans 2 litres d'eau d'Evian tiède.

Aletris far., Alumina, Asperula, Ars., Borax, Calcarea carb., Cyclamen, Hélonias, *Hydrastis,* Kali bich., *Kréosote,* Lillium, Mercure corr., Psorinum, *Pulsatilla,* Sepia, Thuya.

— *Leucorrhée acide :* Kréosote, Magn. carb., Cplx 21 Cimicifuga Lehning.

— *Leucorrhée membraneuse :* Borax, Cyclamen.

Levitation (impression de) **:**

Asarum, Oenothera, Sticta, Tarentula hisp.

Lichen :

Aurum mur., Berberis, Mercure corr., Sulfur iod.

Lipômes:

Baryta carb., Calcarea carb., *Graphites,* Natr. sulf., Phytolacca, Sulfur., *Thuya.*

Lipothymie :

Ambra gr., Ammon. carb., Carbo vég., Hydrocyanic acid, Ignatia, Mentha, Moschus, Naja, Sumbul, Nux moschata.

Liséré gingival :

Bismuth, Mercure, Mezereum, Plumbum.

Lit :

(désir obstiné de rester au), Cocculus, *Manganum,* Selenium.
(aggravation au lit), *Mg. carb.* et mur.

Lithiase biliaire :

— *aiguë,* voir coliques hépatiques.
— *comme traitement de fond,* employer : Berberis, Bryone.
Calculs biliaires, *Carduus,* Chelidonium, *China, Cholestérinum,* Chrysis, Colocynthis, Curcuma, Cynara, Hydrastis, *Lycopode, Nux vomica, Ptelea,* Raphanus, Ricinus, Sepia, Solidago, + Calcul biliaire 9 : 3 suppos. par semaine + Sepiabill, Hépatine, Bilinum.

Lithiases rénales :

— *Oxalates :* Aloé, Oxalic acid, Senna.
— *Phosphates :* Ammonium ph., Calcarea ph., Chimaphila, Hydrangea, Rubia tinct., Phosph. acid.
— *Urates :* Magnesia bor., Ocimum canum, Orthosiphon, Rhus tox, Spiroea, Uric acid, Urtica ur., Thlaspi.
— *Dans tous les cas :* Benzoïc acid, Berberis, Calcarea carb., Calculs rénaux, Cantharis, Coccus cacti, *Lycopode,* Pareira br., Sepia, Sulfur, + Calcul rénal 9 : 3 suppos. par semaine.

Little (maladie de) :

Aethusa cyn., Ammonium mur., *Baryta carb., Causticum,* Cimex, *Conium, Cuprum,* Fagopyrum, *Guaïacum,* Lathyrus, Secale.

Logorrhée :

Actea, Cannabis ind., Hyoscyamus, *Lachesis,* Lachnantes, Paris qu., Stramonium.

Lordose :

Aestus, Ant'hypophyse, Baryta carb., *Calcarea carb.,* Conchiolinum, *Fluoric acid, Natrum mur., Silicea,* Sulfur iod., Symphytum.

Loucher :

Voir strabisme.

Loupes :

Voir lipomes.

Lumbago :

Aconit, *Arnica,* Berberis, *Bryone,* Colocynthis, Kali bich., Kali carb., *Natrum sulf.,* Nux vomica, Oxalic acid, Rhus tox, Sédatif PC.
— Après bain froid : Antimon crud.

— Après coït : Sabal, Staphysagria, Kali carb.
— Eté et automne : Dulcamara.
— Après fausse couche : Hélonias.
— Après traumatisme : Arnica, Hypericum, Ledum, Ruta.
— *Des hépatiques :* Ricinus composé.
— Si troubles génito-urinaires : Hommes : Sabal serr. composé. Femmes : Sepia composé.

Lumbago + crampes :

Actea rac., Causticum, Cuprum, Kalmia, Mg. ph., Nux vomica.

Lumbago + hémorroïdes :

Aesculus, Aloé, Oxalic acid.

Lumbago + orage :

Rhododendron.

Lumbago + sciatique :

Ajouter Ginseng, Gnaphalium, Kali bich., Phytolacca, Ranunculus bulb., Stillingia.

Lupus :

Arsenicum alb., Ars. iod., Arum tr., *Calcarea fluor,* Cistus can, *Drosera,* Lachesis, *Manganum,* Natrum mur., *Nitri acid,* Phosphorus tri-iod., Pulsatilla, Radium bromatum, Rhus tox, Saponaria, Sulfur iod, *TK.*

Lymphangite :

Bourgeons de Castanea vesca, Buxus, Echinacea, *Naja,* Pyrogenium, Tarentula cub., Vipera, Vitis, Belladone, Apis, Urtica, Compresses calendula TM, Boribel 27 + pommade Boribel 6.

Lymphatisme :

Aestus PC, Alfafa, Ars alb. et iod., Avena, *Calcarea carb.,* Céréales germées, *Fer. ph.,* Iridium, Kali ph., Natrum mur., Phytolacca, *Pulsatilla,* Silicea, *Sulfur. iod.*

Sauge, Romarin, Sarriette en tisanes, bains et frictions.

Vin tonique chaud ou froid avec : Cannelle + Romarin + Sauge.

Lymphocytose :

Radicelles de Vitis vinifera I°X.

Mal d'ascenseur :

ou vertige en descendant : *Borax,* Bryone, Cocculus, *Ferrum metal.*

Mal d'avion :

Aurum, Borax, *Cocculus,* Gelsemium, Ignatia.

Mal blanc :

Voir abcès, panaris.

Mal de Bright :

Voir épilepsie.

Mal de mer :

comme mal d'avion, avec en plus :
— si calmé en plein air : *Tabaccum.*
— si calmé au repos : *Cocculus,* Petroleum, Sanicula.
— si augmenté en bougeant : Bryone.
— si augmenté en fermant les yeux : Lachesis, Mg ph., Théridion (bruit).
— si vomissements : *Ipeca.*
— dans tous les cas : Sédatif PC.

Mal des montagnes :

Arnica, Arsenic alb., Aurum, Coca, Ignatia, Sédatif PC.

Mal perforant plantaire :

Fluoric acid, Kali iod., Mezereum, Mica, Nitri acid, Phosphorus triiod., Silicea.

Mal de Pott :

Aestus, Arum tr., *Calcarea carb.,* Calcarea fl., Calcarea ph., Corail rub., *Drosera,* Hekla lava, *Manganum,* Mezereum, *Natrum mur.,* Onosmodium, Parathyroïde, Phosph. triiod., Phytolacca, *Pulsatilla, Silicea, Sulfur. iod.,* Symphytum, *TK.*

Mal de Tête :

Voir céphalées.

Mal des voitures :

Argent, Berberis, *Cocculus,* Ipeca, Naja, Nux vomica, *Petroleum,* Sanicula, *Tabaccum,* Thuya, Lac defloratum.

Maladies imaginaires :

Ambra gr., Croccus, Ignatia, Nux moschata, *Sabadilla,* Sédatif PC, *Thuya,* Origanum TM.

Maladie de Basedow :

Voir goitre exophtalmique.

Maladie de Bouillaud :

Voir Rhumatisme articulaire aigu.

Maladie bronzée d'Addison :

Adrenalium, *Aestus PC, Arsenicum alb.,* Calcarea iod., Calcarea ph., Cortico-surrénale, Hydrastis, Luesinum, Natrum mur., Picric acid., *Phosphorus,* Radium br., Sarsaparilla, Thuya, *TK.,* Vanadium.

Maladie de Buerger :

Bourgeons de Cercis siliq., de Populus niger, et de Prunus amygd., Actea racemosa, Arsenic alb., Aurum met, Baryta carb., Carbo vég., *Cupressus, Cuprum,* Ignatia, Kali iod., *Plumbum iod., Secale.*

Maladies éruptives :

(formes malignes des), *Ailanthus,* Ammonium carb., Gelsemium.

Maladies éruptives dont l'éruption sort mal :

Ammon carb., *Gelsemium,* Sulfur, Bryone.

Maladie d'Osler :

Voir endocardite.

Maladie cutanée de Paget :

Arsenicum alb., Aurum met. et mur. *Bryone,* Cinnabaris, *Conium,* Hydrastis, Luesinum, Mezereum, Natrum sulf., Phosp. triiod., *Phytolacca,* Psorinum, Radium br., *Thuya.*

Maladie osseuse de Paget :

Aestus PC., Asa foetida, *Aurum,* Calcarea carb., Calcarea fl., Corail rub., *Fluoric acid, Hekla lava,* Hydrofluosilicicum acid., *Luesinum, Manganum,* Mercure corr., Parathyroïdinum, *Phytolacca,* Sarsaparilla, Silicea.

Maladie de Parkinson :

Agaricus, Aurum, *Conium,* Cresol, Cuprum, *Gelsemium,* Helleborus, Heloderma, Hyoscyamus, Magn. ph., *Manganum acetic,* Mercure, Phosphorus, *Physostigma,* Plumbum, Tabaccum, Tarentula hispana, Zinc.

Maladie de Raynaud :

à peu près semblable à la maladie de Buerger, (sauf gemmothérapie) : Actea racemosa, Aurum, Baryta carb., Cupressus, Cuprum, Kali iod., Secale, Sulfur.

Maladresse :

Apis, Bovista, Bufo, Conium, Plumbum, Secale.

Malaria :

Voir paludisme.

Mammites :

— *Aiguë : Belladona,* Bryone, *Conium, Phytolacca,* Pyrogenium.
— *Chronique :* ajouter aux précédents : Astérias rub., Cistus, *Folliculinum 9,* Lapis, Rhus tox, Scrofularia.

Manies :

Cannabis ind., Cantharis, Carb. sulf., Crocus ind., Hyoscyamus, Paris qu., *Stramonium*, Veratr. alb., Platina.

Mastites :

Alnus.

Mastoïdites :

Arsenic alb., Aurum, Belladona, Capsicum, Chamomilla, *Eupatorium*, Fer ph., Hydrastis, Naja, Nitri acid, Phosphorus, *Pyrogenium*, Silicea. Et pénicilline IM surtout.

Masturbation :

Bufo, Moschus, Murex, *Origanum, Platina*, Sumbul, Staphysagria, Tarentula hisp.

Maux de tête :

Voir céphalées.

Méchanceté :

avec pâleur : *Veratrum album.*
avec rougeur : *Stramonium*, Aurum.

Mélancolie :

Ambra gr., Aurum, Conium et Origanum (génitale), Cyclamen, *Ignatia*, Kali br., Lillium, tig., (mystique), Melilotus, *Natrum carb., Nepenthès, Pulsatilla*, Sepia, Lycopode (Doute de soi).

Méléna :

China, Crotalus, Elaps cor., Hamamelis, *Phosphorus*, Sulfuric acid.

Melitococcie ou fièvre ondulante de Malte :

Antimon. crud., Arsenic alb., Belladona, Bryone, Colchicum, Eupatorium, Naja, Nux Vomica, Pylogonum en infusions, *Pyrogenium.*

Mémoire (diminution ou perte de) :

Agaricus, *Anacardium*, Artemisia, *Baryta carb.*, Calcarea ph., Cerebrinum, Cocculus, Hg., Kali ph., Lycopode, Natrum ph., Nux mosch., Phosph. acid, Zinc, Semences de Betula Ver., Rhododendron.
Chez les fumeurs : *Caladium*, Tabaccum.

Menières (vertige de) :

Voir labyrinthites.

Méningites :

Apis, *Arsenicum*, Arum tr., Belladona,*Bryone*, Cicuta virosa, China, Conium, Cuprum, Eupatorium, Fer ph., Gelsemium, Helleborus, Influenzinum, Naja, Opium, *Phosphorus, Pyrogenium*, TK. Et surtout antibiotiques.

Méningorragie :

Arnica, China, Crotalus, Elaps cor., Erygeron, Lachesis, Millefollium, Phosphorus, Sulfuric acid, Trillium.

Ménopause :

Actea, Ambra gr., Avena, Glonoïn, *Ignatia, Lachesis, Lillium tig.*, Moschus, Orchitinum, Ovarinum, Pulsatilla, *Sanguinaria*, Sédatif PC, Sumbul, *Thuya,* Viscum alb. I°X bourgeons, Rubus I°X bourgeons. Tisane : Sauge + Marjolaine + Romarin.

Ménorragies :

Ant'hypophyse 9, Canelle, China, *Crotalus, Drymis,* Elaps cor., *Folliculinum 9,* Fraxinus, Hamamelis, Mamelline, Placenta, Platina, Sabina, Thlaspi b p, Ustillago, Vipera.

Mer :

(mieux à la) : Br., Med.
(plus mal à la) : Ars., Coca., Kali iod., Lues., Mg. mur., Natrum sulf. et mur.

Mercure :

(abus du traitement par le) : Aurum, Hg., Kali iod., Mezereum, Nitri acid.

Métastases :

Métastases : Abrotanum.

Métrite :

Injections vaginales avec tisane de Sauge + Thym.
Actea, Aletris, Alumina, *Colibacillinum,* Hélonias, *Hydrastis,* Kali bich, *Kréosote,* Lillium tig., *Medorrhinum, Mercure corr.*, Pulsatilla, *Pyrogenium,* Sarsaparilla, Sepia, Thuya.

Métrorragies :

2 à 3 IM par semaine : Manganèse 4 CH.
Aletris, Belladona, Chamomilla, *Crotalus, Drymis,* Elaps cor., Erigeron, *Folliculinum 9,* Hélonias, Ipeca, Lachesis, Millefollium, *Sabina,* Secale, Thuya, *Trillium,* Vipera.

Mictions :

— douleurs *avant la* miction : *Borax,* (l'enfant a des convulsions si tarde à uriner), *Cantharis,* Cannabis sat., Staphysagria, Lycopode, Petroselinum, *Sarsapilla* (l'enfant crie avant d'uriner).
— douleurs *pendant* la miction : Apis, arg. nitr., *Berberis,* Cannabis sat., *Cantharis,* Capsicum, Causticum (incontinence), Clematis er. (rétrécissements), *Mercure corrosif,* Nitri acid, Sarsaparilla, Terebentina (ténesme, albuminurie, hématurie), Uva ursi.

— douleurs *après* la miction : *Berberis, Cannabis sat.*, Cantharis, Clematis ér., Equisetum, Kali bich., Lillium, Lycopode, Pareira (calculs), Sarsaparilla, Terebentina, Thuya.

— douleurs *entre* les mictions : Benzoïc acid, Cannabis sat., Capsicum, Lillium, *Staphysagria.*

— *besoin impérieux* d'uriner : Apis, Arnica, Cantharis, *Causticum, Conium*, Equisetum (incontinence enfants et vieillards), Kréosote, Pareira, *Petroselinum*, Phosph. acid., Pulsatilla, Sarsaparilla, Sepia, Sulfur.

Migraines :

Voir céphalées.

Migraines ophtalmiques :

Arnica, Chionanthus, Equisetum, Gelsemium, Iris vers., Natrum mur., Paulinia, Picric acid, Sanguinaria, Spigelia, Bourgeons *Rosa canina* et *Ribes nigrum* et *Tilia.*

Moignons douloureux :

Allium cepa, Hypericum, Phosphorus, Sédatif PC, Symphytum.

Mollesse :

Nux moschata, Kali carb.

Mongolisme :

Aethusa cynap., Agaricus, Ailanthus, *Baryta carb.*, Bufo, Gelsemium, Helleborus, Kali ph., Luesinum, Medorrhinum, Natrum mur., ph. acid., Thymusinum 4 : 3 suppos. par semaine.

Monocucléose infectieuse :

Aestus PC, Baryta carb., Calcarea carb., Cistus can., Drosera, Euphorbia, Natrum mur., Pulsatilla, Scrofularia, Silicea, Sulfur iod., Vitis (radicelles).

Morphine (intoxication par la) **:**

Avena, Berberis, Curare, Morphinum, Nux vomica.

Morsures de chiens :

Arnica, Arsenic alb., Calendula, China, Hydrophobinum, Hypericum, Ledum, Pyrogenium.

Morsures de Serpents :

Crotalus, Vipera et le sérum spécifique. Boire le plus vite possible la formule du Dr. Chavanon : Cedron TM 10 gr. + Guaco TM 3 gr. + Calendula TM 10 gr., Sambucus ebulus, en frictions et en décoction à boire + Apis 4 : 2 gr. toutes les 10' en alternant avec Vipera 4.

Mouches volantes :

Ammonium carb., Ammonium mur., Apocynum, Cantharis, Causticum, Chimaphyla, Chionanthus, Cyclamen, Lachesis, Lycopode, Natrum mur., Oenanthe cr., Opium, Phosph. triiod., Physostigma, Sarsaparilla TM, Selenium, Senna, Taraxacum.

Moustiques :

Le Géranium et la Girofle + Thym éloignent les moustiques (voir *insectes* et *piqûres).*

Mouvements automatiques de la tête qui roule de côté et d'autre, particulièrement chez les enfants en s'endormant :
Bell, Hell, Lycopode, Stramonium, Tarentula hisp., Ver. vir., Zinc.

Muguet :

Apis, *Borax, Canelle,* Calendula, Capsicum, Cinnamonum, Hydrastis, Kali bich., Kali chloratum, *Mercure cyan.,* Phytolacca, Rhus tox, *Sulfuric acid.*

Myalgies :

Arnica, Bryone, Causticum, Cocculus, Conium, Ledum, Plumbum, Rhus tox, Sédatif PC.

Mycoses :

Arsenic alb., Baryta carb., Kali bich., Kali iod., Mercurius cyan., Saponaria, Silicea.

Mydriase :

Arg. nitr., Atropin. sulf. 9 CH, Belladona 9 CH, *Calc. carb.,* China, Duboisia, Gelsemium, Glonoïn, HG, *Hyosc.,* Ledum, Mn, P, Ranunculus bulb., Secale, Stram.

Myélites :

Agaricus, *Alumina, Arnica,* Ars. alb., Belladona, Causticum, Cicuta vir., *Cocculus, Conium,* Cuprum ars., Gelsemium, Lathyrus, Natrum sulf. Nux Vomica, Oxalic acid, *Picric acid,* Phosphorus, *Plumbum, Secale, Sédatif PC, Zincum.*

Myocardites :

Myocarde 7 : 3 suppos. par semaine.
- *aiguës :* Aconit ferox., Ars. alb. et iod., *Aurum,* Cactus, Digitalis, Kali carb., Kalmia, *Naja, Spigelia,* Strophantus.
- *chroniques : Arsenicum alb. et iod.,* Aurum mur., *Baryta carb., Cactus,* Crataegus, *Naja, Spigelia.*

Myoclonie :

Agaricus, *Ars. alb.,* Avena, *Cuprum,* Hyoscyamus, Ignatia, *Magnesia ph., Menyanthes,* Mygale, *Nux vomica,* Tarentula, *Zincum.*

Myopie :

Aurum, *Calcarea carb., Conium, Gelsemium,* Iris, Kali ph., *Ledum,*

Lillium, Mg. carb., *Natrum mur.*, Natrum sulf., Petroleum, Physostigma, Ruta, Senega.

Myosis :

Baptisia, Belladona TM, Bryone, *Eserinum, Opium*, Pilocarpinum, Physostigma. Plumbum, Tabac, Thuya.

Myxœdème :

Aestus PC, *Baryta carb.*, Lycopode, Rate, Thuya, Thymus, Thyroïdea.

Naevi :

Voir : *Angiome.*
Bellis per., Calcarea fl., Condurango, *Fluoric acid.*, Lycopode, *Thuya.*

Nausées :

Cadmium, *Cocculus, Ipeca*, Nux vomica, Sanguinaria, Symphoricarpus, *Tabaccum*, Veratrum album.
— *augmentées en mangeant :* Bryone, Cocculus, Nux vomica.
— *calmées en mangeant :* Anacardium, Antim. cr., *Petroleum.*
— *en se lavant les dents :* Coccus, Sépia.
— *à l'odeur des aliments :* Arsenicum, Colchicum.
— *au réveil : Bryone*, Carbolic acid., *Cocculus*, Lobelia, Sépia.
— *en se mettant à table :* Merc. Protoiod.
— *en bougeant : Bryone* et Cocculus.
— *auto, avion, bateau :* Cocculine (mal des transports).
— *de la grossesse :* Symphoricarpus.

Nécroses :

Fluoric acid, Luesinum, Silicea.

Neige :

(rhumatisme par temps de) : Formic acid.

Néphrites :

— *aiguës : Apis*, Berberis, *Cannabis sat.*, Cantharis, Formica rufa, Juniperus, *Mercurius corr.*, Phosphorus triiod., *Sérum d'anguille*, Terebentina.
— *chroniques :* Apis, Apocynum, Arsenicum album, Belladona, *Berberis, Cantharis*, Capsicum, Chimaphila, Chionanthus, Clematis er., Coccus cacti, *Mercure corr.*, Phosphorus, Plumbum, Sarsaparilla, Sérum d'anguille, Thlaspi b p, Viscum alb.

Néphrose lipoïdique :

Arsenic alb., Berberis, Lycopode, Mercure corr., Pareira brava, Phosphorus, Sérum d'anguille, Uva ursi.

Nervosisme :

Valériana et Sulfur associés (Farrington).
Aconit, Arsenicum album et iod., *Avena sativa*; *Chamomilla*, Coffea,

Colocynthis, *Ignatia, Kali br.,* Magnesia ph., Moschus, Nux vomica, Rhus tox, *Sédatif PC,* Stramonium, Sumbul, Tarentula hisp, Zinc.

Neurasthénie :

Sauge + Marjolaine + Sarriette en tisanes, bains ou frictions. Ambra gr., Anacardium, *Arnica,* Arsenicum alb. et iod., *Aurum,* Cocculus, Conium, Helleborus, *Ignatia, Kali ph., Kali br., Kali iod.,* Lycopode, Mezereum, Nepenthès, Nux vomica, *Ph acid,* Phosphorus, Picric acid, *Pulsatilla,* Rhus tox, *Sépia,* Silicea, Zinc, Carduus.

Névralgies :

Aconit, Arnica, Arsenicum alb., Belladona, Bryone, Colocynthis, Ignatia, Rhododendron (orages), Rhus tox., *Sédatif PC.*

Névralgies ambulatoires :

Kali bich, Ledum, Pulsatilla.

Névralgies auriculaires :

Capsicum, *Chamomilla,* Fer ph., Sédatif PC, Verbascum, Au.

Névralgies brûlantes :

— améliorées par la chaleur : Arsenicum alb., Bryone.
— améliorées par le froid : Secale, Apis.

Névralgies dentaires :

ajouter :
— *si aggravation par le chaud :* Bryone, Chamomilla, Coffea, Fer, Pulsatilla.
— *si aggravation par le froid :* Antim. cr., Arsenic., Plantago, Rhus tox., Staphysagria (à dr. : Mg ph ; à g. : Mg carb.).

Névralgies en éclair :

Kalmia, Phytolacca, Sulfur. Dans tous les cas, une dose d'Aconit 9 CH de suite.

Névralgies faciales :

— *bilatérales :* Actea rac., Iris, Manganum, Thuya.
— *droites :* Aranea, Arsenicum, *Kalmia,* Lycopode, Mg. ph., Sanguinaria. Verbascum.
— *gauches :* Bromum, Mezereum, Mg. carb., Naja, Paris qu., Saponaria, *Spigelia,* Sulfur, Theridion.
— *malaires :* Paris qu.
— *occipitales :* Menyanthes.
— *oculaires :* Belladona, Kalmia, Ledum, Mg. ph., Mezereum, Paris qu., Spigelia.
— *parotidiennes :* Clematis er., Merc. sol., Plantago.
— *trijumeau :* Aranea.
— *zygomatiques :* Verbascum.

Névralgies à heure fixe :

Cedron.

Névralgies intercostales :

Aconit, Asclepias tub., *Bryone,* Conium, Ledum, Mg carb., Mg ph., Natrum sulf., Oxalic acid., Phytolacca, *Ranunculus bulb.,* Rhododendron, Rhus tox., Sépia, Theridion.

Névralgies sciatiques :

Arnica, *Bryone, Colocynthis,* Conium, Ledum, Ph., Cu., *Rhus tox.,* Sédatif PC.
— droites : Mg. ph., Phytolacca.
— gauches : Kali bich., Stillingia.

Névrites :

Arg. nitr., Arnica, Ars. alb., Chamomilla, Ethylicum, Hypericum, Kali iod., Kalmia, Mg. ph., Nux vomica, ph., *Phosphorus,* Ranunculus bulb., Sécale, *Sédatif PC,* Tabaccum.

Névrites optiques :

ajouter aux précédents : Agaricus, Asa foetida, Belladona, China, Calc. carb., Ledum, Lillium, Spigelia.

Névroses :

Ailanthus, Baryta carb., Cannabis indica, Cantharis, Ficus, Gelsemium, Helleborus, Hyoscyamus, *Ignatia,* Lillium, *Moschus,* Murex, Origanum, Platina, Rana bufo, Staphysagria, Stramonium, *Sumbul.*

Nez bouché :

Fer. ph., Héroïnum, Hydrastis, Kali mur., Teucrium.

Nyctalopie :

Argent nitr., Calc. carb., Causticum, Cannabis sat., Cineraria, Ethylicum, Ferrum, Graphites, Ledum, Naphtalinum, Nux vomica, Phosphorus triiod., Tabaccum, Thiosinaminum, Zinc mur.

Nymphomanie :

Cantharis, Lillium, Moschus, Murex, *Nuphar, Origanum,* Platina, Salix, Stramonium, Sumbul, Tarentula hisp., Ver. alb.

Nystagmus :

Agaricus, Cuprum, Gelsemium, *Hyoscyamus,* Mg. ph., Physostigma, Plumbum, Pulsatilla, Stramonium, Tabaccum.

Obésité :

Ant'hypophyse, Antimonium cr., *Fucus TM, Graphites,* Natrum sulfur., *Nux vomica,* Orchitinum, Ovarinum, *Phytolacca TM.,* Sulfur, Thuya, + Hypothalamus 9 : 3 suppos. par sem.

Obsessions :

Anacardium, Argent nitr., Bufo, Moschus, Murex, Origanum, Platina, Staphysagria, Sumbul, Thuya, Stramonium.

Occlusion intestinale :

Alumina, Colocynthis, *Nux vomica, Opium, Plumbum 9.*

Odeur sure :

Calc. carb., Hépar sulfur., Magn. carb. et mur., Rheum.

Odorat (perte de l') **:**

Kali bich., Kali iod., Lemma, Mag. mur., Natr. carb.

Odorat perverti et faussé :

Graphites et Sanguinaria.

Œdèmes :

Acetic acid., *Adonis,* Allium cepa, *Apis,* Apocynum, Ars. alb., Cantharis, Convallaria, *Crataegus, Digitalis, Fagus, Helleborus,* Juniperus, Oxydendron, Prunus, *Scilla,* Strophantus, Uva ursi, Rosmarinus, Sambucus, Urtica, Serum equi.

Œdèmes cardiaques :

Adonis, *Apocynum,* Crataegus, *Digitalis,* Leonorus, Syringa.

Œdèmes de la glotte, Œdème de Quincke :

Apis, Ars. alb., Histamin, *Kali iod., Serum equi, Urtica urens.*
Manganèse 4 CH : 2 à 3 IM par semaine.

Œdème aigu du poumon :

Ammonium carb., *Antimon tartar.,* Ars. alb., Bryone, Carbo vég., *Digitalis TM,* Gelsemium, Hydrocyanic acid., Kali iod., *Peyotl TM,* Phosphorus et Phosphorus triiod. + saignée d'urgence.

Œil au beurre noir :

Ledum.

Œsophage (spasme de l') **:**

Alumina, *Arnica,* Ars. alb., Baptisia, Belladona, *Cajaputum,* Capsicum, Cantharis, Cicuta vir., Colocynthis, Condurango, *Cuprum acetic,* Dioscorea, Hydrocyanic acid, Ignatia, Laurocerasus, Nitri acid, Plumbum, Stramonium, Thiosinaminum, Veratrum vir., Kali carb.

Œsophage (atonie de l') **:**

Causticum.

Œsophage (varices de l') :

Aesculus, Asarum, Bellis per., Ethylicum, *Hamamelis,* Sulfuric acid., *Vipera.*

Œsophage (corps étranger de l') :

Arnica, Sédatif PC

Oligorrhée :

Voir aménorrhée.

Oligorrhée douloureuse :

Gossypium.

Oligurie :

Voir œdèmes et anurie.
Piloselle + Scilla en TM : 30 gouttes 3 fois par jour. Tisane de Genêt.

Omoplate (point douloureux) :

— *droite :* Chelidonium, Mg. ph., Podophylum, Ranunculus bulb., Sanguinaria.
— *gauche :* Cactus, Chenopodii aphis glauci, Leptandra, Myrica, *Oxalic acid,* Spigelia, Sulfur, Myrtus.

Onanisme :

Voir excitation sexuelle.

Ongles :

— *Incarnés :* comme abcès + Myristica sebifera.
— *Déformés : Fluoric acid, Teucrium, Ustillago,* Silicea, Thuya, *Antimon. cr.,* Anantherum, Luesinum, Psorinum, Tuberculinum.
— *Cassants :* Fluoric acid.
— *durs :* Antimon. crud.
— *douloureux :* Allium cepa, Hypericum.
— *onychophagie :* Ammonium br., *Baryta carb.*
— *tourniole :* Ars. alb., Hépar sulfur, Myristica, Naphtalinum, *Pyrogenium.*

Opacités :

— *de la cornée :*
en menace : voir kératites ;
installées : voir leucomes et taies.
— *du cristallin :* voir cataracte.

Opérations chirurgicales :

— *préparation : Arnica,* Bothrops, *China,* Hypericum, Phosphorus (triiod.), Strontium carb., Pyrogenium, *Sédatif PC,* Staphysagria. *Si appréhension :* Aconit, Gelsemium, Ignatia.

— *suites immédiates :* Calcarea fluor, Colocynthis, Hypericum, Ipeca, Iris minor, et les précédents.
— *suites tardives :* adhérences : *Iris minor,* Silicea, Thiosinaminum.

Ophtalmies :

Voir conjonctivites et kératites.

Orage (signes pathologiques augmentés par l') **:**

Natrum carb., Natrum ph., Phosph. tr., *Rhododendron.*

Orchites et Orchi-épididymites :

Aurum, Belladona, *Clematis erecta,* Fer ph., Hamamelis, *Medorrhinum,* Mercure corr., *Pulsatilla, Pyrogenium,* Rhododendron, Staphysagria.

Oreillons :

Arsenic alb., *Belladona,* Conium, *Fer ph.,* Gelsemium, *Jaborandi, Mercure cyan.* et sol., Phytolacca, Pulsatilla, *Pyrogenium,* Thuya, *Hamamelis si menace d'orchite.*
Si menace de méningite : Gelsemium, Jaborandi.

Orgelets :

Apis, Arsenic alb., Hépar sulfur, Kali iod, Phosphorus, *Pulsatilla,* Pyrogenium, *Staphysagria.*

Ostéites :

Calcarea carb., Fluor et Ph., Cor. rub., *Fluoric acid.,* Hekla lava, Mezereum, Naja, Nitri acid., *Pyrogenium,* Silicea, *Symphytum.*
— *syphilitiques :* Argent nitr., Asa foetida, *Aurum met.* et iod., Fluoric acid., Kali iod., *Luesinum,* Mercure corr., *Mezereum,* Nitri acid., *Phytolacca,* Sarsaparilla, Sassafras, Staphysagria.
— *tuberculeuses : Aestus,* Ars. iod., Arum tr., *Calcarea carb.,* Fluor et Phosph., *Drosera,* Natrum mur., Phosphor. triiod., *Pulsatilla,* Rhus tox., Silicea, *Sulfur iod., Tuberculinum.*

Ostéoporose :

Bourgeons d'*Abies pect., Corylus,* Quercus, Rubus, Sequoia, Vaccimum aa I°X + Equisetum TM, Calcarea carb., Fluor et Phosph., Fluoric acid., Hekla lava, Phosphorus triiod., Selenium, Silicea, Corail, rub., Cortico-surrénale et parathyroïdinum.

Otalgie :

Aconit, Arnica, *Aurum, Chamomilla,* Kalmia, Magn. ph., Manganum, Plantago, *Sédatif PC,* Verbascum.

Otites :

externes : voir furoncle.
moyennes et internes
— *aiguës :* Antibiothérapie, Arsenic. alb., *Aurum met.,* Belladona,

Capsicum, Chamomilla, *Eupatorium*, Fer. ph., Naja, *Oscillococcinum, Pyrogenium.*

— *chroniques ajouter :* Calendula, Ecchinacea, Elaps cor., *Fluoric acid.*, Hg., *Kali sulf.*, *Nitri acid.*, *Psorinum*, Phytolacca, *Silicea*, Sulfur iod., Tellerium, *Thuya.*

— *Otite rhumatismale :* Lobelia cardinalis.

Ovarites :

Bryone, *Colibacillinum*, Collinsonia, Colocynthis, *Medorrhinum*, Mercurius corrosivus, Mg. ph., Naja, Palladium, Platina, *Pyrogenium*, Sédatif PC, Sepia, Thuya, Ustillago, Zinc.

Ovulation :

(hémorragie à l') Ambra gr., Bovista.

Oxalurie :

Voir lithiase rénale, insister sur : Aloé, Lycopode, Oxalic acid, Senna, Sulfur.

Oxyures :

Allium cepa, Artemisia absinthium, China, Hydrastis, Sabadilla, Spigelia, Teucrium.

Ozène :

Alumina, Asa foetida, Aurum, Baptisia, Elaps cor., Graphites, Hépar sulfur., Hydrastis, Hydrocotyle, Iodoforme, Kali bich. et iod., Luesinum, Medorrhinum, Merc. corr., Phytolacca, Psorinum, Pulex, Silicea, Thuya, Cadmium.

Pâleur :

Bourgeons de Tamaris, Ferrum, et voir anémie, rachitisme et lymphatisme.

Palpitations :

Aconit, Alumina, Argent nitr., Cactus, Convallaria, Crataegus, Digitalis, Gelsemium, Ignatia, Iodum, Kali ph., Lillium tigr., *Lycopus*, Melissa, Mg. mur., Nux vomica, *Spigelia*, Thyroïdea, Veratrum vir., Viscum alb., Sticta.

Paludisme :

Aconit, Arsenic alb., Ceanothus, Cedron, *China*, Chininum sulf., Cynara, Eupatorium, Gelsemium, *Helianthus*, Ipeca, Lachnantes, Natrum mur., Nux vomica, *Plumbum*, Solidago, Tisane antipaludique LHF et Orthosiphon.

Panaris :

Voir abcès et insister sur *Myristica*, Arsenic alb., Hépar sulfur, Naja, Tarentula cub.

Pancréatites :

Arsenic alb., Belladona, *China*, Chionathus, Iodum, *Iris vers.*, Mercure sol., *Phosphorus triiod.*, *Podophyllum*, Uranium et organothérapie, foie, pancréas, rate.

Papillomes :

Calc. fl., Cinnabaris, Fluoric acid, Kréosote, Nitri acid., Thuya, Vitis vin.

Paralysie agitante :

Voir maladie de Parkinson.

Paralysie ascendante :

Alumina, Argent. nitr., *Conium*, Gelsemium, Hydrocyanic acid., Kali ph., *Ledum*, Manganum acetic, Plumbum, Vipera.

Paralysie digestive :

(constipation par atonie) Alumina, Ammon. mur., Causticum, Nux vomica, Opium.

Paralysie diphtérique :

Voir diphtérie, et insister sur Diphterotoxinum, Arg. nitr., Causticum, Gelsemium.

Paralysie faciale :

Aconit, Cadmium, Causticum, Dulcamara, Rhus tox, Senega, Thuya.

Paralysie générale :

Baryta carb., Causticum, Cocculus, Conium, Gelsemium, *Luesinum*, Plumbum.

Paralysie infantile :

Voir poliomyélite.

Paralysie de l'iris :

(réflexe lumineux aboli) : Belladone, Curare, Glonoïn, Oxytr., Pb., Secale, Spigelia, Sulfonal.

Paralysie des membres inférieurs ou paraplégie :

— *flasque :* Ars. alb., Conium, *Curare*, Kali ph., *Oxytr.*, Picric ac., Rhus tox., Secale, *Sulfonal*, Plumbum, Zinc, Cocculus.
— *infantile :* ajouter Cercis, Cicuta vir., Populus nigra.
— *spasmodique :* Agaricus, Arg. nitr. Cu., Lachesis, *Lathyrus*, *Nux vomica*, Physostigma, Vipera, Manganum acetic.

Paralysie des membres supérieurs :

Causticum, Conium, Kali ph., Kalmia, Mg. ph., *Plumbum*, Rhus tox., et vitamine E.

Paralysie des muscles extenseurs :

Plumbum.

Paralysie des muscles fléchisseurs :

Causticum, Mica.

Paralysie oculaire :

Agaricus, Aurum, *Causticum*, Cicuta vir., China, Conium, Cuprum, Gelsemium, Hyoscyamus, Iris, Lillium tigr., *Physostigma*, Spigelia.

Paralysie des organes de la parole :

Argent nitr., Baryta, Causticum, *Conium*, Gelsemium, Hyoscyamus, Lachesis, Paris qu., Pb., Stramonium.

Paralysie des organes de la respiration :

Causticum, Conium, Curare, Gelsemium, Grindelia, Lachesis, Senega.

Paralysie (séquelles de) :

Acer campestris, Alnus, Cocculus, Conium, Causticum, Plumbum. Romarin + Thym (eau de la Reine de Hongrie) en tisanes, frictions, bains, cataplasmes, et dans les aliments.

Parasites intestinaux :

Voir à Helminthiase.

Paratyphoïde :

Voir Fièvre typhoïde.

Paresse scolaire :

Baryta carb., Caladium, Gelsemium, Natrum mur., Phosph. acid., Semences de Betula verucosa 1°X.

Parkinson :

Voir à Maladie de Parkinson.

Parotidite :

Ars. alb., Belladona, *Jaborandi*, *Merc. cyan.*, *Pulsatilla*, *Pyrogenium*.

Paupières (maladies des) :

Voir Blépharites, Orgelets.

Peau :

— *Fendillée :* Nitri acid., Staphysagria, Thuya.
— *Grasse :* Natr. mur., Thuya, Ulmus.
— *Humide :* Voir transpiration (salvia).
— *Sèche :* Alumina.
— *Violette :* Pulsatilla, Cyclamen.

Pelade : (Voir " Alopécie ")

Aurum, Fluoric acid, Lachesis, Magnesia carb. et mur., *Ph. acid,* Selenium, Urtica ur., Ustillago, *Thallium acetic,* Vitamine A.

Pellicules :

Ars. alb., Aurum, Bryone, Graphites, Natrum mur., Petroleum, Raphanus, Saponaria, Selenium, Sulfur, *Thallium acetic,* et voir Ichtyose.

Pelvi-péritonites :

Ars. alb.. Belladona, Bismuthum, Bryone, *Colocynthis, Eupatorium,* Fer. ph., Kali carb., Podophyllum, Putrescinum, *Pyrogenium,* Secale.

Pemphigus :

Aconit, Ammon. carb., Antimon. tartar., Arsenic. alb., Belladona, Bryone, Bufo, Crotalus, Croton, Gelsemium, Lachesis, Pyrogenium, *Rhus tox,* Thuya, *Vaccinotoxinum* (ou variolinum), Veratrum viride.

Péricardites :

Aconit, Antimon. tartar., Apis, *Arsenic. alb., Bryone,* Cantharis, Colchicum, *Digitalis, Naja,* Pyrogenium, Sédatif PC, Spigelia, Spongia, Sulfur, Ver. Vir.

Periodontite :

Ammonium carb.

Périostites :

— *Aiguës :* Asa foetida, *Aurum,* Cor. rub., *Fluoric acid,* Hekla lava, Mezereum, Naja, Phosphorus triiod., *Pyrogenium,* Ruta, Silicea, *Symphytum.*
— *Chroniques :* Calc. fl., carb. et ph., *Fluoric acid.,* Kali bich. et iod., Mercurius sol., Mezereum, *Nitri acid,* Phosphorus, *Phytolacca, Pyrogenium,* Ruta, Symphytum.
— *Syphilitiques :* Arg. nitr., Asa foetida, *Aurum* métal, iod. et mur., Fluoric ac., Guaïacum, Kali bich., Kali iod., *Luesinum,* Mezereum, *Merc. cor.,* Nitri acid., Phytolacca, Sarsaparilla, Sassafras, Stillingia.
— *Tuberculeuses :* Voir mal de Pott.

Péritonites :

Aiguës et chroniques : voir appendicites.

Péritonites tuberculeuses :

Abrotanum, Arsenic iod., Arum tr., Calcarea carb., Crataegus, Drosera, *Pulsatilla,* Rhus tox, *Sulfur iod., Tuberculinum.*

Pertes blanches :

Voir leucorrhées.

Pertes du goût et de l'odorat :

Euphorbia, Kali iod., *Lemna,* Mg. mur., Natr. carb.

Pertes séminales :

Caladium, China, Gelsemium, Ovarinum, Picrid acid., Phosph. acid., Staphysagria.

Peste :

Vinaigre des 4 voleurs : en frictions (Thym + Lavande + Romarin + Sauge), et par la bouche.
Sérothérapie + Antibiotiques, Anthracinum, Ars. alb., Aurum, Bryone, Bufo, Gelsemium, Hépar. sulf., Merc. corr., Naja, Phosphorus, Pyrogenium, Tarentula cub., Tisane de Thym.

Peurs :

Voir phobies.

Phimosis :

Antimon. crud., Causticum, Guaïacum, Merc. corr., *Nitri acid,* Pommade calmante, Rhus tox, Sédatif PC, Bains chauds.

Phlébites :

Aesculus, Apis, *Bothrops,* Buxus, Calc. fl., *Citrus,* Cornus, Hamamelis, Lachesis, Mercure, *Naja,* Pulsatilla, Prunus, *Pyrogenium,* Sorbus, Tamaris, *Vipera.* Et anticoagulants classiques (Héparine, Tromexane, Pindione).

Phlegmons :

Voir abcès.

Phlegmon de l'amygdale :

idem + Ars. alb., Calendula, Echinacea, Hépar sulfur., *Myristica,* Pyrogenium, Phytolacca, *Inciser.*

Phlegmon du plancher de la bouche :

Antibiothérapie, Anthracinum, Ars. alb., Belladona, Cuprum, Echinacea, Naja, Pyrogenium, Tetanotoxinum.

Phobies :

Aconit, Actea rac., Argent nitr., Chamomilla, *Ignatia,* Kali br., *Lillium,* Sédatif PC, Thuya, Silicea.

— Peur de l'atmosphère confinée : *Arg. nitr.,* Ars., *Bromum,* Carbo. vég., *Carboneum sulf.,* Coccus cacti, Lachesis, Sulfur, Tabaccum.
— Peur de devenir fou : Actea, Calc. carb., Kali br.
— Peur de l'eau : *Hydrophobinum,* Stramonium, Sulfur.
— Peur de la foule : *Ambra gr., Coca,* Gelsemium, Natrum mur., Pulsatilla, Sepia.
— Peur du grand air : *Cocculus,* Cyclamen, Iris, Petroleum.

— Peur d'une maladie incurable : Lillium.
— Peur du moindre froid : Natrum mur, *Psorinum*, Silicea.
— Peur de la mort : Aconit.
— *Peur de la solitude :* Arg. nitr., Ars., Bi., *Ignatia, Kali carb.,* Lycopode, Stramonium.
— *Agoraphobie :* Aconit nap., Argent nitr., Arnica, *Gelsemium*.
— Phobie du chaud : Ledum, Pulsatilla, Secale, *Sulfur*.
— Phobie des courants d'air : Hépar sulfur., Kali carb., Nux vomica, Rumex.
— Phobie du moindre bruit : Théridion.
— Phobie du moindre mouvement : Bryone, Sanguinaria.
— Phobie de la nuit : Hydrocyanic acid, *Kali carb.*
— *Terreurs nocturnes :* Chamomilla, Kali br., *Strammonium*.
— Peur de l'obscurité : Causticum.
— Peur des responsabilités : Lycopode.

Phosphaturie :

Alfafa, Céréales germées, Kali ph., *Phosph. acid.,* Rubia tinct., Solidago.

Photophobie :

Aconit nap., Ars. alb., Belladona, Collyres et pommades oculaires appropriées (uveline, myotiques, antiseptiques), Calc. carb., *Conium,* Stram., *Euphrasia, Mercure corr.* + Lunettes teintées, Causticum.

Phréno-cardio spasme :

Cicuta vir., Hydrocyanic acid., Baptisia.

Pilosité :

Voir poils superflus.

Piquantes (douleurs) **:**

Arg. nitr., *Kali carb.,* Nitri acid, Silicea.

Piqûres (impression de) **:**

— chaudes : Apis.
— glacées : agaricus.

Piqûres d'insectes :

Frictions avec Basilic, Eucalyptus, Thym.
Anthracinum, *Apis,* Caladium, *Calendula,* Culex, Lachesis, *Ledum,* Mygale, Pulex, Putrescinum, *Pyrogenium,* Tarentula cub., Vipera. Fagopyrum (toutes irritations cutanées ressemblant à des piqûres de puces). Sambucus ebulus en frictions et en décoction (feuilles).

Piqûres végétales :

Urtica urens, Cypriprédium.

Pityriasis :

Ars alb., Saponaria, Sulfur, et voir pellicules.

Pityriasis versicolor :

Ajouter Fluoric acid, Manganum, Mezereum, Tellurium et vitamine A.

Plaies :

Pommade Calendula + petroleum.
— *simples contusions :* Bellis per., Hamamelis, Sulfuric acid.
— *ouvertes : Arnica, Calendula, Pyrogenium* (dans tous les cas).
— *anfractueuses :* Arnica, Ars. alb., Calendula.
— *à cicatrisation lente :* Calendula, *Fluoric ac., Nitri acid.,* Silicea.
— *infectées :* Anthracinum, Calendula, Ledum, *Pyrogenium.*
— *par instrument piquant :* Ledum.
— *par instrument tranchant :* Staphysagria (coupures).
— *musculaires :* Ledum.
— *nerveuses :* Hypericum.
— *oculaires :* Hypericum, Ledum (œil au beurre noir).
— *osseuses :* Calc. ph., Symphytum.
— *périostées* et *cartilagineuses :* Argent, Ruta.
— *de la tête et de la moelle épinière :* Cicuta vir.
— *des veines :* comme simples contusions + Crotalus.

Plaques de rougeurs :

Ammonium carb., Aurum, *Gelsemium,* Phosphorus, Pulsatilla, *Sanguinaria,* Stramonium.

Pléthore :

Voir obésité.

Pleurésies :

— *sèches* ou *pleurites : Aconit nap., Ars. alb.,* Actea, *Bryone,* Pulsatilla, Ran. b., Senega, Sulfur iod.
— *séro-fibrineuses* ou avec épanchement non purulent : idem + *Apis,* Ascl., *Cantharis,* Hépar sulf., Kali carb., Tuberculinum.
— *purulentes :* Antibiothérapie, Calendula, Echinacea, Naja, *Pyrogenium.*

Plomb (coliques de) **:**

Colocynthis, Dioscorea, Opium, Platina, *Plumbum.*

Pneumonie :

Aconit nap., Bryone, Gelsemium, *Phosphorus triiod.,* puis Belladona, *Fer ph.*
Antim. tartar., Ars. alb., Aurum, Ipeca, Naja, Sanguinaria, Sédatif PC, *Ver. vir.*

Pneumopathies :

Ajuga Reptans TM, Béryllium (pneumopathies chroniques dyspnéïsantes).

Points de côté :

Aconit, Bryone, Ranunculus bulb.

Poils superflus ou hypertrichose :

Ovarinum, Surrénine.

Poliomyélite :

Antibiotiques, Apis, Arum tr., Belladona, Cerebrinum, *Conium, Cuprum, Curare, Gelsemium,* Métaldéhyde, Nux vomica, Oleander, *Plumbum,* Vitamines B et E.

Poliomyélite (séquelles de) **:**

Bourgeons d'acer camp. et d'Alnus.

Polyarthrites :

Voir rhumatismes.

Polyménorrhée :

Voir hyperménorrhée.

Polynévrites :

Soigner la cause. Chez les *alcooliques* : Arg. nitr., Ars. alb., Conium, Ethylicum, Plumbum et vitamine B.

Polypose :

Aurum, Cadmium sulf., Calc. carb., Conium, Formica rufa, Fraxinus, Hydrastis, Kali bich., Lemna minor., Luesinum, Lycopode, Medorrhinum, Nitri acid, Phosphor. tr., Polype biothérapique, Sanguinaria, Sanguinarium nitr., Silicea, Teucrium, (Vessie), Thuya.

Polyurie nocturne :

Baryta, *Causticum, Clematis er., Conium,* Gelsemium, Ignatia, *Kréosote,* Mephytis, Merc. corr., Ochitinum, Pulsatilla, *Sabal serr., Thuya.*

Pouls :

— *Irrégulier :* Ars. alb., Aurum, Cactus, *Digitalis,* Naja, Spigelia.
— *Lent :* Abies, Apocynum, *Bryone, Digitalis,* Gelsemium, Kalmia, Myrica, Primula, Sepia, Stramonium, Veratrum viride.
— *Lent et irrégulier : Digitalis,* Laurocerasus.
— *Rapide :* Adonis, Convalaria, Crataegus, Iberis, Ignatia, *Lycopus, Naja, Spigelia,* Thyroïdea.
— *Rapide et irrégulier : Naja,* Spigelia, Strophantus, Crataegus.

Présénescence :

Crésol, Kali mur 3"X, *Népenthès,* Plumbum acétic, Rauwolfia, Sarsaparilla, Zn.

Priapisme :

Bufo, Cantharis, Moschus, *Murex*, Origanum, Picric acid, Platina, Camphora, Staphysagria, Sumbul.

Primo-infection :

Aestus PC. Ars. iod., *Arum tr.*, Baryta carb., Calc. carb., *Cistus ca.*, Crataegus, *Drosera,* Euphorbia, Natrum mur., Phosph. triiod., *Pulsatilla*, Rhus tox., Scrofularia, Silicea, *Sulfur iod.*, Tuberculinum.

Prolapsus :

— *Rectal :* Aesculus, Aloé, *Nux vomica, Podophyllum.* Ruta, Sépia.
— *Utérin :* Aesculus, Agaricus, Aletris, Belladona, *Fraxinus,* Hélionas, Lappa major, *Lillium,* Nux vomica, Palladium, Podophyllum, *Sépia,* Trillium.

Prostatite :

— *Aiguë :* Aloé, Arg. nitr., Belladona, Canabis, *Clematis er.*, Mercurius, Pulsatilla, *Sabal serr.*
— *Chronique :* ajouter aux précédents : Baryta carb., Benzoïc ac., Chim., *Conium, Equisetum,* Folliculine, Hg dul., Kréosote, Mamelline, Medorrhinum, Mg mur, Mephytis, Orchitinum, Pareira br., Picric acid, Selenium, *Sequoïa, Solidago,* Staphysagria, *Thuya,* Zn.
— Suppositoires Prostate 4 CH : 3 par semaine.

Prostration :

Helleborus, Opium, Gelsemium, Ignatia, Sepia.

Prothrombine (Excès de) **:**

Prunus amyg. (éc. int. racine).

Prurigo :

Borax, Chamomilla, Cynara, Dolichos, Phénobarbital, Rhus tox, Sérum équi, Urtica.

Prurits :

Ambra gr., Apis, Ars. alb., Ars. br., Dolichos pr., Fagopyrum, Fluoric. acid, Graphites, Ignatia, Kali iod., Mezereum, Nitri acid, Psorinum, Radium brom., Serum equi, *Urtica urens.*
— *Prurit Anal :* Aesculus, Aloé, Chelidonium, Fluoric. acid., *Pommade Aesculus,* et savonnage au savon de Marseille.
— *Prurit des cicatrices : Causticum,* Conium, Hypericum.
— *Prurit en se déshabillant :* Kali bich., Rumex.
— *Prurit génital :*
féminin : Ambra gr., Caladium, femmes enceintes : Ignatia, *Kréosote,* Staphysagria, Urtica, et soins de propreté.
masculin : Cinnabaris, Croton, Nitri acid, Petroleum, Rhus tox, Saponaria, Sulfur.

— *Prurit nerveux :* Aconit, Ambra gr., Caladium, Coffea, *Dolichos pr.*, Ignatia, Platina, Staphysagria.
— *Prurit oculaire :* Apis, Arg. nitr., Euphrasia, Sépia, *Staphysagria*, Tellurium.
— Prurit sénile : *Ambra gr.*, Dolichos, Mg. ph., Staphysagria, Causticum.
— *Prurit des dermatoses professionnelles :* Natr. hypochlor.
— *Prurit après piqûres animales :* Apis, Ledum, et la dilution spécifique.
— *Prurit après piqûres végétales :* Cypripedium, Urtica Uren, et la dilution spécifique.

Psore :

Voir Gale. Ars. br., Psorinum.

Psoriasis :

Aethiops merc., *Antimon. cr.*, Arnica, Ars. alb., Ars. iod., *Arum tr.*, Borrago, Berberis, Dipsacus, Elaps cor., Gelsemium, *Graphites*, Ignatia, *Kali ars.*, Manganum, *Mezereum*, Nox vomica, *Petroleum*, Platanus, *Psorinum*, *Rhus tox*, Sanicula, Saponaria, Selenium, Sepia, Spirorea, Staphysagria, **Sulfur iod**, **Urtica Ur.**, **Zea**, **Cedrus 1°X**.

Psychasthénie :

Ambra gr., Arnica, Ars. alb., Aurum, China, Cocculus, Colibacillinum, *Helleborus*, *Ignatia*, Kali ph., *Lithium*, Natrum mur., Nepenthés, *Picric acid*, Ph. acid, Pulsatilla, Rhus tox, *Sepia*, Silicea.

Ptérygion :

Calc. ph., Causticum, Lachesis, *Ratania*, *Zinc*.

Ptoses :

— *Gastriques :* Ignatia, *Sépia*.
— Voir *prolapsus* pour les autres ptoses organiques.

Ptosis :

Causticum, Conium, Eupatorium, Gelsemium, Sépia.

Puberté :

— *féminine :* Alestris, Ambra gr., *Ant'hypoph.*, Asa foetida, Fer ph., Ignatia, Lachesis, Manganum, Natrum mur., Origanum, *Ovarinum*, *Pulsatilla*, Senecio, Sepia, Staphysagria, *Viburnum*.
— *si hyperménorrhée :* tisane de Sauge.
— *si aménorrhée :* tisane d'Armoise.
— *masculine :* Anacardium, China, Conium, Nux vomica, *Orchitinum*, *Origanum*, *Phosph. acid.*, *Staphysagria*.

Puerpérale (fièvre) **:**

Antibiothérapie, Belladona, Bryone, Calendula, Conium, Echynacea, Naja, Phytolacca, Pyrogenium, Secale.

Purpura :

Arnica, Ars. alb., Arum tr., China, *Crotalus,* Hamamelis, Lachesis, Naja, *Phosphorus tr., Secale, Sulfuric acid,* Terebentina.

Putride :

(tout est putride : pertes, règles, salive, selles...) Arsenicum, Baptisia, Carbolic acid, Kréosote.

Pyélites et pyélonéphrites :

Benzoïc ac., Berberis, Cannabis, Cantharis, Capsicum, Chimaphila, Clematis er., Colibacillinum, *Formica r.,* Juniperus, *Merc. corr.,* Orthosiphon, Pareira br., Pulsatilla, *Pyrogenium,* Terebentina, Uva ursi.

Pyodermites :

Arnica, *Hépar sulfur,* Kali carb., *Lycopode,* Mezereum, *Psorinum, Pyrogenium,* Saponaria, et voir gales professionnelles.

Pyorrhée :

Tisane et gargarismes au Thym. Mettre du thym dans les aliments. Abies pect., Agave (surtout enfants), *Aurum, Bismuth, Borax,* Calendula, Canelle, Capsicum, Cinnamonum, *Iodum,* Kali chlor., Kréosote, Lycopode, Iodate de sr., Mezereum, *Mica, Nitri acid, Plumbum,* Psorinum, Pyrogenium, Rhus tox, Silicea, Solidago, Staphysagria, *Sulfuric acid,* Thuya, et tous les mercures, surtout *Merc. cyan. et corr.*

Quincke (œdème de) **:**

Apis, Ars. alb., Histamin, Kali iod., *Serum equi, Urtica ur.*

Quinine (abus de) **:**

Cedron, Natrum mur.

Quintes :

— *humides : Coccus cacti,* Cor. rub., Ipeca, Kali bich.
— *sèches :* Arnica, Carpinus, Cuprum, *Drosera,* Mephytis, Moschus, Sambucus, Viola odorata.

Raccourcissement :

— des aponévroses : Guaïacum.
— des tendons : Ammon mur., Causticum, Cimex, Cu., Guaïacum, *Natr. mur.*

Rachialgie :

Actea, Arnica, Ars. alb., Au, Bryone, Kali carb., Opium, Plumbum, Rhus tox, Sédatif PC.

Rachitisme :

Abies pect., Abrotanum, *Aestus,* Calc. carb. et fluor, Fluoric acid, Marmorex, *Natrum mur.,* Phosphorus et Phosphorus triiod., *Silicea,* Symphytum, Tuberculinum.

Radiodermites :

Radium bromatum, Fluoric acid, Silicea, Cadmium sulf., Cantharis, Ph. tr.

Rage :

Hydrophobinum, Stramonium, Vaccino et Séro-thérapie.

Rage de dent :

Sédatif PC, Arnica.
— calmée par le chaud : Hg, Kali ars, Lycopode, *Mg. ph.*, Mosch. Mur. ac., Nux vom., Psorinum, Rhodod., Rhus tox., Si, *Spigelia*, Sulfur acid.
— calmée par le froid : Aesculus, Allium cepa, Ambra gr., Apis, Bi, Bryone, Causticum, *Chamomilla*, China, Clem., *Coffea*, Fe, Fer ph., Lac can., Magn. carb., Ledum, Natr. sulf., Nitri acid., Pulsatilla.

Raideurs :

— *en général* : Cupressus, Kali iod.
— *articulaires* : Benzoïc ac., Bryone, *Natr. sulf.*, Oléander, Rhus tox.
— *des membres inférieurs* : Causticum, Cocculus, Conium, *Lathyrus*, Pb.
— *musculaires* : Arnica, *Causticum*, Colocynthis, Cuprum, *Fagopyrum*, Mg. ph., Phytolacca, Rhus tox., *Ruta*.

Ramollissement cérébral :

Au met. et iod., *Baryta carb.*, Cerebrinum, *Conium*, *Cupressus*, Kali iod., Lycopode, Meduline, Natr. sulf., Phosphorus et ph. tr., *Picric acid*, *Plumbum*, Sulfur, Sumbul, Strontium iod., Thuya.

Ramollissement cérébral (séquelles) **:**

Acer camp., Alnus gl., Crateagus ox.

Rate (maladies de la) **:**

Aconit, Ars. alb., *Ceanothus*, Cobalt, Helianthus, Natr. mur., Quercus gl. sp., Ph., Plumbum, Grindelia.

Réactions sériques :

Acetic acid., *Apis*, *Ars.*, Calendula, Formol, *Kali iod.*, *Serum equi*, *Urtica ur.*

Rectites :

Aesculus, *Aloé*, Cantharis, Capsicum, *Collinsonia*, Hamamelis, Hydrastis, *Merc. corr.*, *Paeonia*, Podophyllum, Ratania, Sedum acre, Sulfur.
Et voir prurit, incontinence, prolapsus du rectum, Hémorroïdes.

Réflexes :

— *abolis* : Conium, Curare, Pb., Secale.

— *augmentés :* Cu, Lathyr., Mang. ac., Nux vomica.
— *diminués :* Baryta.

Refroidissement :

Au stade initial du *frisson :* Aconit, Camphora, Dulcamara, Eupatorium, Gelsemium.
Au stade de la fièvre et de la *transpiration : Belladona*, China, Chininum sulf., Fer. ph., Ph. acid., Rhus tox.
— Des *extrémités :* Carbo vég., Conium.

Refroidissements (troubles dus aux) :

en plus des médicaments précédents :
— *angines :* Kali bich., *Mercure sol.* et cyan, Phytolacca.
— *arrêt des règles : Aconit*, Actea., Antimon, cr., Conium, Dulcamara. Pulsatilla, Sepia.
— *bronchites : Antimon. tartar.*, Arum tr., Drosera, Ipeca, Mn., Phosph. et Ph. tr., Senega.
— *coryza :* Allium cepa, Euphrasia, Sabadilla.
— *laryngite :* Arum tr., Erysimum, *Manganum,* Verbascum.
— *rhumatismes :* Antimon. cr., *Natr. sulf.,* Ranunc. bulb., Rhus tox.
— *troubles cutanés :* Agaricus, *Antimon. cr.*, Arsenic, Graphites, Petroleum, Psorinum, Pulsatilla.
— *troubles digestifs :* Antimon. cr., Dulcamara, Nux mosch.

Règles :

Voir aménorrhées, Dysménorrhées, Hyperménorrhées, Refroidissements.
— *supplémentaires :* Ambra gr., Bryone, Hamamelis, Phosphorus, Sabina.
— *supprimées après chagrin :* Aconit, Colocynthis, Ignatia, Pulsatilla, Staphysagria.
— *supprimées après colère :* Chamomilla, Colocynthis.
— *supprimées après frayeur :* Aconit, Actea, Kali carb., Lycopode, Opium.
— *supprimées après froid sec :* Aconit.
— *supprimées après froid humide :* Dulcamara, Rhus tox.
— *supprimées après lavage :* des mains ou du corps *dans eau froide : Antim. cr.*, Conium.

Règles (plus troubles divers apparaissant au moment des règles) :

— + *angine :* Lac caninum.
— + *aphonie :* ou enrouement : Arg. nitr., Gelsemium, Graphites, Heliotr., Luesinum.
— + *asthme :* Cu, Natr. sulf., Zn.
— + *conjonctivite :* Zn.
— + *constipation :* Silicea.
— *remplacées par une autre hémorragie* (épistaxis, hémophysie, hémorroïdes) : Erigeron, Senecio.

— + *diarrhée* : Aloé, Ammon. carb. et mur., Bovista, Ph., Pulsatilla, Veratr.
— + *épilepsie* : Actea, Bufo, Caulophyllium, Oenanthe.
— + *épistaxis* : Actea, Bryone, Melilotus, Natr. sulf., Senecio.
— + *fièvre* : Sepia.
— + *lumbago* : Kali carb., Viburnum.
— + *éruptions* : Graphites, Psorinum, Sanguinaria, Sarsaparilla.
— + *migraines* :
avant : Cocculus, Sanguinaria, Sarsaparilla.
pendant : Actea.
après : Lachesis, Silicea, Zinc.
avant et après : Allium cepa.
— + *prurit vulvaire* : Calladium, Conium.
— + *seins* : irrités ou sensibles : Caulophyllum, Conium, Phytolacca, Ustillago, Actea (sein g.), Chimaphila.
— + *surdité* : Kréosote.
— + *troubles digestifs* : Mg. carb.
— + *troubles oculaires* : Zn.
— OD Actea.
— OG Caulophyllum.
— + *troubles psychiques* : Actea, Bufo, Causticum, Sabadilla, Thuya, Ver. alb.
— + *troubles urinaires* : Pulsatilla.
— + *anémie ou prolapsus* : Helonias.
— + *rhumatisme* : Sabina.
— + *toux nerveuse* : *Actea* (dans Aletris la toux est calmée par l'apparition des règles).

Toutes les douleurs sont
— *augmentées pendant les règles* : *Actea*, Cocculus, Naja.
— *diminuées par l'apparition des règles* : *Lachesis*, *Zn*.
— *exacerbées par leur retard ou leur diminution* : idem.
— *aggravation de tous les troubles après* : *Alumina*, Kréosote.
— *aggravation de tous les troubles pendant* : *Actea*, Cocculus, Mg. carb., Naja.
— *amélioration de tous les troubles pendant* : *Lachesis*, Moschus, Zinc.

Règles :

— *brunes* : *Bryone*, Carbo vég., Secale.
— *épaisses* : Coccus, Kali ph., Magn. carb., Platina, *Pulsatilla*.
— *excoriantes* : Causticum, Kali carb. et ars., Kréosote.
— *fétides* : Baptisia, Carbolic acid, Kréosote.
— *fluides* : *Ferrum*, Manganum, Natrum mur., Pulsatilla.
— *intermittentes* : Kréosote, Pulsatilla.
— *membraneuses* : Borax, Chamomilla, Cyclamen.
— *noires* : Ammon. carb. et mur., Kali nitr., Lachesis, Mg. carb., Pulsatilla.
— *avec caillots* : Coccus.

— *pâles* : Alumina, *Ferrum*, Mn., Natr. mur., Pulsatilla.
— *rouges vif* : Belladona, *Erygeron*, Ipeca, Millefol., *Phosphorus*, Sabina.
— *supplémentaires* : *Bryone*, Crotalus, Hamamelis, *Ph.*, *Sabina*, Senecio.

Règles :

— *augmentées en bougeant* : Croccus, *Erygeron*, Fer, Helonias, Sabina, Secale.
— *diminuées en bougeant* : Ammon. carb. et mur., Bovista, *Mg. carb et mur.*
— *diurnes* : Causticum, *Lillium*, *Pulsatilla*.
— *matinales* : Sepia.
— *nocturnes* : Ammon. car. et mur., *Bovista*, Kréosote, *Mg. carb.*, Zn.

Règles :

— *en avance et abondantes* : Ammon. mur., Bryone, Calc. carb., Chamomilla, Erygeron, Mg. mur., Stannum.
— *en avance et peu* : Lillium, Mn., Nux vomica, Petroleum.
— *en retard et abondantes* : Lycopode, Sulfur.
— *en retard et peu* : Mg. carb., Pulsatilla, Sarsaparilla, Sepia.
— *interrompues le 3ᵉ jour et reprenant le 4ᵉ jour* : Pulsatilla.

Retard des enfants :

— enfants qui ferment mal leur fontanelle : *Aestus*, Calc. carb., Silicea, Cor. rub.
— enfants qui marchent tard : *Calc. carb.*, Baryta.
— enfants qui parlent tard : *Natrum mur.*
— enfants arriérés : *Baryta carb.*, et voir arriération mentale.
— enfants en retard dans la scolarité : *Agaricus*, (surtout enfants maigres et impulsifs), *Phosph. acid*, Picric acid, Cocculus (mémoire et muscles), *Gelsemium* (timidité), Calcarea carb. (enfants mous), *Pulsatilla* et Fer (grosses filles à peau rouge). Semences de Betula verucosa 1°X.
— Retard de croissance physique et intellectuelle : *Thymusinum 4* : 3 suppos. par semaine.

Rétention d'urine :

Alumina, Camphora, Causticum, Olea, Terebentina, Zn, Thlaspi (viellards), Piloselle TM : 20 gouttes midi et soir.

Rétinites :

Voir diabète, urémie et albuminurie.
Arnica, Belladona, China, Crotalus, Cupressus, Duboisia, Glonoïn, Kali iod., Lachesis, Merc. corr., Naja, Phosph. tr., Ruta.

Retour d'âge :

Voir ménopause.

Rétraction des aponévroses et des tendons :

Ammonium mur., Antimon. cr., *Causticum, Guaïacum*, Rhus tox, Ruta, *Natr. mur.*

Rétrécissements cicatriciels (larynx, œsophage...) **:**

Ars. alb., Baptisia, *Cajaputum*, Cicuta, Condurango, Cu, Hydrocyanic acid, Ignatia, Nitri acid, Thiosinamin, Veratrum vir., Kali carb.

Rétrécissement mitral :

Antim. ars., Au, *Cactus*, Carbo vég., Digitalis, Hydr. ac., Kalmia, *Laurocereasus, Naja*, Ph., Spigelia, Spongia.

Rhino-pharyngites : (Voir " Coryza ")

Aestus, Allium cepa, Ammon. carb., *Baryta*, Calc. carb., *Cistus*, Cor. rub., Drosera, Eupatorium, Euphorbia, Gelsemium, Hydrastis, Kali bich., Lycopode, *Pulsatilla*, Sambucus, Silicea, *Sulfur iod*, Ajuga reptans TM, Wyethia.

Rhumatismes :

Tisane Marjolaine, Lavande, Thym, Serpolet, Romarin, Frêne.
Aconit (muscles et articulations) après coup de froid sec.
Arnica (muscles), après traumatismes.
Bryone (muscles et séreuses) mieux au repos.
Rhus tox (tissus fibreux, périartic et tendons), après efforts, mieux en bougeant.
Bains au Thym. Cataplasme avec Thym haché sur les endroits douloureux.

Rhumatismes aigus :

— blancs : Apis.
— rouges : Belladona, Fer. ph.
— de bas en haut : Conium, Ledum.
— de haut en bas : Kalmia.
— et en général : en plus : *Ampelopsis, Colchicum*, Colocynthis, Dulcamara, Eupatorium, *Fraxinus exc.*, Hyperic., Kali bich., Mercure, *Mg. ph.*, Orthosiphon, *Ranunc. bulb., Ribes*, Rhododendron.

Rhumatismes chroniques :

Ammon. ph., Causticum, Gnaphalium, Guaïacum, Kali iod., *Natr. sulf.*, Oxalic acid, *Pinus*, Quercus, Ribes, Sève de Bouleau, Thuya, Urtica ur, Vitis.

— ambulatoires :

Formica rufa, Kali Bich., Pulsatilla.

— déformants :

Ampelopsis, Benzoïd acid, Causticum, Colchicum, Cresol, Guaïacum, Kali iod., Ledum, Mang. ac., Salicylic ac., Sulfur., *Vitis*.

— **après efforts musculaires :**
Rhux tox.

— **infectieux :**
Belladona, Fer ph., Kalmia, Naja, Pyrogenium, Spigelia.

— **osseux :**
Asa foetida, Aurum, Eupatorium, Fluoric acid., Lycopode, Manganum, Mercure, Phytolacca, Ruta, Symphytum.

— **séniles :**
Mg. ph.

— **diabétique :**
Lactic. acid.

— **gonococcique :**
Kali iod., Medorrhinum, Sarsaparilla, Thuya.

— **goutteux :**
Bryone, China, Colchicum, Ledum, Urtica ur.

— **spécifique :**
Luesinum, Phytolacca, Stillingia.

— **tuberculeux :**
Manganum, Tubercullinum.

— **calmés en bougeant :**
Ars., Chamomilla, Fer, Lithium, Mg carb. et mur., Rhododendron, *Rhus tox,* Ruta, Ver. alb.

— **calmés par le chaud :**
Belladona, Causticum, Dulcamara, Lithium, Manganum, Mg. ph., Natr. sulf., Phytolacca, *Rhus tox,* Colchicum.

— **calmés par le froid :**
Bryone, Colocynthis, Guaïacum, Lac can., *Ledum,* Lycopode, Pulsatilla, Secale.

— **avec troubles cardiaques :**
Aconit, Benzoïc ac., Cactus, Latr., Naja, Spigelia.

— **alternant avec troubles digestifs :**
Abrotanum, Bryone, Dulcamara, Kali bich.

— **alternant avec éruption :**
Manganum, Rhus tox, Sarsaparilla, Staphysagria, Sulfur.

— **eczéma, lithiase :**
Benzoïd acid, Sarsaparilla.

— **hémorroïdes, céphalées :**

Aloé.

— **asthme, éruption :**

Benzoïd acid., Dulcamara, Kali bich., Kali iod., Psorinum, Tuberculinum.

Rhume des foins :

Allium cepa, Eupatorium, Euphorbia, Euphrasia, Kali iod., Naphtalinum, *Pollens*, Ribes, Sabadilla, Sanguinaria, Silicea, Thuya. Manganum 4 CH : 3 IM par semaine.

Rougeole :

Aconit, Ailanthus, Ammon carb., *Arum*, *Belladona*, Bryone, Cor. rub., *Euphrasia*, Fer. ph., Gelsemium, *Morbillinum*, Natrum mur, *Pulsatilla*, *Sulfur iod.* Sticta pulm. (si toux).

Rougeurs de la face :

(érythème pudique) : Fer, *Gelsemium*, Lachesis, Sanguinaria.
(faciès rouge) : Asa foet., Cyclamen, Pulsatilla.

Rousseur (taches de) **:**

Graphites, Saponaria, Sepia, Tabaccum.

Rubéole :

Même traitement que la rougeole, sans morbilinum, mais avec en plus mercure soluble.

Sable urinaire :

— rouge et adhérent au vase : Sepia, Thlaspi.
— rouge ou blanc : Berberis.
— Blanc + urines sales : Sarsaparilla.
— Rouge non adhérent, urines claires : Lycopode.

Saignement de nez :

Voir épistaxis.

Salivation exagérée :

Voir hypersalivation.

Salpingites :

Ars., *Bryone*, *Colibacillinum*, Colocynthis, *Medorrhinum*, *Merc. corr.*, Mg. ph., *Naja*, *Pyrogenium*, Rubus, Sédatif PC.

Sarcome :

Baryta, *Calc. fl.*, Heckla lava, Hydrastis, Kali ars., Ph. tr., Ruta, Sarsaparilla, Symphytum, *Thuya*.

Saturnisme :

Causticum, Colocynthis, Dioscorea, Opium, Platina, *Plumbum,* Sédatif PC.

Scapulalgie :

— *droite :* Chelidonium, Colocynthis, Fer ph., Iris, Lycopode, Mg ph., Phytolacca, Sanguinaria, Silicea, Sulfur.
— *gauche :* Ferrum, Ledum, Lithium, Nux moschata, Sulfur.
— *alternante :* Lac caninum.
— *bilatérale :* Ferrum, Mg. carb.

Scarlatine :

Ailanthus, Ammon. carb., Apis, *Ars. alb.,* Arum tr., *Belladona,* Cantharis, *Gelsemium,* Muriatic acid, Nitri acid, *Rhus tox,* Terebentina.

Sciatiques :

Ars. alb., *Bryone, Colocynthis,* Kali bich, Ledum, *Rhus tox.*
— *Alternantes :* Lac can.
— *Bilatérales :* Ammon mur., Arnica, Eupatorium, Kali iod., Nux vomica, Sédatif PC, Teucrium.
— *Droites :* Dioscorea, Gnaphalium, Mg. ph., Phytolacca, Podophyl.
— *Gauches :* **Colocynthis, Kali bich, Stillingia, Sulfur, Mg carb.**

Sclérite :

Apis, Conium, Merc. corr., Spigelia, Thuya.

Scléroses :

Voir Ataxie, Artério-sclérose, Atrophie musculaire, Ramolissement Cérébral.

Scléroses médullaires :

Baryta, Causticum, Cocculus, Conium, Ph., Phosphorus, Thiosinaminum.

Sclérose en plaques :

Agaricus, Alumina, Arg. nitr., Bufo, *Causticum, Cocculus,* Coccus, *Conium,* Cu, Hypericum, Hyoscyanus, Lathyrus, Minium, Oxalic acid, Phosph. triiod., Physostigma, Picric acid, *Plumbum,* Secale, Tabaccum, Tarentula hisp., Vipera.

Sclérose pulmonaire :

Ammon. carb., Ars. alb. et iod., *Baryta, Corylus, Cupressus, Kali iod.,* Leonorus, Phosphorus, Santaherba, Senega.

Sclérose sénile précoce :

Plumbum acétic, Baryta. carb.

Sclérose des vaisseaux :

Aurum, *Baryta*, Cholestérol, *Cupressus*, *Juglans regia*, *Kali iod.*, *Olea*, *Prunus amygd.*, Sulfur., Aesculus, Hamamelis, Sorbus (ces trois derniers médicaments s'adressent aux veines).

Scorbut :

Agave américain, Jus de fruits frais, lait non bouilli, légumes crus, salades crues.

Scrofule :

Aestus PC, Alfafa, Avena, Baryta carb., *Calc. carb.*, Céréales germées, Cistus, *Cor. rub.*, Drosera, Euphorbia, Fer ph., Natrum mur., Pulsatilla, Scrofularia, Silicea, *Sulfur iod.*

Scrofulate de vérole (ou troubles après abus de traitements spécifiques mercuriels) :

Aurum, Fluoric acid, Kali iod., Mezereum, Nitri acid.

Scrupulosité :

Cyclamen, Pulsatilla.

Sébacés (kystes) :

Voir Lipomes, Ulmus.

Séborrhée :

Aurum, Fluoric acid., *Graphites*, Kali sulf., Lachesis, Mg carb. et mur., Natrum mur., Ph acid, *Psorinum*, Raphanus, Selenium, Thallium acétic., *Thuya*, Ulmus, Urtica ur., Ustillago.

Secousses spasmodiques :

Agaricus, Cicuta vir., Cu., Hyoscyamus, Kali br., Physostigma, Phytolacca, Xanthoxylum, Zn.

Seins :

— *abcès :* Belladone, Conium, Phytolacca, Pyrogenium.
— *atrophiés :* Chimaphila, Iodum, Sabal, + Cortisone.
— *douloureux avant les règles :* Belladona, Bryone, Calc. Carb., Chimaphila, Conium, Folliculin, Iodum, Lac. can., Murex, Phytolacca, Pulsatilla, Rhus tox, Zn. (Pendant les règles : Indigo).
— *hypersensibles :* Asterias (g.), Phellandrium (dr.), Zincum.
— *hypertrophiés :* Conium, Sarsaparilla, Scrofularia, Thyroïde.
— *indurés :* Astérias (g.), Belladona, Clematis er (g), Conium, Hydrastis, Lapis, Phellandrium, Phytolacca, Scrofularia.
— *traumatisés :* Arnica, Bellis per., Hamamelis, Phellandrium (nourrices).
— *Fissurés :* Castor equi.
— *Mastites :* Alnus.
— *Engorgés :* Fenouil.

Selles :

— douleurs avant la selle : Dulcamara, Colocynthis.
— douleurs pendant la selle : Ver. alb., Mercure.
— douleurs après la selle : Podophyllum.

Selles abondantes :

Mercurius, Podophyllum.

Selles involontaires :

Aloé, Apis, Muriatic acid, Oléander.

Sénescence :

Anacardium, Causticum, Crésol, Fer picr., Kali carb., Kali mur., *Nepenthès, Pb. acétic.*, Plumbum, Rauwolfia, Sarsaparilla, Séquoïa, Zn.

Sénescence précoce :

Ambra gr., Hg., Kali ph., Luesinum, Lycopode, Medorrhinum, Mg. ph., Oleander, Paratyphoïnum, Pb. acétic, Phosphorus, Quercus, Sarsaparilla, Silicea.

Septicémie :

Anthracinum, Arnica, Baptisia, Carbolic acid, Echinacea, *Naja, Pyrogenium*, Tarentula cub. Et *antibiotiques.*

Séquelles :

— *d'ictus :* Alnus, Baryta, Cupressus, Kali iod., Cocculus.
— *d'infarctus :* Alnus, Baryta, Crataegus ox., Cupressus, Kali iod., Zea, Cornus, Syringa.
— *de paralysie ou polio :* Acer, Ars. alb., Baryta, Causticum, Cocculus, Conium, Cupressus, Kali iod., Kali ph., Manganum, Pb., Phosph triiod., Physostigma, Stannum, Secale, Rosmarin.
— *de phlébites :* Sorbus (Bourgeons).

Séquestres :

Hépar sulfur, Silicea.

Serpents (piqûres) **:**

Lavande.
Frictions : avec Sambulus ebulus + Lavande.
Sambucus ebulus ; et avaler : Cedron, Calendula ââ TM ââ 10 gr, Guaco TM 3 gr. Et séro-thérapie spécifique.

Serpents (rêve de) **:**

Lac caninum.

Sevrage :

Bryone, Calc. carb., Lac can., *Pulsatilla,* Salvia.

Silicose :

Calc. carb., Silicea.

Sinusites ;

Ars. alb., Cor. rub., Eupatorium, Gelsemium, *Hépar sulfur, Hydrastis,* Kali bich., Kali iod., Lycopode, *Pyrogenium,* Putrescinum.

Soif :

d'eau froide : Aconit.
— en petites quantités répétées : Arsenicum alb., Phosphorus.
— en grandes quantités : Acetic acid., Bryone, China, Natrum mur.

Soleil (troubles causés par le) **:**

Aconit, Belladona, Chamomilla, Cocculus, *Glonoïn,* Natr. carb., *Opium,* Sanguinaria, Ver. vir.

Solitude :

— désir de la solitude : Ambra, Natr. mur, Sepia.
— peur de la solitude : Arg. nitr., Ars., Bi., Hyoscyamus, Kali carb., Stramonium.

Sol mou :

(impression de marcher sur un) : Alumina.

Somnambulisme :

Bryone, Kali br., Silicea, Stramonium.

Somnolence :

Ammon. carb., Antim. tartar., Asclepias, Calc. acetic., (par temps pluvieux), Hg, Nux mosch., Opium, Scrofularia.
Après les repas : Mg carb., Nux vomica.

Spasmes :

— *Bronchiques :* Carpinus, Coccus, Drosera, Sambucus, Spongia, Viburnum.
— *Digestifs : Colocynthis,* Dioscorea, Dulcamara, Mg. carb., Opium *Pb.,* Rheum, Sédatif PC.
— *Musculaires :* Agaricus, Cu, Nux vomica, Secale, Zn.
— *Nerveux :* Asa foet., Br., Hypericum, Ignatia, Moschus.
Tisane de Marjolaine + 20 gouttes d'Origanum 1 à 2 fois par jour.
— *Organiques :*
Cœur, cactus, crataegus.
Œsophage, Cajap, Cu acet., Hydrocyanic ac., Laurocerasus, Stramonium.
— *Vasculaires :* Au, Calc. fl., Cupressus, Kali iod., Secale.
— *Utérins :* Actea, Chamomilla, Colocynthis, Mg. ph., Platina, Secale.

Spermatorrhée :

Caladium, Calc. carb., Conium, Gelsemium, Lycopode, Nux vomica, *Ph. acid., Picric acid.,* Selenium, Staphysagria, Zn.

Squirrhe strophique du sein :

Clematis er. (g).

Stase veineuse :

Cyclamen, Pulsatilla.

Stérilité :

— *féminine :* Ant'hypophyse, Borax, Colibacillinum, Hell., Luesinum, Luteïnum, Lycopode, Medorrhinum, Natr. carb., Natr. mur., Ovarinum, Platina, Rubus, Vitamine E., Zn.
— *masculine :* Ant'hypophyse, Luesinum, Medorrhinum, Orchitinum et voir impuissance.

Stomatites :

Arsenic. alb., Aurum, Bi, Borax, *Canelle,* Capsicum, Kali bich., Kali mur., Kréosote, Mer. cor., *Mer cyan.,* Mur. ac., Nitri acid, *Plumbum,* Pyrogenium, *Sulfuric acid,* Thuya.

Strabisme :

Agaricus, Cicuta, Cina, Conium, Cu, Hyoscyamus, Physostigma, Spigelia, Zn, Causticum (après diphtérie).

Stupeur (faciès de) **:**

Ailanthus, Baptisia.

Sucre (désir anormal de) **:**

Arg. nitr., Lycopode, Sulfur.

Suette miliaire :

Ammon. carb., Ars. alb., Belladona, Bryone, Chamomilla, China, Clematis, Cu, Fer. ph, Gelsemium, Hg sol, Oscillococcinum, Salvia, Sambuccus.

Sueurs :

Voir transpiration. Tisane de Sauge.

Suffocation :

Voir dyspnée + Aconit fer et nap. Ars. alb., Carbo veg., Histamin., Moschus.

Suicide (idées de) **:**

Antim. cr., Ars. alb., *Au,* Hg, Naja, Natr. sulf., Sepia.

Suppurations :

Voir abcès.

Suppuration (tendance à la) :

Calendula, Hepar sulfur, Merc., Petroleum, Pyrogenium, Silicea.

Suppurations osseuses :

Abies pect., Ars. alb., Asa foet., Au, Calc. hypo-phosphor., Cor. rub., *Fluoric acid.*, Heckla lava, Hépar sulfur., Kali iod., Mezereum, Nitri acid, Phytolacca, Psorinum, *Pyrogenium*, Silicea.

Suralimentation (troubles provoqués par la) :

Abies, Antimon. cr., Fucus, Lycopode, Nux vomica, Phytolacca TM.

Surdité :

Tisane de Sarriette.

— *Catarrhale :*

aiguë : Agraphis, *Ars. alb., Fer ph.*, Ignatia, Kali bich., Hg. dulcis.

récente : Kali mur., Pulsatilla.

chronique : *Iodum*, Mn., *Natr. sulf.* (aggravé par humidité). *Nux vomica* (amélioré par humidité). *Graphites* (adhérences et ankyloses), *Kali sulf.*

— *Gonococcique : Medorrhinum*, Natr. sulf.

— *Oreille externe* (par inflammation du conduit auditif) : Ars. alb., Arum tr., Graphites, Mezereum, Petroleum, Psorin., Pyrogenium.

— *Oreille interne* (douleurs osseuses) : *Aurum*, Luesinum, Medorrhinum.

— *Oreille moyenne :* Ars. alb., Fer. ph., Ignatia, Kali bich., Kali mur.

— *Otites chroniques : Graphites, Nitri acid.*

— après suppression d'une éruption : *Mezereum.*

— pendant les règles : *Kréosote.*

— *Post-vaccinale :* Kali mur., Mezereum, *Silicea, Thuya.*

— *Spécifique :* Aurum, Hg, *Luesinum*, Mezereum, Phytolacca.

— *Tuberculeuse :* Manganum, Tuberculinum.

— Pour la *voix humaine : Silicea* (+ hypersensibilité aux bruits sourds). *Chenopodium* (entend mieux dans le silence, entend le moindre bruit).

— Améliorée dans un *véhicule* (trépidation-bruit) : *Graphites, Nitri acid.*

— Après antibiotiques : Monilia.

Surmenage :

— *intellectuel :* Arnica, Cocculus, Lophophytum, Natr. mur. (écoliers), *Ph. acid, Picric acid,* Zinc.

— *musculaire : Arnica*, Bryone, Cocculus, Muriatic acid., Picric acid., *Rhus tox*, Ruta, *Sarcolactic acid.*

— *nerveux :* Acetic acid, Ambra gr., Arnica, Cocculus, Ignatia, *Kali ph.*, Ph acid, Stannum.

— *sexuel :* China, Conium, Gelsemium, Kali carb., *Ph acid.*, Picric acid, *Selenium*, Staphysagria.

Sycosis :

Ars. alb., *Ars iod.*, Arum, Cedrus, Graphites, Mezereum, Rhus tox, Ribes, Sanicula, Silicea, *Slufur.*, Ulmus.
Actinomyces luteus TM en IM.

Syncopes :

sans motif : *Ambra gr.*, *Ammon. carb.*, *Ignatia*, Mentha, Moschus, Nux moschata.

Synovite :

Apis, *Bryone*, Causticum, Hg, Kali iod., Ledum, Mg. mur., Pulsatilla, Sulfur.

Syphylis :

pour renforcer les traitements classiques : Asa foetida, Astragalus, *Aurum*, Fluoric acid, Guaïacum, Kali bich., Kali iod., *Luesinum*, *Mercure*, Mezereum, Nitri acid., Phytolacca, Sarsaparilla, Sassafras, Silicea, Stillingia, Thuya.
Eruptions syphilitiques : Ars. br., Mezereum.

Tabac :

— *antidote :* Caladium.
— *contre l'oppression des fumeurs :* Asa, Kali iod., Lobelia, Sambucus, Spongia.
— *contre les palpitations des fumeurs : Cactus, Iberis amara*, Strophantus.
— *contre le tremblement des fumeurs :* Gelsemium, Spigelia.
— *mauvais effets en général : Asa foetida, Caladium*, Staphysagria, Tabaccum.
— *mauvaise haleine des fumeurs :* Carbolic acid.
— *pour dégoûter de fumer :* Caladium, Plantago, Phytolacca.
— *amélioration en fumant :* Aranea, Hg., Manganum, Naja, Tarentula cub.
— *impuissance des fumeurs :* Caladium, Causticum, Lycopode, Selenium, Tabaccum.

Tabès :

Alumina, *Arg. nitr.*, Causticum, *Conium*, Hg, Kali iod., Kalmia, *Luesinum*, Mg. ph., Pb, Physostigna, Phytolacca, Picric acid, Secale.

Taches jaunes des vieillards :

Cadmium, Carduus, Cholestérol, Cinnabaris, Thuya, Kali carb., Sepia.

Tachycardie :

Aconit, Adonis, Ant. tartar., Belladona, Convalaria, Crataegus, Gelsemium, Iberis, Ignatia, *Lycopus*, *Naja*, *Spigelia*, Thyroïdea, *Ver. vir.*, Bourgeons de Crataegus ox 1"X.

Taenia :

Extrait éthéré de Fougère mâle.

Taies de la cornée :

(Voir : *Leucomes*).
Arg. nitr., Calc. carb., *Cannabis sat.*, *Cineraria*, Graphites, *Sérum d'anguille de rizières*, Zinc, mur.

Talalgie :

Aranea, Arnica, Capsicum, Kali bich., *Ledum*, *Medorrhinum*, *Oxalic acid.*, Phytolacca, Silicea, *Thuya*.

Tatillons (gens tatillons) **:**

Ars. alb., Nux vom.

Tendons raccourcis :

Ammon. mur., Causticum, Cimex, Guaïacum, Natr. mur.
(voir page 212). Genevroses rétractées.

Teignes du cuir chevelu :

Berberis, Cataplasme d'onguent gris, Natr. mur., Sepia, Tellurium, Ustillago.

Terrains :

— *pré-cancéreux :* tous les sels de Magnésium + Abrotanum, Astérias, Conium, Condurango, Hydrastis, Ornithogal, Phytolacca, Rubia, Sarsaparilla, Kali ars., Sélénium, Thuya.
— *sycotique :* Thuya, Natr. sulf., psorinum.
— *tuberculinique :* Ajuga rept., Actinomyces luteus, Umcka, Pulsatilla, Sulf. iod., Tuberculinum, Rhus. Tox. Cistus, Fer ph., Calc. ph., Arum, Ars. iod., Drosera.

Terreurs nocturnes des enfants :

Biberons de tilleul + fleurs d'oranger, Chamomilla, Kali br., *Sédatif PC*, Stramonium.

Tétanie :

Br., Cina, Cocculus, *Cuprum*, Mercure sol., Moschus, Natrum mur., Pb, Phosph., *Sambucus*, Secale, Solanum + recalcifiants + Vitamine D.

Tétanos :

Aconit, *Anatoxine* et *Sérum*, Ars. alb., *Chlorure de Magnésium*, Cicuta, Cu, Gelsemium, Helianthus, Hydrocyanic acid, Hypericum, Metaldéhydum, *Nux vomica*, *Passiflora TM*, Physostigma, Sédatif PC, *Tetanotoxicum*, Ver. vir.

Thé (troubles par abus de) :

China, *Dioscorea,* Gelsemium, Selenium, Thea, Thuya.

Thromboses :

— *artérielle :* Actea, *Aurum, Baryta,* Cercis, Cholestérol, Cu, *Cupressus,* Glonoïn, Kali iod., Ph. iod., Populus niger, Secale, Sulfur., et voir angine de poitrine, artérite, *infarctus,* + Citrus, Cornus, Prunus, Tamaris.

— *veineuse :* Aesculus, Apis, Betula pub., *Bothrops,* Buxus, Castanea, Citrus, Cornus, *Héparine, Naja,* Olea, *Pindione,* Prunus, *Pyrogenium,* Sorbus, Tamaris, Vipera. Voir phlébites.

— Tous ces médicaments sont des anticoagulants.

Thyroïde (maladies du corps thyroïde) :

Voir goitre, Hypo et Hyperthyroïdie, maladie de Bassedow.

Tics :

Dans tisane de Marjolaine : 20 gouttes Origanum TM le soir.
Agaricus, Anacardium, Ars. alb., Belladona, Bryone, Hyoscyamus, Ignatia, Lycopode, Mg. ph., *Mygale,* Natrum mur., Sédatif PC, Stramonium, Thuya, Zinc.
— des paupières : Mg. ph. Hyoscyamus.
à dr. : Paris qu. ; *à g. :* Mezereum.

Timidité :

Aconit, Ambra, Coca, *Gelsemium,* Lycopode, Melilotus TM, Sepia, Silicea, Sulfuric acid.

Tissus relâchés :

Alumina, *Causticum,* Cocculus, Conium, Gelsemium, Plumbum, Sepia.

Tonicardiaque du cœur droit :

Lillium, Peyotl, Phosphorus.

— **cœur gauche :**

Crataegus, Cactus, Sulfur.

— **diurétiques :**

Adonis, Apocynum, Crataegus, *Digitalis,* Leonorus, Strophantus, Syringa, Genêt.

— **hypertenseurs :**

Adonis, Alumina, Crataegus, Digitalis, Lillium, Naja, Ph., Strophantus.

— **hypotenseurs :**

Aconit ferox, Au, Baryta, Cactus, Glonoïn, Phosphorus, Rubidium, Sulfur., Viscum alb. Et bourgeons Olea, Prunus amygdalus, Syringa.

Tophis :

Ammon. ph., Benzoïc acid, Calc. fl., Ledum, Nux vomica, Oxalic acid.

Torticolis :

Actea, Arnica, Bryone, Cu, Guaïacum, Lachnantes, Mg ph., Ortosiphon, Rhus tox, Sédatif PC.

Toux :

Tisane de Sauge.

— *en allant du chaud au froid :* Ars. alb., *Phosphorus,* Rumex.
— *en allant du froid au chaud :* Br., Bryone, Drosera, Pulsatilla, Sulfur.
— *calmée en mangeant :* Fer ; *en buvant :* cùivre.
— *cardiaque :* Lachesis, Lauroceressus, Naja, Spongia.
— *congestive :* Bryone, Cu, Fer ph., Sanguinaria, Stannum.
— avec *éternuement :* Allium cepa, Euphrasia, Sabadilla, Euphorbia.
— *grasse : Ant. tartar.,* Ars. alb., Grindelia, *Hydrastis,* Kali bich.,
— Kali iod., Kali sulfur., Senega, Sepia, *Stannum,* Silicea.
— de la *grossesse :* Causticum, Conium, Nux moschata, *Sabina.*
— *incessante :* Alumina, Cu, Kali carb., *Rumex, Senega,* Squilla, *Sticta.*
— *irritante : Coccus* (grasse), *Sticta* (sèche).
— *menstruelle :* Actea, Senecio, Zn.
— *nerveuse :* Capsicum, Ignatia, Moschus, Viola od., Rumex, Sticta.
— *nocturne : Ammonium carb., Hyoscyamus,* Kali iod., Drosera, Mephytis.
— en *parlant,* en *riant :* Drosera.
— *quinteuse :* Coccus (grasse), Drosera (sèche), Mephytis, *Pertussin, Sambucus,* Stramonium, (suffocante) Viola od.
— *rauque :* Br. *Acetic acid, Aconit,* Arum, Hépar sulfur., Hg. cyan., Iodum, *Sambucus, Spongia.*
— de la *rougeole :* Sticta pulmonaria (et de la *tuberculose).*
— *saccadée : Bryone,* Cor. rub., Cu, Kali br. Rumex, Sticta.
— *sèche : Aconit,* Bryone, Ipeca, *Manganum,* Moschus, Phosphorus, Rhus tox, Rumex, *Sanguinaria,* Sticta, Sulfur, *Fer ph.* (toux douloureuse).
— *spasmodique :* Agaricus, Ambra gr., Arum tr., Bryone, Causticum, Cor. rub., Cu, Drosera, Kali br., Sédatif PC, Spongia.
— *trachéale :* Ailanthus, Arg. nitr. Arum, Fer. ph., Nitri acid., Ph. tr., Sanguinaria.
— *des vieillards :* Alumina, *Causticum,* Hydrastis, Kali bich.
— *grasse la nuit, sèche le jour :* Hg, *Phosph acid,* Squilla, Stannum, Sulf. ac.
— *sèche la nuit, grasse le jour :* Ammon. carb., Hyoscyamus, *Pulsatilla,* Spongia.

— *rebelle :* Ajuga reptans.
— *suffocante :* Squilla.

Toxicose du nourrisson :

Bains chauds répétés, Biberons de carottes, Soupe de pommes rapées, Aconit, Aethusa cyn., Ant. tart., Arg. nitr., Ars. alb., Bismuth, Chamomilla, Croton, Cu, Ipeca, Laurocerasus, *Pyrogenium, Veratr. alb. Et voir diarrhées.*
— *rebelles :* Ajuga reptans TM.

Trac :

Ambra gr., Arg. nitr., Coca, *Gelsemium,* Ignatia, Kali ph., Lycopode, Ph. acid.

Trachéite et trachéobronchites :

Aestus PC., Ailanthus, Arg. nitr., *Bryone,* Fer. ph., *Gelsemium,* Mec. cyan., *Phosph. tr.,* Rumex, Sambucus, Sédatif PC., Iodate de Strontium, Béryllium, Mentha.

Transaminases sanguines augmentées :

Radicelles de Zéa maïs 1°X.

Transpiration :

Tisanes de Sauge. Frictions. Bains de Sauge + Romarin. *Belladona,* Chamomilla, China, Conium, Hg. sol., Ph acid, Rhododendron, Rhus tox, *Salvia,* Sambucus, Saponaria, Sulfur.
— *sueurs acides :* Capsicum, Chamomilla, *Mg. carb.,* Rheum.
— *sueurs aisselles :* Fluoric acid., Petroleum, Si, Sepia, Sulfur.
— *sueurs épuisantes : Acetic ac.,* China, *Chin. sulfur.,* Fer, Hg, *Ph. acid,* Phosph.
— *sueurs fétides :* Ars. Baptisia, *Hépar. sulf.,* Hg., Lycopode.
— *sueurs froides :* Carbo vég., *Silicea,* Tabaccum, *Ver. alb.*
— *sueurs génitales :* Hydrastis, *Thuya.*
— *sueurs huileuses :* Thuya.
— *sueurs de la ménopause :* Jaborandi, Lachesis, Salvia, *Sanguinaria.*
— *sueurs nocturnes :* Chamomilla, China, Conium, Hg sol., Psorinum, *Nitri acid, Sanicula,* Sepia, Si, Tellurium, Thuya.
— *sueurs des pieds :* Baryta, Fluoric acid, Hg, Mg. mur., *Nitri acid, Sanicula,* Sepia, Si, Tellurium, Thuya.
— *sueurs salées :* Selenium.
— *sueurs de la tête : Calc. carb.* (enfant en dormant), Belladona, Opium, Chamomilla.
— *troubles après suppression de transpiration : Baryta* (palpitations).
— *pour faire transpirer :* infusions de bourrache et de sureau.
— *ne transpire jamais :* Aconit, Alumina, Nux moschata, Staphysagria.

Traumatismes :

Arnica dans tous les cas.
— *cartilagineux :* Argent.
— *crâniens : Cicuta* (+ moelle épinière), Hypericum.
— *du dos :* Conium.
— *des lombes :* Ruta.
— *ecchymoses :* bleus et plaies des tissus mous : Bellis, Calendula, Echinacea, Hamamélis, Lachesis, Sulf. acid.
— *glandulaires : Conium* (ovaires, seins, testicules). Bellis per.
— *nerveux :* Apis, *Hypericum*, Ledum.
— *oculaires :* Ledum, Symphytum.
— *osseux :* Calc. fl., Symphytum.
— *pelviens :* Bellis per.
— *périostés :* Ruta.
— *seins :* Bellis per., *Conium.*
— *coupures :* Staphysagria.
— *avec hémorragie : China*, Crotalus, *Phosphorus*, Sulfuric. acid.

Tremblements :

Agaricus, Arg. nitr., *Gelsemium*, Hg., Iodum, Kali ph., Lycopus, *Nux vomica*, Phytolacca, Plumbum, Stramonium, Tarentula hisp., Zn.
— après *accouchement :* Actea, Arnica, Caulophyllum, Secale.
— au *début d'une maladie : Aconit* (frissons), Camphora, Ver. alb.
— *cerebelleux :* Cerebellinum 7 : 3 suppos. par semaine.
— *commotionnel :* Arnica, Opium, Gelsemium.
— *a frigore :* Antimon. cr. (en sortant d'un bain froid), Gelsemium.
— *nerveux :* Arg. nitr., Gelsemium, Ignatia, Spigelia, Lycopus.
— *sénile :* Baryta carb., Gelsemium, Phosphorus.
— *ménopause :* Spigelia.

Troubles sans lésion (troubles dits nerveux) **:**

Bromum, Ignatia.

Trismus :

Cu, Laurocereasus, *Nux vomica*, et voir tétanos.

Tristesses :

Voir neurasthénie.

Troubles abdominaux spasmodiques sine materia (sans motif) **:**

Origanum TM.

Tuberculose pulmonaire :

Acalypha, Acetic acid, *Aestus, Ars iod., Arum tr.*, Bromum, Bryone, Calc. carb., Calc. hyp., Cistus, *Crataegus, Drosera*, Fer ph., Iodum, Kali sulf., Kréosote, Ledum, *Natr. mur.*, Pix. liq., *Pulsatilla, Rhus tox, Silicea, Sulfur iod., Tuberculinum*, Béryllium.

Cavernes : Phellandrium. Ajuga reptans TM, Umcka TM, Actinomyces luteus TM.

Tuberculose ganglionnaire et osseuse :

Voir abcès froid, et Mal de Pott.

Tumeurs :

Voir cancer. Et surtout : Abrotanum, Condurango, *Conium, Hydrastis, Thuya,* Vitis.

Typhoïde :

Voir fièvre typhoïde.

Typhus :

Ars. alb., Baptisia, Belladona, China, Crotalus, Lachesis, Phosph. acid., Pyrogenium, Sulfuric acid.

Ulcères de l'estomac et du duodénum :

Argent nitr., Ars. alb., Bi, Cannabis sat., Condurango, Ficus, Histamin, Hydrastis, Iris, Kali bich., Kali ph., Lycopode, Merc. cyan., Mezereum, Mg. carb. et mur., *Muriatic acid,* Nux vomica, Ornithogallum, Petroleum, Ph., Robinia, Sepia, Solanum., Sulfur., *Sulfuric acid,* Uranium, + *Duodenum 4 :* 3 suppos. par semaine et muqueuse stomacale 4 : idem : en alternant.

Ulcères variqueux :

Fluoric acid (indolore), *Nitri acid* (douloureux), Aesculus, Ars. alb., Cantharis, Calc. fl., Calc. iod., Carbo animalis, Carduus, Clematis er. et vit., Croton, Hamamelis, Lachesis, *Mezereum,* Merc. sol., Phytolacca, Pulsatilla, *Rhus tox.,* Rubidium, *Silicea,* Vipera.
et : *Castanea, Betula pul., Juglans regia, Quercus, Sorbus, si douleurs* ajouter : Arnica, Chamomilla, Hypericum, Kalmia, Sédatif PC, Zn.

Ulcères perforants du voile du palais :

Luesinum, Mezereum, Mercure, Mica.

Urémie :

Voir azotémie. Et surtout : *Ammon. carb.,* Apis, Berberis, *Cu. ars.,* Lycopode, Nux vomica, Oenanthe cr., Opium, Pb., Phosph. tr., Pilosella, Sarsaparilla, Senna, Solidago, Sulfur, Taraxacum, Urtica ur., Ver. vir.

Uréthrites :

— *aiguës : Arg. nitr.,* Cannabis sat., *Cantharis,* Capsicum, Clematis er., *Colibacillinum,* Formica, Juniperus, Medorrhinum, *Merc. corr.* Et antibiothérapie.
— *chroniques :* ajouter aux précédents : Hydrastis, Kali bich., Natr.

sulf., Pulsatilla, Sepia, Thuya. Et vaccinothérapies diverses per os et en piqûres.

Uricémie :

Benzoïc acid, Fraxinus bourgeons, Magn. bor., Ocimum canum, Orthosiphon, Pilosella, Uric acid, Sarsaparilla, Viscum. album, Spiroea ulmaria, Urtica urens.

Urticaires :

Manganèse 4 CH : 2 à 3 IM par semaine.
Antimon. cr. (eau), Apis, Astacus, Formica, Fragaria, Glonoïn (soleil), Histamin, Kali iod., Phenobarbital, Pothos (farine), Ribes (allergie), *Serum equi*, Silicea, Sulfur, Thuya, *Urtica ur.* et *voir à Astacus* les diverses variétés d'urticaires.
Urticaires après vaccins : Formol et Sérum equi.
Urticaire après antibiotiques : Monilia.

Urticaire pigmentaire :

Platanus.

Vaccinations (accidents lors des) **:**

Ammon. carb., Arum, Bryone, Crotalus (anti-variolique), Formol, Gelsemium, Hydrastis, *Kali mur.*, *Mezereum*, Pulsatilla, Sérum equi, Silicea, *Sulfur, Thuya.*

Vaginisme :

Arg. nitr., Berberis, Causticum, *Ignatia*, Kréosote, Mg. ph., *Pb.*, *Platina, Rubus, Staphysagria, Thuya.*

Vaginites :

Colibacillinum, Hydrastis, *Kréosote*, Medorrhinum, *Merc. corr.*, Pulsatilla, Pyrogenium, Thuya.

Vaisseaux friables :

Baryta carb., Bellis, Crotalus, *Cupressus*, Fluoric acid, *Hamamelis*, Kali iod., Lachesis, *Sulfuric acid.*

Varicelle :

Antimon. cr., Belladona, Bufo, Pulsatilla, *Rhus tox.*, Variolinum.

Varices :

Aesculus, Apis, Bothrops, Calc. fl., Carduus, Castanea, Cobalt, Cupressus, *Fluoric acid., Hamamelis*, Kali iod., Lachesis, Pulsatilla, Rubidium, Sorbus Thuya, *Vipera.* + Veine 4 : 3 supp. par semaine.

Varicosités :

Pulsatilla, Vipera, Carbo animalis.

Variole :

Aconit, *Antimon. tartar.*, *Ars. alb.*, Belladona, *Bryone*, Crotalus, Lachesis, *Rhus tox*, Thuya, *Variolinum*, Ver. v.

Végétations adénoïdes :

Aestus, *Baryta carb.*, Calc. carb., *Cistus can.*, Cor. rub., *Drosera*, *Euphorbia*, Hydrastis, Kali bich., *Pulsatilla*, Sambucus, Silicea, *Sulfur iod.*, Teucrium.

Véhicules :

Voir mal des voitures.

Vent :

— désir que le vent souffle sur la figure : Arg. nitr.
— troubles causés par le vent : Cocculus, Iris vers., Natr. sulf., Rumex.

Vents :

Asa foetida, Cocculus, Kali carb. et voir flatulence.

Verrues :

Antimon. cr., Berberis, Calc. carb., *Causticum*, Cinnabaris, Dulcamara, Drosera, Fluoric acid, Kréosote, Lycopode, Naphtalin, Natr. sulf., *Nitri acid*, Ruta, Silicea, Staphysagria (pédonculées), *Thuya*, localement Euphorbia + Thuya ââ TM, + Plantago TM.
— Verrues après vaccins : Thuya 7 et Vaccinotoxinum 7 : 5 gr. le Dimanche en alternant.

Vertiges :

Arg. nitr.. Br., *Bryone*, Causticum, Coccus, *Conium*, Fer, Gelsemium, Glonoïn (soleil), Iodum, Nux vomica, Petroleum.
— *Vertige* de l'*ascenseur* : Borax, Ferrum, Gelsemium.
— *Vertige* en se *baissant* : *Belladona*, Iodum, Sulfur.
— *Vertige* en *bougeant* (avion, bateau, voiture) : Bryone, Cocculus. augmenté en *atmosphère confinée* : Argent, *Conium*, *Tabaccum*. augmenté en *plein air* : *Cocculus*, Cyclamen, Petroleum.
— *Vertiges* par le *bruit* : *Théridion*.
— *Vertige* en *dansant* : *Drosera*.
— *Vertige* en *fermant* les yeux : Lachesis, Mg. ph., Petroleum.
— *Vertige* de la *hauteur* : *Gelsemium*, Ph., Spigelia, Sulfur. Arg. nitr.
— *Vertige* au *lit* : Colocynthis, *Conium*, Stramonium (yeux fermés).
— *Vertige* en *mangeant* ou après les repas : Nux vomica.
— *Vertiges* de *Meinières* : Au, Bryone, China, Cocculus, Conium, Cyclamen, Ph. tr.
Ergotine 4 CH : 3 IM par semaine.
— *Vertige* en se *penchant* en avant : *Borax*, et en *descendant* : Fer.
— *Vertiges* au *réveil* : Bryone, Cocculus, Fer, Lycopode.

— *Vertiges* dans la *rue : Gelsemium* (agoraphobie), Aconit, Arg. nitr., Arnica.
— *Vertiges séniles :* Ars. iod., Phosphorus.
— *Vertiges* après *suppression des règles :* Cyclamen, Lachesis, Pulsatilla.
— *Vertiges* en *voyant l'eau couler :* Bromum.
— *Vertiges d'origine cérébelleuse :* Cerebellinum 7 : 3 supp. par semaine.
— *Vertiges des hypertendus :* Aconit, Baryta, Glonoïn, Sulfur.
— *Vertiges des fumeurs :* Caladium, Conium, Tabaccum.

Vésicules cutanées :

Bufo, Cantharis, Croton, *Rhus tox.*

Vésicule (affections de la) **:**

Voir Calculs biliaires, Cholécystites, Lithiase vésiculaire.

Vésicule exclue :

Berberis, Taraxacum TM.
— *Vésicule atone :* (subictère, migraines, asthénies anorexie, frilosité, pesanteur douloureuse de l'hypochondre droit...), *Bilinum 4 :* 3 suppositoires par semaine.
— *Vésicule spasmée très douloureuse : Bilinum 9* et Hépatine 9 : 3 suppos. par semaine, en alternant.
— *Après ablation de la vésicule :* Billerol Lehning : 1 comprimé 1/2 heure avant les deux repas.

Vieillesse précoce :

Acetic acid, *Ambra gr.*, Ars. iod., Au iod., *Baryta*, Cerebrinum, Conium, Kali mur., Kali ph., Medullinum, Nepenthès, *Orchitinum*, Pb., Picric acid, Rauwolfia, Sarsaparilla, Strontium iod., Zn.

Vipère (piqûre) **:**

Frictions avec Sambulus ebulus, et Lavande.
Sérothérapie.
+ Cedron, Calendula ââ TM : 10 gr. + Guaco TM 3 gr. (per os).

Vision :

— voit mieux *la moitié inf.* des objets : Au. Ars., *Gels.*
— voit mieux *la moitié sup.* des objets : Camphora, Digitalis.
— voit mieux *la moitié dr.* des objets : Calc., Cicuta, Natr. carb.
— voit mieux *la moitié g.* des objets : **Coccus, Lithium, Lycopode.**
— *macropsie :* Hyoscyamus.
— *micropsie* : Platina.

Vision :

— *augmentée matin et soir :* Chamomilla, Cocculus, *Phosphorus.*
— *diminuée le soir :* Lycopode.
— *diminuée par le soleil* (éblouissement) : *Glonoïn, Lithium,* Sanguinaria.

— *fatiguée : Natr. mur.* (écoliers, étudiants) : *Arnica,* Conium, Gelsemium, Ledum, Lillium, Lithium, Picric acid.
— *mouches volantes :* Arg. nitr., China, Coccus, Natr. mur., *Phosphorus,* Physostigma, Sepia, Sulfur.
— *voile devant les yeux :* Conium, Gelsemium, Lillium, *Petroleum.*

Vitesse de sédimentation accélérée :

Ribes nigrum l°X.

Vitiligo :

Arg. nitr., *Mica,* Saponaria, Sepia.

Vomissements :

Ipeca, Tabaccum (calmés au grand air).
Cocculus et *Petroleum* (calmés au lit).
Symphoricarpus (grossesse).
Antimon cr. (gros mangeurs, indigestions), *Ver alb.* (+ diarrhée).
Aethusa cyn. (nourrissons).
Ars. alb., Bi, Bryone, Calmium, *Carbolic acid,* Ignatia, Iris, Kréosote, Nux vomica, Phosph., Psorinum, Pulsatilla, Sanguinaria, Sédatif PC, Iodum (après anesthésie au chloroforme).

Vomissements de sang :

Voir hématémèse.

Vulvo vaginites :

Voir vaginites Hydrastis, Kréosote, Merc. corr., Monilia.

Yeux :

— Impression des yeux *tirés en arrière* : Paris qu., Lachesis.
— Impression des yeux *tirés en avant :* Cocculus, Medorrhinum, Crotalus.

Zona :

Ars alb., Croton, Graphites, *Ranunc. bulb., Rhus tox., Variolinum.*
Mezereum (+ névralgies), Sulfur (idem).
Acer (névralgies séquelles), Plantago.
Cantharis, Plantago (vésicules).
Carboneum oxyg., Prunus (yeux).

ADDENDA

Empoisonnements :
Potasse (Kali).
Antidotes : Vinaigre, jus de citron, boissons mucilagineuses en grandes quantités.
Kali br. : antidote : Hepar sulfur (antidote des métaux en général).
Kali carb. : paralysie des muscles (cœur en diastole). D'où, en homéopathie, les Kali traitant la faiblesse musculaire, parésie et en particulier les convalescences (Typhoïde).
Les champignons, contenant de la potasse, sont donc à conseiller chez les épuisés.

Empoisonnement par champignons : Ercéfuryl, 8 gélules par jour, et intra-veineuse de vitamine C chaque jour.

Fatigue sexuelle :
— *Hommes :* Sariette.
Damiana, Ginseng ââ TM : XX gouttes 3 fois par jour, et 2 gr au réveil Corps Caverneux ââ 5 CH et Corps Spongieux ââ 5 CH, et au coucher : 3 suppositoires ou doses ampoules par semaine en alternant :
— Axe Cortico-hypothalamique 7 CH : soirs pairs.
— Rhinencéphale 7 CH : soirs impairs.
— *Femmes :* Fénigrec
et 2 gr au réveil Mamelline surrénale Thyroïde ââ 5 CH et au coucher : 3 suppositoires (ou doses ampoules) par semaine en alternant :
— Axe Cortico-hypothalamique 7 CH : soirs pairs.
— Hypophyse totale 7 CH : soirs impairs.

Fatigue physique :
Arnica, Br., Bryone, Cocculus, Crataegus, Cu., Oenothea, Phytolacca, Ruta, Rhus tox., Sarcolactic,
+ Bains, tisanes et frictions vertébrales avec Romarin, Sauge et Thym,
+ 3 suppositoires ou doses ampoules par semaine en alternant :
— Muscles 5 CH : jours impairs.
— Cortico-surrénale 4 CH : jours pairs.

CONSEILS PRATIQUES DE DEUX PHARMACIENS HOMŒOPATHES

Les très nombreux remèdes homœopathiques sont préparés dans la très grande majorité des cas à partir de drogues naturelles des trois Règnes de la Nature (végétal-minéral-animal).

Ils sont reconnus officiellement en France, et leur mode de Préparation figure au Codex (Pharmacopée Française, 8e Edition, 1965).

Les médecins homœopathes prescrivent soit des produits unitaires (un seul médicament), soit des Préparations magistrales (comportant plusieurs médicaments).

Ils sont délivrés aux malades sous différentes formes (gouttes, poudres, granulés, globules, ampoules, pommades, suppositoires, etc.).

Leur prix est fixé au Tarif Pharmaceutique National, et ils bénéficient d'un large remboursement des organismes de la Sécurité Sociale.

H. BOIRON.

L'HOMŒOPATHIE consiste à donner comme remède à un malade la substance capable de produire chez l'homme sain, des symptômes, des troubles, des altérations analogues à ceux que présente précisément ce malade.

Cette substance est ce que l'on appelle le remède « SEMBLABLE » à l'état du malade. On comprend donc qu'il soit nécessaire de le donner à très faible dose sinon il risquerait d'exagérer certains symptômes.

Le rôle du médecin homœopathe est capital puisque après avoir fait le diagnostic de la maladie, il doit en plus choisir le ou les remèdes « SEMBLABLES » à l'état de « CHAQUE » malade. Ce choix est très important ; en effet, le remède agit d'autant mieux qu'il est bien adapté « EN ACCORD » avec le malade, de même que vous n'entendez parfaitement une émission radiophonique que si votre poste récepteur est bien réglé « EN ACCORD » avec le poste émetteur.

Le remède ainsi prescrit n'agira, étant donné sa nature infinitésimale, que s'il a vraiment été préparé avec toute la SCIENCE, la TECHNIQUE et la CONSCIENCE nécessaires.

1°) La préparation des médicaments homœopathiques est délicate et suffisamment minutieuse pour ne pas être livrée au gré et à la fantaisie de chacun. Aussi a-t-elle été codifiée par la Pharmacopée Française dans sa huitième édition 1965.

2°) L'ordonnance homœopathique est généralement prévue pour un traitement d'un mois qui peut être renouvelé ; certains médecins prescrivent même d'emblée un traitement d'une durée de trois mois.

De toute façon les remèdes homœopathiques doivent toujours être pris loin des repas, par exemple une demi-heure avant ou deux heures après. Dans certains cas, comme dans les maladies aiguës, toutes les heures ou toutes les deux heures.

On peut les absorber soit à sec sur la langue, soit avec un peu d'eau, comme Evian ou Vittel ; les granules au lever et au coucher, les doses, comme leur nom l'indique, en une seule fois, loin des repas.

Les remèdes homœopathiques se conservent bien, mais pour plus de précaution, on aura intérêt à ne pas les toucher avec les doigts et à les garder de préférence loin des odeurs, de l'humidité et de la lumière.

Enfin, par principe et par tradition, il est recommandé aux malades se soignant par l'homœopathie d'éviter les abus de boissons alcooliques, de tabac, de café, d'excitants, de s'abstenir de menthe, de camphre et de kréosote, et de ne se servir que de dentifrices à usage homœopathique.

L'Homœopathie est la « Médecine du bon sens », comme vous le savez, et le Bon Sens c'est bien sûr d'éviter les excès de toutes sortes, de trouver l'équilibre dans le respect des lois de l'hygiène et de la diététique, et d'acquérir force et santé pour conserver « un esprit sain dans un corps sain ».

3°) Sur un plan plus prosaïque, mais bien quotidien, le malade Assuré Social doit savoir que comme en Allopathie, tous les médicaments homœopathiques, à l'exception de spécialités d'ailleurs peu nombreuses, sont remboursables dans les mêmes conditions et aux mêmes taux, à la condition qu'ils soient pourvus d'une vignette ou revêtus d'un numéro d'inscription à l'ordonnancier.

J. P. SERGENT.

Après consultation et délivrance d'une ordonnance HOMŒOPATHIQUE le client désire commencer son traitement le plus RAPIDEMENT possible.

De ce fait il désire trouver en pharmacie et DE SUITE la *Totalité* des médicaments conseillés, ce qui n'est pas toujours le cas.

Une Pharmacie HOMŒOPATHIQUE moderne, adaptée aux besoins de notre époque possède une dynamithèque lui permettant la réalisation des préparations aussi rapidement qu'un laboratoire spécialisé. De plus elle ajoute à cette discipline particulière ses rayons d'ALLOPATHIE, d'Hygiène, de cosmétologie et de diététique pouvant ainsi donner satisfaction à toutes les demandes, ce qui fait que le client trouve dans *la même officine* tous les produits dont il a besoin pour lui et sa famille.

TABLE DES MATIÈRES

INTRODUCTION 5

PRÉFACE 7

L'ORDONNANCE TYPE 9

UTILISATION DES MÉDIMAMENTS HOMŒOPATHIQUES 11

Première partie : MATIÈRE MÉDICALE 13
Index alphabétique des médicaments homœopathiques les plus couramment employés, avec leurs principales propriétés thérapeutiques.

ORGANOTHÉRAPIE 181

Deuxième partie : LEXIQUE THÉRAPEUTIQUE 183
Index alphabétique des différentes affections et des médicaments à employer.

CONSEILS PRATIQUES DE DEUX PHARMACIENS HOMŒOPATHES 293

IMPRIMERIE CLERC (S.A.)
Photocompo-Offset
18200 Saint-Amand

Dépôt légal éditeur n° 369 - Imprimeur n° 2024